壮医龙路与龙路病

岳桂华
王凯华
武 丽
主编

化学工业出版社
·北京·

内容简介

本书主要内容包括壮医学概述、壮医学基础理论、龙路的生理功能及调节机制、龙路病的病理机制、龙路病常见病证的诊治、龙路病的常用药、龙路病的外治法、龙路病的预防与调摄、龙路病临床验案举隅等内容。该书内容系统、全面，对壮医药及龙路病的基本特征、病理生理、预防、治疗等内容的描述系统、详细、实用，具有较高的学术价值和参考性。本书可供壮医药专业临床医生、研究人员及其他民族医药学专业人员参考阅读。

图书在版编目（CIP）数据

壮医龙路与龙路病 / 岳桂华，王凯华，武丽主编. -- 北京：化学工业出版社，2025.3. -- ISBN 978-7-122-47257-1

Ⅰ. R291.8

中国国家版本馆CIP数据核字第20251HE384号

责任编辑：赵兰江　　　　　　文字编辑：赵爱萍
责任校对：田睿涵　　　　　　装帧设计：张　辉

出版发行：化学工业出版社
　　　　（北京市东城区青年湖南街13号　邮政编码100011）
印　　装：中煤（北京）印务有限公司
710mm×1000mm　1/16　印张16　字数264千字
2025年5月北京第1版第1次印刷

购书咨询：010-64518888　　　　售后服务：010-64518899
网　　址：http://www.cip.com.cn
凡购买本书，如有缺损质量问题，本社销售中心负责调换。

定　价：98.00元　　　　　　　　　　版权所有　违者必究

编写人员名单

主　编　岳桂华　王凯华　武　丽
副主编　黄龙坚　翟　阳　张　曼
　　　　孙宗喜　何晓微
编　委　王　荔　王龙龙　王凯华
　　　　孙宗喜　卢武进　李　岩
　　　　张　曼　何　亮　何晓微
　　　　李正琳　李曼莉　武　丽
　　　　岳桂华　赵　恩　赵湘培
　　　　郑光珊　徐锦江　黄　鑫
　　　　黄龙坚　黄海丽　黄敏婷
　　　　覃　辉　覃启京　曾微微
　　　　熊兴江　翟　阳

序·一

在浩瀚的医学海洋中，民族医学犹如璀璨的星辰，各自闪耀，共同照亮了人类健康之路。壮医药学，作为中华民族传统医学的重要组成部分，承载着壮族人民与疾病作斗争的智慧与经验，其独特的理论体系与治疗方法，是壮族地区人民群众防病治病的有效手段和方法之一，是广西重要的医疗、文化、科技、经济资源。壮医药高等教育现已纳入国家高等医药教育体系，为世界传统医药学的多样性增添了新的内容。

壮医基础理论，源远流长，博大精深。其中，"龙路"学说，作为壮医理论的核心之一，揭示了人体内外气血运行、物质交换的奥秘，是壮医认识疾病、治疗疾病的重要理论依据。龙路，寓含生命之源，如同自然界中的江河湖海，滋养万物，同样在人体内，龙路则是气血、精气、水谷精华等生命物质的传输通道，其畅通与否，直接关系人体的健康与疾病。对龙路和龙路病的理论和临床应用研究有其重要的意义。

《壮医龙路与龙路病》一书，正是在这样的背景下应运而生。本书作者凭借深厚的学术功底与丰富的临床经验，以严谨的态度、清晰的逻辑，全面而深入地探讨了壮医龙路学说的内涵、外延及其在疾病诊断与治疗中的应用。书中不仅详细阐述了龙路的生理结构、功能特性，还结合现代医学研究成果，对龙路病变的机制、临床表现及壮医独特的诊疗方法进行了深入剖析，为读者呈现了一幅既古老又新颖的壮医龙路病知识体系图谱。

尤为值得一提的是，本书在传承壮医经典理论的同时，也不忘创新与发展。作者将传统壮医智慧与现代医学技术相结合，提出了一系列基于龙路理论的疾病治疗新思路、新方法，不仅拓宽了壮医的临床应用范围，也为现代医学难题的解决提供了新的视角。

《壮医龙路与龙路病》的问世，无疑是对壮医学术研究的一次贡献，它不仅为壮医从业者提供了宝贵的理论参考与实践指南，也为广大医学爱好者及研究者打开了一扇探索民族医学奥秘的大门。相信随着此书的广泛传播与深入研究，壮医龙路学说将会得到更加广泛的认可与应用。

在此，衷心祝愿《壮医龙路与龙路病》一书能够成为连接过去与未来、传统与现代的桥梁，引领壮医学术研究迈向新的高度，为人类的健康福祉作出更大的贡献。

黄汉儒

2024年11月18日

（黄汉儒，教授，主任医师，壮医药学科主要创建者和学术带头人，编著的《壮族医学史》填补了壮族医学史研究空白，被誉为壮医发展史的里程碑。是广西第一位中医硕士研究生，享受国务院政府特殊津贴专家，曾任中国民族医药学会副会长，广西民族医药协会名誉会长，广西民族医药研究院名誉院长。）

序·二

岭南气候温暖，雨水丰沛，壮族先民生活在这片丰饶而又充满挑战的土地上，不仅要与严酷的自然条件抗争以求生存，还需要智慧地应对着层出不穷的疾病侵袭。在漫长而坚韧的斗争中，壮族逐渐形成了独树一帜、融合了地域特色与民族精髓的医学体系——壮医药学。壮医以其独特的理论体系、丰富的诊疗手段和显著的疗效，不仅在历史上为本民族的生存繁衍作出过巨大贡献，而且还是壮族地区当代重要的医药卫生资源，值得不断传承精华、守正创新，促进发展。

龙路，在壮医学中是一个极为重要且独特的概念。它不仅是人体气血运行、营养输送的通道，更是疾病产生与防治的关键所在。壮医认为，龙路的畅通与否，直接关系人体的健康与疾病状态。因此，深入研究龙路及其相关疾病，对于传承和发展壮医学具有重要的学术和应用价值。随着对壮医龙路病研究和实践的不断深入，岳桂华教授主持编写了《壮医龙路与龙路病》一书，本书系统地梳理了壮医龙路理论的历史渊源、基本内涵和临床应用，全面剖析了龙路病的病因、病机、诊断、治疗及预防。书中既有对传统龙路理论的深刻阐释，又有结合实践的创新发展；既有对常见龙路病诊治的篇章，又有龙路病常用药物的介绍。这不仅是一部学术专著，更是一部指导临床实践的实用手册。该书内容保持壮医学的原创性和独特性，同时又不失与现代医学的对话与融合。希望通过这本专著，让更多的人了解壮医、认识壮医、信任壮医，从而推动壮医学的传承与发展。

当然，壮医学作为一门古老的医学体系，其发展与完善是一个长期而艰巨的任务。我们深知，该书的出版只是在这一领域探索的一个起点，而非终点。未来，还应继续深化对壮医理论的研究，不断丰富和完善壮医学的理论体系和积累实践经验。

衷心希望《壮医龙路与龙路病》一书能够得到广大读者的喜爱与认可，作为一名资深的壮医药工作者，很高兴看到壮医龙路的理论有所创新，龙路病的防治有所规范，壮医学传承与发展又有了进步。

本书出版之前，先睹为快，乐为序。

庞宇舟
2024年11月

（庞宇舟，二级教授，民族医学博士生导师，中国民族医药学会副会长，享受国务院政府特殊津贴专家，第六批全国老中医药专家学术经验继承工作指导老师，桂派中医大师，国家中医药管理局高水平中医药重点学科＜壮医学＞学科带头人，广西壮瑶药工程技术研究中心主任。）

前言

壮医药作为中医药的重要组成部分，是壮族先民在漫长的历史长河中，逐步形成的以壮医药理论和实践经验为主体，认识生命、健康和疾病，维护健康和战胜疾病的医学体系。壮族先民在 2500 年前就已经开始使用青铜浅刺针治疗疾病，历经发展，形成了目前包括内服、外洗、熏蒸等多种医疗技术的多层壮医治疗体系。

壮医的三道两路理论是其理论体系中的重要组成部分，主要研究人体内谷道、水道、气道、龙路和火路这五条通道的内涵以及它们的运动变化规律。龙路是人体血液循环的通路，外达皮肤，内连脏腑、骨肉和孔窍，血液通过龙路的承载和运输到达全身发挥滋润和营养作用。由于人体正气不足或者瘀、痰、寒、热等毒邪结聚，毒虚结合致龙路血液循环不畅、瘀堵，进一步影响到机体阴阳气血、三道两路、五脏六腑的功能，发为龙路病。龙路病相当于现代医学的心脑血管疾病，随着经济的快速发展、人们生活方式的改变以及人口快速老龄化，我国有心脑血管危险因素的人群日益增大，我国心脑血管病发病率和死亡率不断升高，心脑血管疾病严重威胁人们的生命健康和生活质量。为充分发挥壮医药在防治心脑血管疾病的优势，探究心脑血管病与壮医龙路病的关系，进一步完善龙路和龙路病理论和临床应用体系，我们组织相关专家，尤其是从事龙路病的临床专家，编写了该书。

该书简要介绍了壮医的基本理论；对龙路的生理

功能及调节机制，龙路病的病理机制进行了较为系统的归纳；尤其对常见的血压嗦、麻邦、心头跳、阿闷、心头弱、屙意勒、嘎脉勒叮塞、楞喔勒、唉勒、幽勒等常见的龙路病从壮医的病因病机、诊断、病性、分型证治、外治、饮食调护等进行了规范梳理，并对适用于龙路病的壮医外治法进行了总结，以利于临床应用；同时针对临床中常用龙路病壮药也从中文学名、别名、壮文名、来源采集、性状、性味归经、功能主治、用法用量、附方等进行了论述，方便查阅。

该书是壮医龙路病较为系统的总结，适合于中医、壮医等专业在临床、教学和科研中参考应用，也可以作为基层医务人员临床参考。该书在编写过程中，得到了著名壮医药专家黄汉儒教授、庞宇舟教授的指导和帮助，并作序鼓励和支持。该书的顺利出版得到了国家中医药管理局高水平中医药重点学科建设项目（项目编号：zyyzdxk-2023164）、2023年广西地方标准项目["血压嗦（高血压病）壮医诊疗技术规范"]、2024年广西地方标准项目（"壮医龙路疾病阴阳分证规范""麻邦壮医诊疗技术规范"）、广西岐黄学者项目（GXQH202403）、广西青年岐黄学者项目（GXQH202419）、第七批全国老中医药专家学术经验继承项目（国家中医药管理局[2022]76号）、广西中医药大学第二批"岐黄工程"高层次人才团队培育项目（2021008）的支持，在此一并致谢。

该书成稿过程中，虽编者查阅资料，结合临床经验，反复讨论修改，但毕竟是第一次编著壮医龙路病专籍，加之由于编者水平有限，恳请读者提出宝贵的意见和建议，以便修改完善。

编者

2024年11月

目录

第一章　壮医学概述 001
第一节　壮医学溯源 002
第二节　壮医学的形成与发展 006
第三节　壮医学的特点及主要内容 009

第二章　壮医学基础理论 013
第一节　阴阳为本的哲学观 014
第二节　三气同步的整体观 017
第三节　三道两路的生理观 020
第四节　毒虚为患的病理观 027
第五节　多诊合参的诊断观 031
第六节　扶正解毒的防治观 033

第三章　龙路的生理功能及调节机制 039
第一节　龙路的生理功能及重要性 040
第二节　龙路以心为用的动力机制 043
第三节　龙路以通为要的运输网络 045
第四节　龙路与三道调节关系 046
第五节　龙路与火路协作关系 049

第四章　龙路病的病理机制 051
第一节　概述 052

第二节　龙路病毒虚结合的发病机制⋯⋯⋯⋯⋯⋯⋯⋯⋯⋯⋯⋯⋯054

第三节　龙路病以"堵"为主的关键病机⋯⋯⋯⋯⋯⋯⋯⋯⋯⋯⋯058

第四节　以"乱"为纲的龙路病病机概括⋯⋯⋯⋯⋯⋯⋯⋯⋯⋯⋯060

第五章　龙路病常见病证的诊治⋯⋯⋯⋯⋯⋯⋯⋯⋯⋯⋯⋯⋯⋯⋯⋯065

第一节　血压嗓⋯⋯⋯⋯⋯⋯⋯⋯⋯⋯⋯⋯⋯⋯⋯⋯⋯⋯⋯⋯⋯066

第二节　麻邦⋯⋯⋯⋯⋯⋯⋯⋯⋯⋯⋯⋯⋯⋯⋯⋯⋯⋯⋯⋯⋯⋯070

第三节　心头跳⋯⋯⋯⋯⋯⋯⋯⋯⋯⋯⋯⋯⋯⋯⋯⋯⋯⋯⋯⋯⋯075

第四节　阿闷⋯⋯⋯⋯⋯⋯⋯⋯⋯⋯⋯⋯⋯⋯⋯⋯⋯⋯⋯⋯⋯⋯080

第五节　心头弱⋯⋯⋯⋯⋯⋯⋯⋯⋯⋯⋯⋯⋯⋯⋯⋯⋯⋯⋯⋯⋯084

第六节　屙意勒⋯⋯⋯⋯⋯⋯⋯⋯⋯⋯⋯⋯⋯⋯⋯⋯⋯⋯⋯⋯⋯089

第七节　嘎脉勒叮塞⋯⋯⋯⋯⋯⋯⋯⋯⋯⋯⋯⋯⋯⋯⋯⋯⋯⋯⋯093

第八节　楞喔勒⋯⋯⋯⋯⋯⋯⋯⋯⋯⋯⋯⋯⋯⋯⋯⋯⋯⋯⋯⋯⋯096

第九节　唉勒⋯⋯⋯⋯⋯⋯⋯⋯⋯⋯⋯⋯⋯⋯⋯⋯⋯⋯⋯⋯⋯⋯100

第十节　幽勒⋯⋯⋯⋯⋯⋯⋯⋯⋯⋯⋯⋯⋯⋯⋯⋯⋯⋯⋯⋯⋯⋯103

第六章　龙路病常用药⋯⋯⋯⋯⋯⋯⋯⋯⋯⋯⋯⋯⋯⋯⋯⋯⋯⋯⋯⋯109

汉桃叶	110	大叶紫珠	128	白背叶	145
八角枫	111	大驳骨	130	地龙	146
八角茴香	112	大金花草	131	当归藤	147
八角莲	114	大蓟	132	朱砂根	148
九龙藤	115	小钻	133	红药	150
九里香	117	金不换	135	岗梅	151
三七	118	千斤拔	136	宽筋藤	152
三叉苦木	120	莪术	137	余甘子	153
三加	121	飞龙掌血	139	青天葵	155
土茯苓	123	马蹄金	140	罗汉果	156
牡蒿	124	牛大力	141	侧柏叶	157
大风艾	126	牛奶木	142	金线草	158
钩藤	127	牛尾菜	143	金盏菊	160

金樱根	161	桃金娘根	167	赪桐	174
肿节风	162	益母草	168	蜈蚣	175
南酸枣	164	海螵蛸	170	鹰不扑	176
战骨	165	排钱草	171	野牡丹	178
绞股蓝	166	黄花倒水莲	172		

第七章 龙路病的外治法 ····· 181

第一节　壮医药线点灸疗法　182
第二节　壮医针刺疗法　185
第三节　壮医莲花针拔罐逐瘀疗法　190
第四节　壮医刮痧疗法　193
第五节　壮医烫熨疗法　196
第六节　壮医药物竹罐疗法　198
第七节　壮医刺血疗法　201
第八节　壮医火针疗法　204
第九节　壮医针挑疗法　206
第十节　壮医水蛭疗法　209

第八章 龙路疾病的预防与调摄 ····· 213

第九章 龙路病临床验案举隅 ····· 219

厞意勒病案举隅　220
麻邦病案举隅（一）　222
麻邦病案举隅（二）　225
麻邦病案举隅（三）　228
血压嗓病案举隅　231
嘎脉勒叮塞病案举隅　234
楞喔嘞病案举隅　237

参考文献 ····· 240

第一章
壮医学概述

壮医龙路与龙路病

第一节　壮医学溯源
第二节　壮医学的形成与发展
第三节　壮医学的特点及主要内容

壮族是我国 55 个少数民族中人口最多的民族，是全世界人口超过千万的 60 多个民族之一，世代繁衍生息在我国南部。壮族源于我国南方古百越族群的西瓯、骆越部族，壮族先民在适应自然环境的过程中，利用区域药物，创造各种医具，在长期的生产、生活实践和同疾病作斗争的过程中，形成了具有独特理论体系和丰富内容的一种民族传统医药——壮医药学。

第一节　壮医学溯源

壮医药是壮族传统文化的重要组成部分，是壮族先民在漫长的历史长河中，逐步形成的以壮医药理论和实践经验为主体，认识生命、健康和疾病，维持健康和战胜疾病的民族医学体系。壮族先民在 2500 年前就已经开始使用青铜浅刺针治疗疾病，随着时间的推移，壮族人民不断积累经验，逐渐掌握了更多药物和治疗方法。秦汉时期，他们已经认识和使用数十种动植物及矿物药材。到了唐宋，壮药的数量和种类进一步增加，形成了包括内服、外洗、熏蒸等多种医疗技术的多层次壮医治疗学体系，并以其独特的民族性和浓郁的地方特色传承至今。

一、壮族的民族溯源

壮族是中国少数民族之一，主要分布在广西、云南、贵州等地，今壮族地区在远古时代已有人类居住、繁衍。考古资料显示，70 万年前广西右江河谷一带已有古人类活动，并留下了确凿的遗迹。迄今为止，考古发现了柳江人、麒麟山人、西畴人等近 20 处人类化石地点，100 多处旧石器时代遗址或地点，300 多处新石器时代遗址，如桂林甑皮岩、柳州鲤鱼嘴、横县西津、邕宁长塘、南宁豹子头、扶绥敢造、隆安大龙潭等。大量春秋战国时期的墓葬和具有地方民族风格的原始崖画也表明了壮族历史的源远流长。苏秉琦先生在《中国文明起源新探》一书中说道："岭南有自己的青铜文化有自己的'夏商周'"。

二、壮医学理论溯源

在岭南这片古老而神秘的土地上，气候的温暖与雨水的丰沛交织，构建了自然界湿热蕴蒸的环境。壮族先民在这片丰饶而又充满挑战的环境中，不仅与严酷的自然条件抗争以求生存，还需要智慧地应对层出不穷的疾病侵袭。在这漫长而坚韧的斗争中，壮族先民逐渐形成了独树一帜、融合了地域特色与民族精髓的医学体系——壮医药理论，它如同一颗璀璨的明珠，在中华医学的宝库中熠熠生辉。

（一）阴阳为本、三气同步理论的起源

壮医认为宇宙万物皆蕴含阴阳之道，万物之变化皆源于阴阳之交替。这一哲学思想的萌芽，可追溯至壮族先民对自然界最朴素的认识——公与母，即雌雄、日月、寒暑等对立统一的自然现象。岭南地区虽年均气温偏高，但四季更迭分明，日月星辰的运转、昼夜的交替、寒暑的更替，以及与中原汉文化的交流融合，共同孕育了壮族先民对于阴阳概念的深刻理解。他们将这一哲学观念应用于医学领域，形成了以阴阳为本的医学理论框架，用以阐释人体与自然、生理与病理之间的复杂关系。

在壮族人的世界观中"万物有灵"，世间万物皆有灵，灵性相通。人要善待自然，善对自己，自然和人始终和谐。壮人谚语云：人上不可犯天，下不可逆地，中必须和人，自然界与人类之间存在着微妙的联系与和谐共生的关系，这种朴素的自然观逐渐发展成为壮医"天地人三气同步"的学说，为壮医药的理论体系奠定了深厚的哲学基础。

（二）三道两路生理观的起源

稻作文化作为骆越文化的瑰宝，不仅见证了壮族先民与自然的和谐共生，也深刻影响了壮医学的发展。古骆越地区丰富的野生稻资源，促使壮族先民与苍梧人、西瓯人共同开创了水稻的人工栽培技术，这一创举不仅推动了中华文明的进步，也为壮医学的生理观提供了独特的视角。在壮族先民看来，稻谷、水与天地之气，共同构成了人类生存的基础，即壮医学中的谷道、水道与气道。而火，作为驱赶野兽、驱邪避凶的神圣象征，被视为火路；而短尾龙"特掘"，则在壮族神话中占据了至高无上的地位，它呼风唤雨、神通广大，被视为龙路，主宰着壮族人的生命与健康。

"三道两路"的生理观，是壮族先民在长期的生存实践中，对生命奥秘的深刻洞察与朴素理解。它体现了壮族医学对人体生理结构的独特认识，以及与自然环境的紧密联系，为壮医药的治疗理念与方法提供了坚实的理论基础。

（三）毒虚为患病理观的起源

岭南地区独特的气候条件，孕育了丰富的动植物资源，同时也带来了湿热、瘴毒等自然环境的挑战。壮族先民长期生活于此，不可避免地遭受着各种毒邪的侵袭。在长期的抗争中，他们逐渐形成了对"毒""虚""瘴""蛊""痧""风""湿热"等病因病机的深刻认识，并积累了丰富的治疗经验。这些经验，不仅体现在对各类毒邪的辨识与防范上，更体现在对虚损病症的调理与恢复上。古代医学典籍如《肘后备急方》等，均记载了壮族先民防治沙虱毒、瘴毒、箭毒、蛇毒等毒邪侵袭的经验方，这些记载不仅展示了壮族先民对毒邪致病的高度警惕与有效应对，也展示了他们在治疗过程中所展现出的智慧与勇气。此外，壮族医学还强调"毒虚并治"，即在清除体内毒邪的同时，注重调理身体功能，恢复正气，以达到根治疾病的目的。

三、壮医学临床实践溯源

壮族先民多居住在崇山峻岭之中，面临着毒虫猛兽的威胁与恶劣自然环境的挑战。为了生存与健康，他们不得不寻求各种原始的医疗手段来减轻痛苦、治疗疾病。从柳州、桂林、南宁等地出土的石器时代遗物中，我们可以看到砍砸器、刮削器、尖状器等原始工具的身影，这些工具不仅用于狩猎采集，还被用作医疗用具。此外，火的使用更是为壮医灸法的产生奠定了基础，促进了壮医药的萌芽与发展。

（一）壮药的应用起源

壮族地区气候温暖，雨量充沛，物产丰富，多样的动植物、矿物资源为壮医药提供了丰富的药材来源。壮族先民在寻找食物的过程中，逐渐发现了许多具有药用价值的动植物，并通过实践验证了它们的疗效。这些药材不仅种类繁多、疗效显著，而且在使用上也极具特色。如三七等名贵药材的发现与应用，不仅丰富了壮医药的药材库，也提高了壮医药的治疗水平。

隋·巢元方《诸病源候论》首先记载了壮族先民使用的不强药、蓝药、焦铜药、金药、菌药5种解毒药。唐·陈藏器在《本草拾遗》中云："岭南多毒物，亦多解物，岂天资乎？"《新修本草》记载了壮族先民陈家白药和甘家白药两种贡品解毒药。《岭外代答》记载了邕人炼丹法："邕人炼丹砂为水银，以铁为上下釜……

埋诸地。合二釜之口于地面而封固之，灼以炽火。丹砂得火，化为霏雾，得水配合，转而下坠，遂成水银。"明·李时珍《本草纲目》载："田七生广西、南丹诸州，番峒深山中……为金疮要药"。

此外，壮医药还注重综合运用各种治疗手段，如针灸、拔罐、刮痧、药浴等，以达到最佳治疗效果。这些治疗手段不仅简便易行、疗效确切，而且深受壮族人民的喜爱与信赖。在长期的医疗实践中，壮医药逐渐形成了自己独特的诊疗体系与治疗方法，为中华民族的医学宝库增添了新的光彩。

（二）壮医针灸疗法和工具的起源

《黄帝内经》是我国现存最早的一部医学经典著作，《素问·异法方宜论》指出："南方者，天地所长养，阳之所盛处也，其地下，水土弱，雾露之所聚也。其民嗜酸而食胕，故其民皆致理而赤色，其病挛痹，其治宜微针。故九针者，亦从南方来。"在水土柔弱、雾露弥漫的南方之地，壮族先民以其独特的饮食习惯与生活环境，孕育出了对微针疗法的独特见解。1985年，广西南宁市武鸣区马头乡的一次考古发现，如同历史的低语，将我们带回了西周至春秋的悠远时光——两枚青铜浅刺针的出土，不仅证实了《内经》中关于"微针"源自南方的记载，更将壮医针灸疗法的历史向前推进了数千年。如今，广西壮医所传承的针挑、刺血、火针、陶针、麝针、跖针、掌针、油针、神针等多样疗法，以及独具特色的药线点灸、四方木热叩、艾灸、火攻等疗法，无一不是壮族先民智慧与勇气的结晶，它们在诊疗实践中展现出独特的魅力与疗效。

（三）壮医外治法的起源

荒山野岭之间，自然环境严酷，生活条件简陋，壮族先民在与自然的搏斗中，不仅学会了生存，更在不经意间开启了外治法的先河。面对外伤出血，他们或许最初只是本能地用泥土、野草、树叶等自然之物敷裹伤口，但正是这份质朴与勇敢，促使他们逐渐发现了具有止血止痛功效的药物与方法。同样，当身体某处出现疼痛不适时，简单的抚摸按压或是利用树枝、石块进行敲打刮揉，竟也能带来意想不到的舒缓效果。这些看似简单的行为，经过无数次的实践与改进，最终演变成了今天我们所见的按摩推拿术、药锤疗法、刮痧疗法等外治法，它们不仅是对疼痛的直接应对，更是壮族先民对生命尊严与健康的执着追求。

（四）壮医药养生预防实践溯源

广西地处南方，被高温潮湿所拥抱，瘴气与毒物并存，为壮族先民的生存带来了巨大挑战。然而，正是这份挑战，激发了他们对养生预防的深刻认识与独特实践。香薰疗法，利用艾蒿、石菖蒲、广藿香等自然药物进行香薰，能够驱除居住环境中的瘴气，达到驱邪健体、开窍醒脑、畅通气血的目的，是一种古老而有效的养生手段，被壮族先民广泛应用。

此外，崖画文化作为壮族先民精神世界的重要载体，也为我们揭示了舞蹈气功养生的古老传统。左江流域的花山崖壁画，以其生动的舞蹈或功夫动作，展现了壮族先民对于防病治病、强身健体的深刻理解与追求。

综上所述，壮医药作为中华医学的重要组成部分，不仅承载着壮族先民的智慧与勇气，也见证了他们在恶劣自然环境中求生存、求发展的艰辛历程。在当今社会快速发展的背景下，壮医药依然保持着旺盛的生命力与独特的魅力，为人类的健康事业贡献着自己的力量。

第二节　壮医学的形成与发展

壮医学理论的形成与发展是一个长期而复杂的过程。在壮族地区，受到地理环境、气候条件、民族习俗和文化传统等多种因素的影响，壮医学逐渐形成了独特的理论体系。这一过程中，与其他民族的医学理论相互交流和融合，使得壮医学逐渐丰富和发展。

一、壮医学萌芽期（先秦时期）

在远古时代的旧石器时代至新石器时代，壮医药的雏形已经存在。考古学资料证实，早在5万年前，壮族地区就有居住繁衍的广西来宾的"麒麟山人"和柳江的"柳江人"。在柳州、桂林、南宁、都安、来宾等地发掘的旧石器时代和新石器时代的文化遗物中，发现了可以用作医疗工具的砭石、陶针、骨针等器具。例如，南宁市武鸣县马头乡出土的青铜针是迄今为止我国发现的年代最早的金属针，而广西贵县（今贵港市）罗泊湾汉墓出土的银针等是汉代的金属针具。此外，广西柳州市白莲洞遗址的烧骨、烧石和烧炭痕迹证明了壮族先民对火的应用。在那个时代，利用骨针进行皮肤刺血和排脓，利用石斧和石锛进行剖腹、割脐、采药和切药，利用石锤捣烂药物，利用陶器煎药和贮存药物，这些工具都是壮族先民与各种疾病斗争的产物。经过长期的医药实践和知识积累，并结合壮族文化的基础，逐渐形成了壮医理论的基础。

二、壮医学诊疗技法、方药经验积累期（秦—隋）

秦始皇统一岭南后，壮族地区与中原的经济文化交流进一步推动了壮医药的发展。这一时期，壮医使用的医疗技法和方药不断丰富。《南方草木状》《诸病源候论》等文献记载了壮医的用药经验。葛洪在《肘后备急方》中详细记录了壮族先民使用的医具和用药经验，其载："岭南人初有此者，即以茅叶细细刮去……其病已深者，针挑取虫子。"针挑沙虱虫子，不但要有熟练的技术，还需要有精细的针具。此外，出土的武鸣铜针、贵港银针等工具表明，壮族先民早在晋代以前就已熟练掌握了针挑治疗技术。这一时期的农耕活动也为壮医药知识的积累起到了促进作用。谷物、果类、蔬菜、动物和调料等不仅用于充饥，还具有保健和治疗作用。如贵港罗泊湾二号汉墓出土的药用铁冬青及一号墓出土的广东含笑、花椒等，都反映了壮药在当时已得到广泛应用。

三、壮医学初步形成及发展期（唐宋—民国）

在唐宋时期，壮医药理论体系初步形成。中医经典著作如《黄帝内经》《伤寒论》等传入广西，进一步促进了壮医的发展。此时，壮医使用的技法更加丰富，形成了包括草药内服、外洗、熏蒸、敷贴、佩药、药刮、角疗、灸法、挑针、陶针以及金针在内的多层次壮医药疗法体系。对岭南常见病和多发病的认识更加深入，使用的药物也增加到百种以上。

唐宋以后，壮医的药物知识和制药技术不断丰富和提高。多部医书对壮族地区的药物进行了记录，《新修本草》《本草拾遗》等著作中收录了不少壮族地区的药物。《广西通志》等地方志也记载了广西盛产的药物，反映了当时对壮医药的重视。此外，壮族民间对人体骨骼系统有着较为客观的认识，宋庆历年间绘制的《欧希范五脏图》是我国医学史上的重要成果。

明末清初，随着与外界交往的日益密切，壮医与中医相互渗透，壮医药的记载逐渐增多,望诊、脉诊、甲诊等医疗技术被广泛应用,在针灸、药物、卫生防疫以及痧瘴、蛊毒防治等方面,壮医学逐渐形成了较为系统的理论和实践体系,这为壮族医学的传承与发展奠定了坚实的基础。另外,清代有专门负责管理地方医药和救济、诊疗贫穷患者的医疗卫生机构,据嘉庆年间修订的《嘉庆广西通志》以及各州县地方志所载,思恩县、武缘县、庆远府、南宁府等地均设有医学署,而这些医学署的医官多由本地人担任。

四、壮医学快速发展时期(中华人民共和国成立至今)

进入20世纪80年代以后,壮医药的发展迎来了新的阶段。此时,壮医药不再仅仅是民间的、自发的和经验积累的发展,而是在政府的引导下,有计划、大规模地进行发掘整理、研究提高和推广应用。

(一)壮医药文献发掘整理工作卓有成效

从1986~1992年,广西对全区70个少数民族县市进行了普查,搜集了万余条壮医药验方和秘方,记录了500多种壮医病证种类,同时还整理出了多种独特的壮医诊疗方法,并获得了一批壮医药文物和手抄本,对3000多名壮医名医进行了造册登记。对壮医药线点灸疗法、壮医药物竹筒拔罐疗法、壮医针挑疗法进行了系统的发掘整理。先后编辑出版了记载药方6000多条、100多万字的《广西民族医药验方汇编》和《发掘整理中的壮医》《壮族民间医生名录》等。

(二)壮医药特色诊疗技法、方药迅速发展

在壮医药的特色诊疗技法方面,也取得了长足的发展。如壮医药线点灸疗法,是柳江县壮族龙氏家族的世代相传的绝学,20世纪80年代中期,龙氏家族的传人龙玉乾将这一祖传绝学公之于世,并经过黄瑾明、黄汉儒等科研人员的整理,于1986年出版了《壮医药线点灸疗法》一书,该疗法于2011年被列入国家级非物质文化遗产名录。

壮医针刺疗法也得到了广泛地推广和应用。罗家安所著的《痧症针方图解》(手抄本)记录了多种痧症的针挑治疗方法,经过黄瑾明、林辰教授等的发掘整理,相继出版了《中国壮医针灸学》《中国壮医针刺学》等专著。

与此同时,壮医目诊及其他疗法也得到了长足的发展。研究显示,壮医目诊与现代医学诊断的一致率高达80%以上,因此被国家中医药管理局列为壮医重点

诊断科目。此外，壮医药物竹筒拔罐疗法、壮医推拿按摩疗法、壮医风湿病专科等也被确定为国家临床重点专科。

为了进一步推动壮医药的发展，广西壮族自治区在 2008 年发布了《广西壮族自治区发展中医药壮医药条例》，国务院在随后的文件中也明确指出要实施壮瑶医药振兴计划，并建立相应的质量标准体系。自治区政府更是提出了具体的实施计划，要求充分发挥壮瑶医药的特色和优势，加大投入和扶持力度，用十年的时间实现壮瑶医药的全面振兴。这一计划不仅涵盖了基础理论、服务体系、人才培养、科技创新、产业发展、文化传承等方面，还特别强调了民族性、地域性和实用性。总之，如今的壮医药已经进入了新的发展阶段，不仅在理论和实践上取得了显著的成果，还得到了政府和社会各界的大力支持。我们相信，在不久的将来，壮医药将会在医疗领域发挥更大的作用。

第三节　壮医学的特点及主要内容

在浩瀚的中华民族医学宝库中，壮医学犹如一颗璀璨的明珠，不仅深深植根于壮族先民丰富多彩的生活实践与医疗经验之中，更是中华民族医学多样性的生动体现。壮医学以壮医药理论和实践经验为基础，融会贯通中医药理论重要内容，汲取其他民族医药精华，用以认识生命、健康以及疾病规律，指导疾病诊断、治疗和预防保健。

一、壮医学的特点

壮医药作为壮族传统文化的一部分，受壮族传统文化的影响，壮医药学术体系也打上了壮族传统文化的烙印，表现出壮族传统文化的特点，包括民族特色、传统特色、多元化特色、民间特色等。

（一）壮医学的民族特色

壮族是我国 55 个少数民族中人口最多的民族，源于我国南方古百越族群的西瓯、骆越部族，世代繁衍生息在祖国南疆。岭南地区气温常年偏高，降雨量充沛，壮族先民为了生存和繁衍，除了和大自然恶劣环境作斗争以取得生活资料外，还要应对各种疾病的侵袭，在长期与这些疾病的斗争过程中，壮族先民创造了具有鲜明地域和民族特色的医学理论——壮医学理论。壮族先民早在 2500 年前就已制造出青铜浅刺针，并用于治疗疾病，秦汉时期已认识和使用数十种动物、植物、矿物药材治病。到唐宋时期已掌握和使用上百种壮药，形成包括草药内服、外洗、熏蒸、敷贴、佩药、药刮、角疗、灸法、挑针、陶针以及金针等多种医疗方法的多层次壮医治疗学体系，并以其独特的民族性和浓郁的地方特色传承至今。

（二）壮医学的传统特色

壮医学是壮族人民在长期的生活、生产以及医疗实践中，认识生命、维护健康、防治疾病的经验和智慧的总结，有其独特的地域特征、民族特色，但毫无疑问也受到了中国传统文化的深刻影响和渗透，因而具有中国古代哲学的思维模式和中国文化的传统特色。不仅仅是因为在特定历史条件下壮族先民在认识事物、现象时采用了与中医学几乎相同的认识论和方法论，更是因为壮族人民与汉族及各族人民长期、不断的文化交流。如中医学关于病因，有风寒暑湿燥火六淫致病说，而壮医有寒热风湿痧瘴疫之毒；中医学强调"天人相应，天人合一"的整体观念，而壮医学强调天、地、人三气同步。

（三）壮医学的多元化特色

壮医学秉承了壮族传统文化的开放性和包容性，在其形成和发展的过程中，不仅大量地吸收了来自中原的汉文化，也汲取了来自"左洞庭右彭蠡"的苗瑶族文化精髓，还受到东南亚和西方的外来文化的一些影响。壮医学的一部分名词术语、诊疗技法、病证名称也是从中医或其他一些兄弟民族医药中引进的，反映了壮族医药如同壮族文化一样具有多元化特色。

（四）壮医学的民间特色

壮族地区崇山峻岭，山高林茂，自然环境恶劣，生活设施简陋，交通极其不便利，尤其是经历了较长期的土司制度，从而使得壮族医药表现出较为封闭的民间特色。壮医药的许多验方、秘方及医技疗法，经实践证明是行之有效的，而且至今仍在壮族民间应用，但很多壮族民间医生沿袭旧法口耳相传，且因循守旧不愿外传，使得民间的壮医药传承颇为缓慢，验方、秘方以及技法有失传的危险，阻碍了壮医药的发展。

综上所述,壮族医药具有鲜明的民族特色、传统特色、多元化特色以及民间特色,现代壮医药的继承和发展要紧紧抓住机遇,迎接来自各方面的挑战,使壮族文化以及壮医学在新的时代绽放出更美丽的光彩。

二、壮医学的主要内容

壮医学是具有独特壮族传统文化背景和特点的传统医学,主要包括六部分内容。

一是壮医学的哲学基础,阴阳为本、三气同步理论。

二是壮医学对人体生理的认识,包括三道两路,内脏、骨肉、官窍和气血水精等理论。

三是壮医学对病因与发病,以及疾病病机变化的认识,如毒虚为患等。

四是壮医学的特色诊法,包括目诊、甲诊等。

五是壮医学的治则治法与预防养生理论。

六是壮医学的临床实践内容。

第二章
壮医学基础理论

第一节 阴阳为本的哲学观
第二节 三气同步的整体观
第三节 三道两路的生理观
第四节 毒虚为患的病理观
第五节 多诊合参的诊断观
第六节 扶正解毒的防治观

壮医龙路与龙路病

壮医药的形成和发展，经历了漫长的历史时期。壮医理论体系的形成，是以壮族先民和无数民间壮医千百年的生产生活及临床实践为基础的。从覃保霖第一次系统论述壮医药学术体系之后，著名壮医学者黄汉儒教授等对其进一步完善，1995年撰写了《壮医理论体系概述》一文，2001年主编出版了《中国壮医学》，将壮医学理论体系的基本框架总结为"阴阳为本、三气同步"的天人自然观，"脏腑气血骨肉、三道两路"的生理病理观，"毒虚致百病"的病因病机论及"调气、解毒、补虚"的治疗大法等，构建完成了壮医学的理论体系。

第一节　阴阳为本的哲学观

阴阳，是古代哲学的一对范畴，是自然界相互关联的事物和现象对立双方属性的概括。它既可以标示相互对立的两种事物或现象，又可以标示同一事物或现象内部相互对立的两个方面。

阴阳观念起源很早。上古时期人类观察自然现象，如昼夜、阴晴、寒暑变化等，又在农业生产中发现向阳者丰收、背阴者减产等现象，初步认识到阴阳的对立性。具有哲学意义的阴阳概念出现在《国语》《左传》中，如《国语·周语》记载伯阳父以"阴阳"运动解释地震："阳伏而不能出，阴迫而不能蒸，于是有地震。"具有哲学含义的阴阳被引入到医学领域，如《素问·阴阳应象大论》更具体地概括为"阴阳者，天地之道也，万物之纲纪，变化之父母，生杀之本始，神明之府也"，认为阴阳是自然界的普遍规律、一切事物分类的纲领、变化发生的依据、事物从产生到消亡的本源，所以一切事物都是阴阳两个对立双方构成，而一切事物的发生、发展与变化又都是阴阳双方相互运动的结果。

一、壮医学阴阳概念的形成

壮族先民聚居的亚热带地区自然环境复杂，山岭、河流、平原交错，气候湿热，四季分明。这种独特的地理环境使得壮族人民很早就形成了"波乜"（公母）观，他们将自然界的事物分为"波乜"，并以此类比认识自然。壮族先民的"波乜"观与汉族的阴阳观具有相似性，但前者更倾向于形象类比，后者则更为抽象概括。这种二元性思维不仅体现在对动植物的分类上，也体现在药物性质的区分上，故壮族先民的"波乜"（公母）观对壮医阴阳概念的形成也有重要影响。随着与中原文化的融合，壮医逐渐接受了中医的阴阳理论，并将其纳入基础理论体系。

二、壮医学对阴阳属性的认识

根据阴阳的概念，如天地、日月、昼夜、上下、水火、升降、动静、内外等均可以用阴阳加以说明。阴和阳代表相互对立又相互联系的事物属性，凡剧烈运动着的、外向的、上升的、温热的、明亮的，均属于阳；相对静止的、内守的、下降的、寒冷的、晦暗的，均属于阴。运用到医学领域，即凡具有推动、温煦、兴奋等作用的物质和功能的属阳；而有凝聚、滋润、抑制等作用的物质和功能属阴。

事物的阴阳属性，并非绝对的，而是相对的。首先，其表现为阴阳的相互转化性：即在一定条件下，阴和阳之间是可以发生相互转化的。如，寒证和热证的转化，病变的寒热性质发生改变，其阴阳属性也随之改变。又如，人的生命物质和生理功能之间，物质属阴，功能属阳，二者在生理活动中不断地相互转化，物质转化为功能，功能转化为物质。如果没有物质和功能之间的相互转化，生理活动就不能正常进行。其次，还体现在阴阳之中可再分阴阳。即阴中有阳，阳中有阴，阴阳之中复有阴阳。如，昼为阳，夜为阴。而上午为阳中之阳，下午为阳中之阴；前半夜为阴中之阴，后半夜为阴中之阳。这就是阴阳理论的"阴中有阴，阳中有阳"和"阴中有阳，阳中有阴"。总之，事物的阴阳属性不是绝对的而是相对的，这种相对性主要是阴阳双方通过比较而实现的。

三、壮医学应用阴阳学说阐释人体生理病理

随着壮族人民生活实践的加深，对自然界、天地之间运行规律的认识，及阴阳相对属性引入医药学领域。根据考证，由于壮族与中原汉族文化的交流及其相互影响，使阴阳为本的思想在壮族的生产和生活中得到广泛应用，也成为壮医解释自然界和人体生理病理现象的工具。壮医运用阴阳来解释医理，在广西的地方史志和壮族民间手抄本中有所体现。例如，已故的壮族医生罗家安在他的著作《痧症针方图解》中，明确使用"阴盛阳衰""阳盛阴衰""阴盛阳盛"来对不同类型的痧症进行分类，并作为临床辨治的参考。

阴阳重点在于阴阳平衡，保持人与自然的平衡和机体内部平衡，壮医阴阳理论在吸收中医阴阳理论的基础上发展延伸，具有自身的独特性。壮医将临床病证主要分为3大类：阴盛阳盛、阳盛阴衰和阴盛阳衰。壮医提出的阴盛阳盛理论是

中医阴阳理论中没有提及的。阴盛阳盛的提出与壮族生活环境和痧证的分类密切相关，亚热带气候高温多雨，使人产生热性，属阳盛；同时潮湿雨水多使人产生寒湿，属于阴盛。随后，壮医学家逐步提出了"阴盛阳盛"的概念，并将其纳入壮医学。壮医强调阳气的主导作用，所以重阳、调阳、补阳。壮医阴阳理论主要应用于指导养生、反映疾病的病证属性及遣方用药等，但对临床疾病的病因病机、治则治法、愈后转归的指导影响不及中医阴阳理论。

关于病证的阴阳属性，民间壮医有一定的认识。例如，广西民族医药普查收集到的相关民族医药资料中，有"观形察色辨因由，阴弱阳强发硬柔，若是伤寒双足冷，要知有热肚皮求，鼻冷便知是痘疹（候），耳冷应知风热投，浑身皆热伤风症，上热下冷伤食愁……心经有冷目无光，面赤须言热病当，赤见山根惊四足，疾成虚肿起阴阳"等论述。壮医所称的阴证与阳证，主要指疾病过程中阴盛阳衰和阳盛阴衰这两种情况。阴证多因脏腑气血骨肉、三道、两路功能衰退，表现为神疲、倦怠、乏力、畏寒肢冷、面色苍白、指甲苍白等；阳证多表现为面色红、发热、肌肤灼热、烦躁不安、呼吸气粗，甚者神昏谵妄、打人骂人、小便黄赤、舌红、目诊见"勒答"红丝明显、甲象见红紫或青紫等。

根据病证的阴阳，可以判断病情的轻重及预后。一般来说，正虚毒轻者，或疾病的后期，多表现为阴证；而正盛毒重者或疾病的初期，多表现为阳证。经治疗后，由阴证转为阳证，多表示疾病向好的方面转化；若由阳证转为阴证，多表示疾病趋重或恶化，甚至预后不良。

综上所述，疾病的发生、发展和变化的内在机理是阴阳失调。因此，任何疾病尽管临床表现错综复杂，但都可以用阴阳来分析归纳。运用阴阳属性对临床症状和体征进行辨别和分类，是壮医临床诊断常用的方法，为下一步使用寒（母）性药物或热（公）性药物有针对性地治疗提供依据。

四、壮医学应用阴阳学说防治疾病

在壮族医药中，解热毒药属于阴性药物，也被称为母药；解寒毒药属于阳性药物，也被称为公药，它们分别用于阳热盛和阴寒盛的病症。在壮族医药的补虚药物中，也有补阴药和补阳药两大类，分别用于阴虚和阳虚的病症。例如，广西的一位壮族民间医师在治疗疮肿、瘰疬、痞结、疖肿等疾病时，根据病情分为阳盛、阴盛、阳虚、阴虚，并针对性地使用药物进行治疗。

总的来说，壮族医学的阴阳基础理论对养生和临床用药都有重要的指导作用。在养生方面，根据四季阴阳消长的规律，合理调节生活习惯和饮食，保持阴阳的平衡；在临床用药方面，根据病症的阴阳属性，选择合适的药物进行治疗，以调整阴阳平衡，恢复健康。

第二节　三气同步的整体观

壮医学认为人类是天地之气交互感应的产物，为了保持健康，人体结构与功能需要协调一致，与天地之气保持同步。这就是壮医三气同步理论，具有鲜明的民族特色。壮族传统文化信仰中的核心是"天"，而壮医三气同步理论源自对宇宙起源的认识。壮族民间流传有关壮族先民寻访天边、探索自然的神话故事，如《布洛陀》。壮医三气同步理论将天体、地球、大气周期变化以及自然现象视为阴阳相互作用的结果，旨在说明天地自然是人类生命的本源。人类处于自然的生物圈中，需要与周围环境进行物质、能量和信息的交换，摄取空气、阳光、雨露和各种食物。壮医三气同步理论认为自然界的运动变化直接或间接地影响人体，剧烈或极端的变化会严重影响健康，破坏阴阳平衡，导致疾病发生。同时，人体内部的脏腑、气血津液等也需要同步运行，保持协调平衡的状态。

一、三气同步整体观的内涵

壮医三气同步理论涵盖了人自身的整体性以及人与时序、气候、地域、社会环境等整体的联系。三气同步不仅是壮医生理病理的基础，也是壮医诊疗理论的依据。这一理论与阴阳为本理论一样，用于解释天地人的自然关系和人体整体变化，都属于壮医天人自然观的内容。

（一）天地人三气同步的整体观

壮医学认为，天气、地气和人气都在不断运动变化，并相互影响、相互作用，形成以天气为主导的三者之间的同步状态。同步指的是三者之间协调平衡的状态，是常态。壮医学中的三气同步概念最早由壮医覃保霖总结出来，经过对民间壮医的实地调查，证实了这一说法，并根据壮语中的"人不得逆天地"或"人必须顺天地"的意义而得出。三气同步的核心概念是动，即宇宙天地始终处于不断运动变化之中，而人随着天地气候的变化而变化。

人是自然界产生的一部分，禀天地之气而生，赖天地之气涵养，依赖自然界提供的条件生存，如阳光、空气、水等。就季节气候而言，四季气候的变化会对人体产生影响，人体具有适应能力来应对季节、气候的变化，自然界的生、长、收、藏变化与人的生、长、壮、老规律相对应。人体的生理活动能够适应四季变化并作出相应调整，以保持与天地之气的一致性，这是正常的生理状态。人的生命活动与自然界的变化相互关联，同时也受到天地之气的制约，如果气候变化超过了人体的适应能力或人体适应能力减弱，就会导致疾病的发生。另外，人还能够认识和运用客观规律，探索生命奥秘，通过健身、改善环境等方式提高自身的适应能力，维持健康和延年益寿。

从总体来说，三气同步理论的核心就是一个"同"字，其理论的内涵，一是人与天地变化的"同步"，即人与自然的协调平衡；二是人体内部各器官组织的"同步"，强调各脏腑组织器官相互之间的协调平衡。

（二）人体自身三气同步的整体观

壮医认为，人体是一个有机的整体，构成人体的各个部分在结构上是不可分割的，在功能上是相互关联的，在病理上是相互影响的。

天气（巧）：位于上部，包括头面五官等，主要为精气所聚，神明之坞，主宰全身。主降，精气聚集，调控全身，气血运行需由巧坞发出，联结下部、中部构成网络。

地气（胴）：位于下部，包括腹部器官及下肢等，水气之所聚，升降为顺，宣散输布正常，滋润营养全身。主升，水气聚集，升降有序，宣散营养全身。

人气（廊）：位于中部，包括胸部器官及上肢等，谷气之所聚，沟通内外，升清降浊，吸纳天地之气，涵养全身。主和，谷气聚集，联络上下，保护内脏，吸纳天地之气，涵养全身。

人体可以视为一个小宇宙，由多个脏器、组织、器官构成。人体内部的脏器相互配合，以巧坞为中心，通过气、血、水、精的传导调节，实现整体活动的统一和协调。人体的生理活动和病理变化都具有整体性，局部病变会引起整体病理反应，脏腑之间相互影响，通过五官、骨肉、色脉等变化可以了解内脏病变情况。

壮医学的三气同步理论强调人体的整体性和相互关联，认为人体的健康和疾病治疗需要维持三部之气的平衡与协调。这一理论为壮医的诊断和治疗提供了重要的理论基础。

二、三气同步理论在壮医学的应用

天地在不断地运动，人的生命也在不断地运动，人体通过"动"来顺应天地之变化，人的生命各种活动一定要与大自然的变化同步，这样才能生存。三气不同步则是疾病产生的机制，壮医学三气同步理论的主要应用在以下几个方面。

（一）解释人体生理状态

壮医认为，生理状态是人与天地保持同步，人体内部保持协调平衡的结果，如人需要不断摄入足量的氧气，补充足量的水分，获取足量的营养，才能维持正常的生理功能。在一定范围内，气温升高时，人排汗就会增加，摄入水分过多时，尿量就会增加等，都是人能够适应环境变化，保持与天地同步的体现。

（二）解释疾病发生机制

自然环境除能直接影响人体生理之外，人体的发病也常常与自然环境变化存在同一性。四时气候的变化是生物生、长、化、收、藏的重要条件之一，人类在漫长的进化过程中，已经形成了一整套适应性调节规律。但是一旦气候剧变，或周围环境过于恶劣，超过了人体正常调节能力，或者机体的调节功能失常，不能对反常的自然变化作出适应性的调节时，就会发生疾病。壮医认为，疾病的发生是三气同步的协调平衡关系失常，三气不同步的结果，或为人与自然的同步平衡关系失常，或为人体上中下三部各内脏的同步平衡调节失常。例如缺氧就会窒息，营养不良就会发生各种虚性疾病，长期缺少日照、脱水时脏腑会发生疾病等，都是人与天地不同步的体现。

（三）指导确立治则

人与自然存在着统一的整体关系，人体的生理病理受到自然的制约和影响，所以诊治疾病要因时、因地、因人制宜，这是壮医治病的重要原则。治疗疾病就是恢复天人地三气的同步平衡，这种平衡关系得到恢复，疾病就会痊愈；这种平衡关系不能恢复，疾病就会恶化，甚至会死亡。所以壮医在治病的过程中，十分注意把握外在环境与内在环境的整体有机联系，从而进行有效的治疗。

三气同步理论与阴阳为本理论同为壮医的天人自然观，均用于解释人与自然的关系、人体内部的关系以及人体生理病理现象等。阴阳为本理论侧重于用来解释天地万物运动变化的本源，即天地万物运动变化的起因。而三气同步理论侧重于用来说明天地万物之间是处于怎样一种状态，同步（即协调平衡）是正常状态，不同步（即不协调不平衡）是不正常的状态。壮医三气同步理论的中心就是突出天人相应的整体性，追求人体自身生命活动的协调性与大自然的和谐性，其思想体现了生命的衡动观。

第三节　三道两路的生理观

壮医的三道两路理论是其理论体系中的重要组成部分，主要研究人体内谷道、水道、气道、龙路和火路这五条通道的内涵以及它们的运动变化规律。通过三道两路理论，壮医解释了人体的相关生理功能、病理变化以及它们之间的相互关系。

一、三道两路的概念

壮医的三道两路理论源于壮族先民对大自然的朴素认知。通过长期的观察，壮族先民认识到人体必须与周围环境进行物质、能量和信息的交换才能生存。例如，人体与天气相通，进行体内外的清浊之气交换；饮食水谷通过口咽和食管进入人体，经过吸收精微后，糟粕通过排泄物排出体外，即与地气相通。人体内存在着水谷精微和阴阳气血运行的通道，而人体各脏腑组织的相互联系和功能协调也依赖于这种"两路"的调节作用。

（一）三道的概念

三道，即谷道、气道、水道，是维持人体生命活动的营养物质的摄入、化生、贮藏、输布以及糟粕排出的通道。谷道是食物摄入、消化吸收及精微输布的通道，也是糟粕排出的通道。气道是人体吸入清气，排出浊气的通道；水道是人体水液输布和排出的通道。三道各司其职，在生理上互相配合，密切联系；在病理上相互影响。

1. 谷道（壮语：Loh haeux）

谷道是食管和胃肠等器官的总称，它包括咪隆（脾）、咪胴（胃）、咪虽（肠）、咪叠（肝）、咪背（胆）、咪曼（胰）等。壮医认为谷道是食物进入人体并被消化吸收的重要通道。谷道起源于壮族先民的稻作文化背景，他们通过观察认识到五谷生长赖天地之气，人通过水谷得到天地之气滋养生命。谷道的主要功能是对食物进行消化吸收，从而提供营养物质，同时将食物残渣转化为粪便排出体外。

2. 气道（壮语：Loh heiq）

气道是人体与大自然气体交换的通道，它包括鼻、口和肺等。壮医将肺视为气道的主要器官，肺主呼吸，吸入清新气体，呼出体内浊气。气道与肺、心、肾、喉、皮肤、汗孔等有着密切的联系。呼吸是生命活动的重要指征，是维持组织器官正常生理活动的必要条件。气道的生理功能是吸入自然界的清气，呼出体内的浊气，实现与自然界气体的交换。

3. 水道（壮语：Loh raemx）

水道是指人体内水液运行、输布和排泄的通道，包括尿道、汗孔等有形通道，以及体内无形的水液输布通道。水液和五谷一样，通过口进入人体，水道与谷道同源而分流。水谷进入谷道后，先在谷道被消化吸收，化生人体所需的营养物质，然后多余的水液转化为尿液，通过水道排出体外，另有部分水液化为汗液，通过汗孔排出体外。

在生理上，三道相互配合，与其他脏腑协同工作，维持人体内外的平衡。在病理上，如果任何一道出现异常，都可能导致相关疾病，例如水道出现问题可能引起水肿、尿频、尿急等症状。

(二) 两路的概念

两路指龙路与火路，是壮医对人体内虽未直接与大自然相通，但对维持人体生理和反映疾病状态有重要作用的两条内封闭通道的命名。龙路也称为龙脉、血脉、红路，是制约血液在人体内运行的通道。火路在人体内为传感之通道，其中枢在"巧坞"，用现代语言来说也可称为"信息通道"。火路同龙路一样，有干线及网络，遍布全身，使正常人体能在极短的时间感受内外界的各种信息和刺激，并经中枢"巧坞"的处理，迅速作出反应，以此来适应内外界的各种变化，实现"三气同步"的生理状态。

1. 龙路（壮语：Loh longz）

龙路是人体血液循环的通路，龙路的分支犹如自然界的江川河流星罗棋布，外达皮肤，内连脏腑、骨肉和孔窍，谷道化生的血液通过龙路的承载和运输到达全身，发挥滋润和营养作用。龙路中枢在"咪心头"（心脏），咪心头、龙路和血液构成了一个相对独立的系统，咪心头的正常搏动，推动心气，促进血液能在龙路内循行，血液沿着龙路的主干线、支线及微线反复循环全身。

（1）龙路的生理功能之一：推动、约束血液运行，营养布散周身。

血液是构成和维持人体生命活动的基本物质之一，具有营养和滋润的作用。龙路既能作为血液循行的通道，在心气的推动作用下龙路收缩舒张推动血液运行，又能约束血液循行在脉道中。龙路如江河纵横贯通全身，外达皮肤内连脏腑，联络肌肉、骨骼和孔窍，输送气血阴阳，发挥濡养全身的作用。

（2）龙路的生理功能之二：联络脏腑肢节，沟通表里上下。

气血不仅仅是精微物质，也是信息的载体。龙路如山川河流，纵横交错，网络布散全身，内至五脏六腑，外达皮肉筋骨。气血作为信息的载体，以龙路作为通路，沟通表里上下，联络脏腑肢节，实现人体内信息的交流，使人体成为一个有机整体。

（3）龙路的生理功能之三：交通体内外信息，实现天地人三气同步。

龙路在人体内是血液的通道，以心脏为中枢，通过自身的干线和网络，遍布全身，为内脏骨肉输送营养，循环往复。火路在人体内为传感之道，即"信息通道"，以"巧坞"（脑）为中枢，亦是通过自身的干线和网络，遍布全身。龙路与火路沟通联系，通过三道与自然环境相通，使人体能在极短的时间内，感受外界的各种信息和刺激，并经中枢的处理，迅速作出反应，以此来适应外界的各种变化，实现"三气同步"的生理平衡。

2. 火路（壮语：Loh feiz）

火路是人体内传递和感知各种信息的通道，在中枢"巧坞"的作用下通过复杂的火路网络，起着传递信息、感知刺激和调节生理活动的重要作用，使得整个人体能够快速、准确地响应内外界的变化，从而实现身体各系统的协调运作和整体的平衡，对于维护人体的健康、防治疾病具有重要意义。

（1）火路的生理功能之一：感知、传导和处理信息，调节精神情志。

火路的主要功能是感知来自人体内外的各种信息和刺激。这些信息通过火路的网络迅速传递至中枢"巧坞",在那里经过综合处理,然后作出相应的调节反应。通过火路,人体能够感知天地间的变化,对外界刺激做出适当的反应,以维持生理状态的稳定。

人的精神情志活动,属于"神"的范畴,也由"巧坞"所主,与火路密切相关。精神情志分归五脏,但在"巧坞"的主宰下,通过火路的沟通联系,五脏功能协调配合,精神情志活动调畅。"巧坞"及火路失职,五脏不能各司其职,出现精神情志的异常,因此对于精神方面的疾病,壮医注重调理"巧坞"的功能。

（2）火路的生理功能之二：沟通人体表里上下,联络脏腑官窍肢节。

火路贯穿于人体的上下,将身体的各个部分连接在一起。它在躯干、四肢、头颈等部位形成主路、支路和微路的复杂网络。通过火路,不同部位之间可以相互联系和协调,以实现人体内部的同步和协调。

火路在连接脏腑、官窍和肢节的过程中,调节着它们的功能。脏腑是人体的重要器官,官窍是脏腑与外界交流的窗口,而肢节是人体运动的关键部位。火路通过调节它们的功能,使它们相互配合,维持人体内的同步和协调。

（3）火路的生理功能之三：主宰和调节生命活动。

火路的功能在人体生理活动中发挥着不可或缺的作用。它是人体感知和适应外界环境的重要途径,保障着人体内部的平衡和稳定。然而,若受到内外因素的影响,火路的功能可能会出现障碍。这可能导致感觉异常或缺失,影响人体对内外界信息的感知和反应能力。在极端情况下,若火路完全阻断或中枢"巧坞"功能丧失,人体将失去对外界的适应和反应能力,甚至危及生命。

综上所述,火路作为人体联系上下、内外、表里的感传系统,其生理功能包括感知、传导和处理信息、主宰和调节生命活动、沟通联络人体表里上下以及协调脏腑、官窍、肢节功能。壮医对火路的深刻理解,有助于维持人体内外的平衡和协调,保障身体的健康和稳定。

二、三道两路理论在临床中的应用

（一）指导疾病归类

根据三道两路理论,壮医学将内科相关疾病归类为谷道病、水道病、气道病、龙路病、火路病等。这种归类有助于深入了解疾病的发病机制,从而指导临床诊断和治疗。

1. 谷道病

谷道病是指由于谷道功能失调或阻塞导致的疾病。谷道在人体内主要负责吸收水谷精华，化生气血。谷道病的主要表现包括呕吐、呃逆、嗳气、厌食、腹泻或便秘、腹胀、腹痛等。此类疾病与消化系统的相关问题密切相关，如胃肠功能紊乱、消化道感染等，均可引发谷道病变。

2. 水道病

水道病是指由于水道阻滞不畅或失调而引起的疾病。水道在人体内主要负责排泄代谢产物，调节体内水液平衡。水道病的主要表现包括水肿、尿频、尿急、尿痛、尿闭、遗尿、小便失禁等。这些症状可能与泌尿系统的问题有关，如尿路感染、肾功能障碍等，导致水道功能受损。

3. 气道病

气道病是指由于气道功能异常或阻塞引起的疾病。气道在人体内主要负责呼吸和气体交换。气道病的主要表现包括气喘、咳嗽、咳痰、发热、鼻翼扇动等。这些症状可能与呼吸系统的问题有关，如支气管炎、哮喘等，导致气道功能紊乱。

4. 龙路病

由于人体正气不足或者瘀、痰、寒、热等毒邪结聚，毒虚结合致龙路血液循环不畅、瘀堵，进一步影响到机体阴阳气血、三道两路、五脏六腑的功能，发为龙路病，可见心悸、胸闷、胸痛、眩晕、口唇爪甲青紫，目诊"勒答"上有黑斑等。

5. 火路病

火路病是指由于火路功能失调或异常引起的疾病。火路在人体内主要负责传感信息和调节体温。火路病的主要表现包括"巧坞"指挥不灵，不知冷热，痛痒等感觉异常或缺失，以及麻邦等。这些症状可能与神经系统的问题有关，如感觉神经损伤、温度调节异常等，导致火路功能受损。

（二）解释疾病病理变化

三道两路理论有助于解释疾病的发生与发展变化。外来毒邪通过三道进入体内，引发谷道、水道、气道的疾病。同时，两路的不通畅也可导致气血失衡，引发龙路和火路病变。此外，病变部位和轻重程度也与三道两路的功能紧密相关，为壮医学在疾病诊断和治疗中提供了重要指导。

1. 分析病位及病情轻重

三道两路在人体内往往是毒邪侵犯的部位及传变的路径,不同毒邪的侵袭方式也与三道两路的功能相关,如风毒、痧毒外袭常首犯气道,食物中毒首犯谷道,湿毒、结石堵塞水道,某些毒邪循皮肤侵犯两路。若正不胜毒,毒邪往往传至两路,引起两路和内脏病变,病位在内,病情相对较重。例如,风毒外袭初犯气道,若治疗不及时,风毒可能传入龙路、火路,引发血液运行或信息传导的异常疾病。

2. 总结疾病的病因病机

疾病的发生主要由各种毒邪引起,在人体正气不足的前提下,或感受外来之毒,或因虚生内毒,毒邪以三道两路为其传导路径,发病或传变。外侵之毒一般通过三道进入体内,阻滞于三道,或沿三道传至两路,阻滞或破坏两路,引起相应病变;内生之毒则直接阻滞三道两路,根据毒邪不同,侵犯病位差异,以及气血阴阳的虚实变化,疾病发展转归等,总结疾病的病因病机,确定治则治法,临床处方用药。

(三)指导疾病防治

壮医通过疏通三道两路,使三道两路保持畅通,促进各种毒邪排出体外,调整气血阴阳平衡,恢复脏腑组织生理功能,从而达到治疗疾病的目的。三道两路理论在疾病防治中有着重要的指导作用,具体体现在以下几个方面:

1. 阻断毒邪传变的途径,预防疾病发生、发展

根据三道两路理论,壮医强调在防治过程中阻断毒邪循三道两路传变的途径,根据不同毒邪侵犯部位差异,提前采取措施阻断侵犯或者传变途径。例如,在瘴气雾露迷蒙的环境中,古代壮族人外出赶路时,常采取口含生姜以散寒辟秽的方法,以防止瘴毒从口鼻进入引发瘴病。同样,如果被暴雨淋湿,常采用姜葱煎汤沐浴,并服用姜糖煎汤热服,这样可以驱散风寒湿邪,防止风毒侵入气道引起伤风感冒。

2. 疏通三道两路是治疗疾病的基本法则

壮医认为疾病的发生、发展以及变化,主要基于三道两路的功能失调,因此在治疗过程中注重疏通三道两路,通过活血、益气、行气、化痰等治法恢复三道两路的畅通，因此疏通三道两路是治疗疾病的基本法则。例如，采用药线点灸治疗各种痛证，利用温热和药效对穴位进行刺激，通过三道两路的作用，调整机体状态，使毒邪得以化解或从三道两路排出体外。

3. 指导三道两路疾病的临床用药

三道两路理论在用药方面也提供了指导。针对不同类型的疾病，壮医使用不同的药物进行治疗。例如，对于气道疾病，采用调气理气药、解表药进行治疗；对于谷道疾病，采用健胃消食药、润下泻下药进行治疗；对于水道疾病，采用利尿通淋药进行治疗；对于两路疾病，采用消肿止痛药、止血生肌药进行治疗等。这样的分类和用药指导使得治疗更加有针对性和有效性。

综上所述，三道两路理论在疾病防治中的应用，涵盖了阻断毒邪传变的途径，疏通三道两路排出毒邪，以及指导合理用药，从而为壮医学在疾病防治方面提供了重要的理论指导。

（四）应用于预防养生

三道两路理论也为壮医提供了在预防养生方面的指导。壮医强调良好的饮食习惯，以保持谷道通畅为重点。同时，通过各种方法如药浴、推拿等疏通三道两路，调整气血阴阳，增强身体的自我调节能力，提高人体正气，达到保健养生的目的。总之，合理的饮食习惯、关注三道两路的功能，有助于保持身体健康和预防疾病。

饮食有节是保健养生的一个重要方面，广西巴马长寿老人的实践经验为我们提供了很多可借鉴的养生保健方法。巴马长寿老人的主要饮食特点包括粗、杂、素、淡、鲜，并且他们不挑食、不偏食、不嗜食。这样的良好饮食习惯对于保持人体的谷道通畅具有重要作用。

在壮医学中，关注三道两路通畅是治疗和预防疾病的基本理念之一。壮医强调通过疏通三道两路，排出体内的毒邪，维持气血的畅通流动，从而预防和治疗疾病。壮医通过药物、针灸等手段来调节三道的功能，以达到保持身体健康的目的。

三道两路理论是壮医学的核心内容之一，强调一个关键概念——"通"。它包括谷道、气道、水道、龙路和火路，每一条通道都承担着不同的功能，但都以通为基础。谷道吸收水谷精华，气道交换清浊气，水道排除废物，龙路运行气血，火路传感信息。保持这些通道通畅对于人体健康至关重要。罗家安手抄本《痧症针方图解》强调通畅的重要性，若通畅则身体健康，否则可能导致疾病和危险。因此，壮医通过药物、针灸、按摩等手段来维持通畅，使身体与天地保持同步平衡，达到健康状态。

第四节　毒虚为患的病理观

壮族地居亚热带地区，气候炎热潮湿，且多高山丘陵，树林茂密，故岚岳瘴、疟、瘟、痧等疫疠均多发生。壮医对这些疾病所具有的毒性早已有所认识，认为之所以会有瘴、疟、瘟、痧发生或者流行，不仅仅与毒有关，也与正气强弱有关，如《镇安府志》载："天保县，山深箐密，气候多戾……居此者，多中虚，四时均易感冒，或晴雨偶行。"在壮族地区还有"爷奇斗瘟神——靖西壮乡药市的传说"反映了壮族先民与瘟疫疾病作斗争的悠久历史。

一、毒和虚的概念

毒虚致病学说是壮医学对疾病发生、发展和变化机制的特色认识，是壮族人民在长期的生活实践、临床实践中认识疾病、战胜疾病和维持健康的经验与智慧的结晶，千百年来有效地指导疾病的预防和治疗，对壮医药理论的形成和发展以及壮族的繁衍昌盛具有重要意义。

（一）毒

由于特殊的地理和气候环境，使壮族先民对毒的认识源远流长并独具特色，贯穿于壮医药从萌芽、形成到发展的全过程，体现于病因、病机、诊断和治疗等各个方面。史书对壮族地区的瘴疠等多有记载，如《后汉书·马援传》载："出征交趾，土多瘴气……军吏经瘴疫死者十四五。"范成大在《桂海虞衡志》也称："两江水土尤恶，一岁无时无瘴：春曰青草瘴；夏曰黄梅瘴；六七月曰新禾瘴；八九月曰黄茅瘴。"

毒虚致百病，百病毒为首，毒是壮医学对一切致病因素的统称。大体来说，毒有广义和狭义、阴毒和阳毒、内毒和外毒、有形和无形的区别。广义之毒，是各种致病因素的总称，涵盖了大部分病因；狭义的毒就是指毒物。阴毒和阳毒的区别在于毒的阴阳寒热属性。内毒和外毒，是从毒的侵犯途径是由外而入，还是由内而生来区分。有形之毒和无形之毒，可见为有形，不可见为无形。

现有学者根据"毒"的形态、来源及程度将其划分：（1）无形之外毒，指自然界所化之毒，如风毒、湿毒、热毒、瘴毒、痧毒等；（2）有形之外毒，指自然界中之毒，如蛇毒、矿毒、药毒等；（3）无形之内毒，指情志不畅所化，如情志毒；（4）有形之内毒，指病理产物之毒，如痰毒、瘀毒、浊毒等；（5）毒性大小分小毒和大毒，仙茅、杜仲藤、独脚莲等属小毒，红蓖麻、斑蝥虫、尖尾芋等属大毒。狭义之毒，是具体有害、有毒的事物，有别于广义之毒，但又包含在广义之毒的范畴中，如蛇毒、虫毒、草毒等。阳毒和阴毒，即引起功能亢奋为阳毒，使功能减退称为阴毒。由此可见，毒的种类多种多样，结合毒的性质不同及临床上所表现的典型症状和体征，都可以为疾病的诊断、鉴别诊断和预后提供重要依据。

（二）虚

虚，是指正气虚，而正气是一身之气相对于邪气的称谓，是人体中具有抗病、祛邪、调节和修复作用的物质和功能。正气概念源于《内经》，是一身之气相对邪气的称谓。《素问·离合真邪论》说："夺人正气""释邪攻正，绝人长命"，由此可见正气是一身之气抵抗外感邪气入侵时的称谓。正气虚不仅仅是一身之气不足，还包括精、血、津液的亏虚和脏腑功能低下。导致人体正气虚的原因很多，有慢病迁延，有失治、误治，有长期劳损，有年迈体衰等。

正气的强弱是决定发病与否的关键因素和内在根据。故《素问遗篇·刺法论》说："五疫之至，皆相染易……不相染者，正气存内，邪不可干。"邪气之所以能够侵袭人体而致病，是由于正气虚弱，故《素问·评热病论》又说："邪之所凑，其气必虚。"《灵枢·百病始生》亦说："风雨寒热不得虚，邪不能独伤人。卒然逢疾风暴雨而不病者，盖无虚，故邪不能独伤人。此必因虚邪之风，与其身形，两虚相得，乃客其形。"这些论述，充分说明了正气不足，是病邪侵入和发病的内在因素。

二、毒虚为患

关于毒虚致病学说，南宋地理学家周去非《岭外代答》就记载有："盖天气郁蒸，阳多宣泄，冬不闭藏，草木水泉，皆禀恶气。人生其间，日受其毒，元气不同，发为瘴疾。"其意为此时的岭南地区，气压低，气温高，空气湿度大，阳气随着人体肌肤腠理被宣泄而出，冬天不能很好地储藏阳气以温养脏腑，且此处的一草一木，水源皆伴毒气，人们久而处之，毒气便会侵犯人体。毒能损正，日复一日，元气虚损，引发疾病，此之谓毒虚相因为病。

（一）毒邪损正

壮医对毒邪的认识十分广泛，将其归纳为一切致病因素的总称，也称毒气或毒邪。毒邪进入人体后，毒力的大小、毒邪的种类、正气的强弱以及病程的长短等决定了是否发病、病情的轻重和预后。

毒邪导致生理功能失常：毒邪侵入发病，可导致机体阴阳失调，脏腑经络功能紊乱，精、气、血、津液代谢失常。

毒邪造成脏腑形质损害：毒邪作用于人体，可对机体的皮肉筋骨、脏腑形质等造成不同程度的损伤，或致精、气、血、津液等物质的亏耗而为病。

总之，毒邪作用于人体，人体正气奋起抗邪，毒邪侵犯人体后可伤人正气，如外毒多伤肌表肺卫，内毒多伤脏腑气血；阴毒多伤阳气，阳毒多伤阴气等，不能及时正确治疗或者失治误治，毒邪伤正愈发严重，可致疾病迁延甚至危重、死亡。

（二）正虚毒侵

壮族地区的气候湿热，人们多年劳作在崇山峻岭之间，常年汗出导致正气耗伤。正气虚弱使得体内运化能力和抵御外毒能力下降，容易感染毒邪或者内生毒邪，形成虚、毒并存的局面。

正虚感毒邪而发病：正气不足，抗邪无力，外邪或者毒邪趁虚而入，或者毒邪致病性太强，超出了正气的抵御范围，以致毒邪侵犯，疾病因之发生。

正虚生毒邪而发病：正气不足，调节脏腑经络功能活动的能力下降，易致脏腑功能紊乱，精、气、血、津液的代谢失常，可"内生五邪"而发病；或导致病理产物的积聚而引起新的病变。如《灵枢·口问》说："故邪之所在，皆为不足。"

综上所述，正气不足是疾病发生的内在根据，毒邪是发病的重要条件，正邪相搏胜负，决定发病与否，并影响着病证的性质和疾病的发展与转归。毒邪引起的各种损害与正气抗损害之间的斗争，贯穿于疾病始终，致病因素与人体正气之间的抗争，双方的盛衰消长，决定了病变发展的趋势。

三、毒虚为患的临床应用

（一）毒正盛衰与虚实变化

1. 虚实的基本病机

在疾病发生、发展过程中，正气和毒邪的力量对比不是固定不变的，而是在毒正斗争过程中不断地发生消长盛衰的变化。疾病可以表现为两种不同的病理状态——虚与实的变化。

实的病机：实是指在疾病过程中表现为毒邪亢盛，是以毒邪亢盛为主要方面的一种病机变化。病机特点为毒邪亢盛，正气未衰，即致病毒邪侵入人体，但机体正气尚旺盛，因而能与之积极抗争。这种病机在临床上表现为一系列剧烈的证候，被称为实证。

虚的病机：虚主要指正气亏虚，是以正气亏虚为主要方面的一种病机变化。虚的病机特点是在疾病过程中正气亏虚，但毒邪不明显。由于正气不足，毒邪不明显（或没有毒邪），导致病理反应不明显，临床表现为虚弱、衰退、不足的证候。

2. 虚实错杂

除了单纯的虚与实病机变化外，在疾病的发展过程中还可能产生虚实错杂的病机变化。虚实错杂是指患者同时具有毒邪盛和正气衰两方面特点的病机变化。

实中夹虚：指以毒邪实为主、正气虚为次的病机变化。患者以毒邪亢盛为主，但同时正气也有损伤。

虚中夹实：指以正气虚为主、毒邪实为次的病机变化。患者以正气虚为主，但同时体内可能存在实的病理产物积聚或毒邪侵袭。

在疾病发展过程中，病机的虚实变化不是静止的，而是动态的，可能出现由实转虚、因虚致实和虚实夹杂等复杂情况。疾病的发展途径与类型有"直中""内陷""气脱""亡阴""亡阳"等。

（二）毒正盛衰与疾病转归

毒正相互斗争的消长盛衰变化在疾病的转归过程中起着决定性的作用。

1. 正胜毒退

正气日趋强盛或战胜毒邪，毒邪逐渐衰减或被驱除，导致疾病向好转或痊愈方向发展。这是最常见的一种结局，是机体正气相对旺盛，有效抵御毒邪的结果。

2. 毒胜正衰

毒邪亢盛，正气虚弱，抵御无力，病势迅猛发展。病情多加重或恶化，甚至导致死亡。这是因为正气虚弱，抵御无力，或毒邪过于强盛，损伤机体正气，导致机体难以有效抵御毒邪。

3. 毒去正虚

毒邪已被驱除，但正气也受损伤，多见于重病的恢复期。机体脏腑组织的病理性损害需要一段时间的调养才能逐渐修复。

4. 毒正相持

毒邪与正气势均力敌，导致疾病处于迁延状态。此时病理反应不明显，毒正斗争不剧烈。

5. 正虚毒恋

正气大虚，余毒未尽，疾病缠绵难愈。多见于急性病后期，若不能积极调治，正气得不到有效扶持，疾病可能转为慢性难愈状态。

综上所述，毒正盛衰变化与疾病的虚实转归密切相关，对临床治疗和病情判断具有重要意义。在临床实践中，医生应准确把握毒正斗争的动态变化，采取恰当的治疗措施，助力患者早日康复。

第五节 多诊合参的诊断观

疾病是一个复杂的过程，其临床表现可体现于多个方面且千变万化，而望、闻、问、切等多种诊法综合应用，是从不同的角度了解病情和收集临床资料，各有其独特的方法与意义，不能互相取代，若仅以单一的诊法进行诊察，势必造成资料收集的片面性，对诊断的准确性产生影响。因此，若要保证临床资料的全面、准确、详尽，必须强调诊法合参。

在壮医的临床实践中，医生不仅仅依靠单一的诊断方法，而是通过多种诊断手段和方法相互结合，全面观察患者的症状、体征和病因，从而进行综合性的诊断和辨证。这种诊断观包括了望诊、闻诊、切（脉）诊等与中医相同的方法，同时也包括了壮医独具特色的诊法，如目诊、甲诊、腹诊、指诊等。这些诊断方法内容丰富多彩，不仅有助于确诊疾病，还可以推测预后和确定死亡。

一、整体观念是多诊合参诊法的理论依据

由于人是一个有机的整体，内在的脏腑与体表的形体官窍之间是密切相关的，人体又受到社会环境和自然环境的影响。当人体脏腑、气血、阴阳协调，能适应社会、自然环境的变化，便表现为身心健康的状态；当内外环境不能维持在一定范围内的和谐统一，便可能导致患病。人体一旦患病，局部的病变便可影响全身；精神的刺激可导致气机甚至形体的变化；而社会、自然环境适应能力的降低必然导致脏腑、气血、阴阳的失调。因此，任何疾病都是整体功能状态失调在全身或局部的反映。

壮医多诊合参的诊断观强调人体是一个有机的整体，其各个组成部分是不可分割的。在生理上，人体的"巧""廊""胴"三部（即天、人、地三部）与自然界同步运行，保持生生不息，人体谷道、水道、气道畅通，龙路、火路无阻，则气血得以运行，脏腑得以养护，人体便能保持健康。然而，在病理上，正气不足或诸毒邪侵袭，使谷道、水道、气道不畅，导致脏腑骨肉失衡或失养，打破了天地人三气同步的平衡，从而导致各种疾病的发生。

因此，壮医在诊断疾病时注重进行整体诊察，强调医者对患者的检查应详尽，多从整体考虑，尽可能多地收集病变征象，为正确诊断提供足够的依据。壮医强调多诊合参，即运用多种诊断手段，如望、闻、切、腹、指、按等，相互结合，综合分析病情。每种诊断方法都有自身特点和适用指征，通过多诊合参，壮医可以更全面地了解患者的症状、体征和病因，从而进行综合性的诊断和辨证。

二、以目诊为重点的多诊合参方法

目为肝之窍，心之使，五脏六腑之精气皆上注于目，因而目与五脏六腑皆有密切联系。古人将目的不同部位分属于五脏，《灵枢·大惑论》曰："精之窠为眼，骨之精为瞳子，筋之精为黑眼，血之精为络，其窠气之精为白眼，肌肉之精为约束。"后世医家据此而归纳为"五轮学说"，即瞳仁属肾，称为水轮；黑睛属肝，称为风轮；两眦血络属心，称为血轮；白睛属肺，称为气轮；眼睑属脾，称为肉轮，并且认为观察五轮的形色变化，可以诊察相应脏腑的病变。因此，望目不仅在望神中有重要意义，而且可以测知五脏的病变，甚至对某些疾病的诊断，也可起到"见微知著"的作用。故《重订通俗伤寒论》曰："凡病至危，必察两目，视其目色，以知病之存亡也，故观目为诊法之首要。"

壮医对眼睛极为重视，将眼睛称为"勒答"，认为这是天地赋予人体的窗口，是天地人三气的精华所在，所以眼睛能反映百病。眼睛长在头面上，直接受"巧坞"指挥，因此在疾病诊断上，把目诊提到十分重要的地位，可以确诊疾病、推测预后和确定死亡，形成了现在的一套比较规范的壮医目诊法。

三、循序渐进的多诊合参诊断顺序

壮医强调诊断的循序渐进，按照一定的程序有步骤地进行诊查。首先根据患者主诉和问诊所得资料来确定主要症状和典型症状，然后根据症状的表现判断疾病属虚还是属毒。若属虚，则进一步明辨是阴虚还是阳虚，或是"嘘"（气）虚还是"勒"（血）虚。若病属毒，则进一步判明毒邪的种类和性质，作出病名和病性的诊断。接着，壮医综合运用各种诊断手段，全面分析病情，作出病机和病位的判断。在综合判断的基础上，壮医确定治疗原则，选定主要方药和辅助方药，并为患者制定饮食宜忌和护理注意事项。

总体而言，壮医多诊合参的诊断观注重综合运用多种诊断手段和方法，强调全面诊查，突出重点，循序渐进地进行诊断，以全面了解病情，从而准确诊断疾病，并为治疗提供科学依据。这种诊断观是基于壮族传统医学的丰富经验和独特理论体系，为壮族医生在临床实践中提供了重要指导。

第六节　扶正解毒的防治观

壮医认为，"毒"是引起疾病的重要条件，"虚"是毒邪侵犯的内在因素，"毒虚致百病"是壮医对发病学的最重要的概括，"扶正解毒"是壮医治疗疾病的重要原则。壮医运用扶正解毒法治疗疾病历史悠久，是中国南方地区少数民族医学中的瑰宝，作为一种综合性的防治观，疗法众多，特色鲜明，对于防治疾病具有独特的优势。

一、扶正解毒的概念

壮医扶正强调平衡阴阳，调节气血，以增强人体自身的抵抗力和修复能力。

解毒则是指清除体内的病邪和有毒物质，消除疾病根源。扶正解毒是相辅相成、不可分割的两个方面。扶正，增强了正气，有助于机体抗御和祛除病邪，即所谓"正胜邪自去"；祛邪能排除病邪对机体的侵害与干扰，达到保护正气，恢复健康的目的，即所谓"邪去正自安"。

二、扶正解毒的内容

（一）扶正

扶正是指用扶持助长机体正气的措施，使正气充足以消除病邪，恢复健康。适用于各种虚证，即所谓"虚则补之"。益气、养血、滋阴、温阳、填精、生津等，以及补养各脏的精气阴阳等，均是扶正治则下确立的具体治疗方法。

扶正原则，适用于正虚为主的虚证或真虚假实证。一般多用于某些慢性疾病，或疾病的后期、恢复期，或素体虚弱之人。在运用时，应当分清虚证所在的脏腑经络等具体部位，以及精、气、血、津液何种虚衰，还应适当掌握用药的缓峻及剂量。虚证一般宜缓图，少用峻补，以免成药害。例如，通过补肺、脾、肾，增强这些脏腑的生理功能，提高身体的免疫力和耐力。

（二）解毒

解毒，即祛除邪气，指用驱除病邪的措施，使邪去正复，恢复健康。适用于各种实证，即所谓"实则泻之"。解毒原则适用于邪实为主的实证或真实假虚证。一般多用于外感病初期、极盛期，或疾病过程中出现痰饮、水湿、瘀血等病理产物，而正气尚可耐受攻伐的状况。壮医对于毒物的种类和毒性有着深刻的认识，强调不同疾病都是由不同毒邪引起的，因此在运用时，应当辨清病邪性质、强弱、所在病位，选择合适的解毒方法和药物，进而采用相应的治法。同时，还应注意中病则止，以免用药太过而伤正。

三、扶正解毒的临床应用

（一）扶正补虚法的临床应用

1. 壮医内治补虚法

（1）药物内服　药物内服补虚是壮医重要的滋补方法，即将具有补虚作用的药物煎煮，或者研磨成粉，或者鲜用取汁，或者调和成糊状口服的方法。尤其擅长用新鲜的药物，如《桂平县志》中记载："夫草木之性，取其枯者于药肆，不如采其新者于山中，况以地方生物疗地方生人之病，其必多验。"常用药物除用人参、黄芪外，更喜用黄花倒水莲、鸡血藤、千斤拔、五指毛桃、山药等地道壮药材。

（2）药膳补虚　壮医"补虚"多采用食疗或动物药，强调药补不如食补，主张药食同源，大凡谷物、瓜果、动物等，皆可入药，尤喜配血肉之品，认为人为灵物，同气相求，以血肉有情之动物来补虚最为有效。如《岭外代答》载："深广及溪峒人，不问鸟兽蛇虫，无不食之。"形成了"扶正补虚，必配用血肉之品"的壮族用药特点。例如"肺痨"久咳，潮热盗汗，痰中带血，用黑墨草炖猪肺服。宫寒不孕，常用羊肉、麻雀肉、鲜嫩益母草等炖服。

2. 壮医外治补虚法

（1）针刺补虚　《素问·异法方宜论》所载："南方者，天地所长养，阳之所盛处也，其地下，水土弱，雾露之所聚也。其民嗜酸而食胕，故其民皆致理而赤色，其病挛痹，其治宜微针。故九针者，亦从南方来。"书中的南方并非特指壮族地区，但应该包括广西在内。针刺是壮医重要的补虚方法，主要通过针具刺激三道两路在体表的穴道，疏通道路，以"通"达补，路通则气血自畅，气血畅则三气同步，三气同步则气血均衡。

（2）药线点灸　壮医药线点灸可温养阳气，调补三道，补益气血，具有较好的扶正补益作用，对先天不足、后天失养的虚证具有较好的作用。壮医药线点灸疗法是采用多种壮药浸泡过的苎麻线，点燃后用燃烧端直接烧灼人体体表穴体或部位，既可以通过点灸时的温热和药效作用温养阳气，又可以通过刺激三道特定穴位，调补三道以滋生气血，从而达到防治疾病目的的一种壮医药疗法。

（3）其他疗法　壮医临床还常选用佩药、闻药、药锤疗法等其他补虚方法。壮医佩药补虚多选用公丁香、苍术、陈皮、厚朴、白术、木香、补骨脂等药物做成香囊，佩挂于人体一定部位，利用药物的特殊气味，以达到防病治病的作用。对于慢性病，尤其是体弱多病的小儿，更加适用。

综上所述，壮医补虚理论古朴，内涵丰富，方法甚多，特色鲜明，具有简、便、廉、验的特色与优势，在壮医防治疾病及保健养生中占有重要地位。

(二)解毒祛邪法的临床应用

特殊的地理和气候,使壮族先民对毒有更深的感受和认识,对因毒致病及其治疗解救方法高度重视并积累了丰富的经验,陈藏器在《本草拾遗》中就记载:"岭南多毒物,亦多解物,岂天资乎?"《肘后备急方》中有关岭南壮医壮药的记载不少,对岭南土俚(壮族先辈)人的用毒、解毒方法尤为重视,如书中记载了岭南俚人治疗脚气病、防治沙虱毒(恙虫病)的经验。根据毒邪的性质、轻重、侵犯的不同部位,解毒的方法多种多样,主要通过内治的祛毒和外治的排毒两方面来达到解毒的目的。

1. 壮医内治祛毒法

壮医内治祛毒法是通过内服给药从而达到治疗目的的解毒方法。临床上常根据痧、瘴、蛊、毒、风、湿等不同的致病原因选用不同的药物内服治疗。如瘴蛊致病,《岭外代答》指出"青蒿散,至今南方瘴疾服之有奇验。"《后汉书·马援传》载"出征交阯,土多瘴气",因常服薏苡仁而能防治瘴疾,后带回中原。蛊毒为患,不仅仅需要解毒,壮族先民还认识到蛊毒会造成精神情志的障碍,常用朱砂安神定志,"中蛊毒者用朱砂、野芝麻、老蒜、老姜、黄土等分,将一半放入口中嚼……或苦楝树皮、枇杷树根、白茅薜根煎汤饮下,再用乌桕树根、烟煤二样煎水服之……又方升麻调水服……"。在贵港市(原贵县)罗泊湾汉墓出土的文物中,就有铁冬青、金银花等壮医常用药。

此外,内治祛毒法还常直接应用于"三道"病和"两路"病的治疗,如气道病常用一箭球、罗汉果等;谷道病常用山扁豆、番木瓜等;水道病常用土甘草、小石韦等;龙路病常用土牛膝、龙须草等;火路病常用扶芳藤、徐长卿等。如《檐曝杂记》记载,三七具有通龙路火路、补血止血的功效;鸡血藤则具有通龙路、养血活血的功效。

2. 壮医外治排毒法

壮医外治排毒法是通过药物或非药物一方面直接排毒外出,另一方面调整"嘘""勒"、脏腑功能,恢复天、人、地三气的同步运行,从而达到治疗目的的解毒方法。常用的外治排毒法有药物熏洗法、佩药法、药物敷贴法、壮医药线点灸疗法、药物竹罐疗法等。非药物排毒法有针刺、刮法、角吸疗法、点穴疗法和滚蛋疗法等。在桂林甑皮岩遗址、南宁贝丘遗址、柳州白莲洞遗址、宁明花山和珠山附近的岩洞里,发现有大量尖利的石器和石片,甚至还发现有骨针实物,完全可以作为早期外治疾病的用具,进行诸如砭石刮摩、刺血排脓等医疗活动。

壮医鼻饮疗法、针刺放血、陶针刺血及刮痧等疗法散见于文献记载。《旧唐书》说:"乌浒之俗,相习以鼻饮。"《岭表纪蛮·杂述》记载:"予尝见一患痈者,延僮老治疾,其人至,病家以雄鸡、毫银、水、米诸事陈于堂。术者先取银纳袋中,脱草履于地,取水念咒,喷患处,操刀割之,脓血迸流,而病者毫无痛苦。脓尽,敷以药即愈。"《岭外代答》《桂海虞衡志》记载了"挑草子"疗法的详细情况,记载曰:"草子,即寒热时疫……不服药,使人以锥刺唇及舌尖出血,谓之挑草子。"

扶正解毒作为中国传统壮族医学的重要治疗理念,拥有深厚的理论基础和丰富的临床实践经验。通过推广和发扬这一传统医学治疗理念,可以为现代医学的发展带来新的思路和启示。

壮医龙路与龙路病

第一节 龙路的生理功能及重要性
第二节 龙路以心为用的动力机制
第三节 龙路以通为要的运输网络
第四节 龙路与三道调节关系
第五节 龙路与火路协作关系

第三章
龙路的生理功能及调节机制

稻作文化是骆越文化的重要标志，是中华文明和世界文明的重要文化遗产。人类的生存需要稻谷、水、天地之气的奉养，火可驱赶百兽，灭一切妖魔鬼怪，为骆越人心中之神；"特掘"——短尾龙能呼风唤雨神通广大，富有灵性和灵气，是主宰壮族人生命之神。古朴的辩证思维和自然哲理形成了壮医"三道两路"的基本认识。其中龙路作为人体内血液循行的通路，其生理功能以及调节机制在人体的生命活动中具有重要意义。

第一节　龙路的生理功能及重要性

壮族先民在长期的生产、生活实践中，观察到人体内周流不息的血液运行，与自然界江河湖海的水循环流转极其相似，而龙是自然界水液运行的主宰，故将人体中血液循环运行的通路称为龙路。龙路是人体内封闭循环的通路系统，其分支外达皮毛肌腠、孔窍，内连五脏六腑，能够运输、布散血液，发挥濡养全身的作用。

一、龙路的概念和分类

（一）龙路的起源和概念

壮族民间认为，龙是制水的。就人体来说，血液在人体内循行，就如水之在江河流动一样，需借助一定的通道，有一定的约束。血液在人体内循行的通道，壮医称为龙路，又称之为血脉、龙脉、红路，壮语称为"啰隆"。龙路不仅仅是血液的流动通道，它还具有多种重要的生理功能和作用，对人体的健康和疾病起着关键性的影响。

龙路是人体内血液运行的主要通道系统，由主干线、支线以及更细微的血管组成，形成了纵横交错的网络，遍布全身上下内外。这种复杂的网络结构使得血液能够在全身各个部位进行有效的供应和循环。龙路的枢纽在心，血液在龙路内的循行主要依靠心气的推动。心气的推动力量使得血液沿着龙路的主干线、支线及微线流遍全身，同时也将代谢产物和废物从全身带回心脏进行处理和排泄，从而保持了人体内环境的稳定和平衡。

（二）龙路的分类和分布

龙路是壮医学对人体血脉系统的称呼，它包括主干线、支线和微线，构成了一个复杂的网络系统，遍布全身上下内外。根据传统壮医的观点和实践经验，龙路可以进行不同的分类和分布。

主干线：主干线是龙路系统中的主要血管通道，它们负责将血液从心脏输送到全身各个部位，然后将代谢产物和废物带回心脏。主干线通常与主要的血管结构相对应，如主动脉、肺动脉、肺静脉和大静脉等。主干线的畅通与否对整个龙路系统的循环功能有重要的影响。

支线：支线是从主干线分出的较小的血管，它们连接主干线和微线，将血液输送到特定的组织和器官。支线通常对应于不同的分支血管，如动脉和静脉的分支。支线的分布较为广泛，涉及人体各个系统和器官。

微线：微线是龙路系统中最细小的血管，也称为毛细血管，它们负责将血液输送到细胞和组织的最小单位。微线分布密集，几乎遍布全身的每个角落，包括皮肤、肌肉、器官和内脏等。微线的畅通与否直接影响着组织细胞的供氧和营养，以及废物的排泄和代谢产物的清除。

龙路的分布是非常广泛和复杂的，它们在全身形成了一个错综复杂的网络系统。除了主干线、支线和微线之外，龙路还存在着各种连接和交叉的血管，形成了丰富的分支和循环路线。这种分布方式使得血液能够充分覆盖到人体的每一个部位，为各个组织和器官提供充足的血液供应和养分支持。

需要注意的是，龙路的分类和分布是根据壮医学的理论和观点，与现代医学中的血管系统分类略有不同。龙路理论是壮族文化和医学的重要组成部分，对于传统壮医的诊断和治疗起着重要的指导作用。

二、龙路的生理功能

龙路是约束血液运行的通道。龙路的功能主要是为内脏、骨肉、官窍、四肢百骸输送营养物质。

血液是构成人体和维持人体生命活动的基本物质之一，具有营养和滋润的作用。血液在龙路循行，不仅为各组织器官提供营养，同时又将生命活动产生的一些废物运送到有关脏腑器官而排出体外。

心脏、龙路、血液共同构成一个相对独立而且密闭的循环系统。龙路是一个相对密闭的管道系统，血液循行于其中，输布全身，环周不休。人体各个组织器官都需要气血的涵养，气血之所以能输布到全身，必须依靠龙路的传输。血液在龙路内传输，必须依靠心气的推动作用。在心气的推动下，血液在龙路网络内正常循行，循行的方向可分为离心和向心两个方面。离心方面是指血液从咪心头（心脏）起始，从龙路主路到支路，直到微路，逐级分支，最后输布到全身各组织器官；向心方面是指血液在各组织器官发挥作用后，载运生命活动中形成的废物由微路、支路再到主路，最后流回心脏并到属气道的肺脏。血液通过向心循行与离心循行而循环不息。

龙路可以推动、约束血液运行，使营养布散周身。血液是构成和维持人体生命活动的基本物质之一，具有营养和滋润的作用。龙路既能作为血液循行的通道，在心气的推动作用下龙路收缩舒张推动血液运行，又能约束血液循行在脉道中。龙路如江河纵横贯通全身，外达皮肤，内连脏腑，联络肌肉、骨骼和孔窍，输送气血阴阳，发挥濡养全身的作用。

龙路可以联络脏腑肢节，沟通表里上下。气血不仅仅是精微物质，也是信息的载体。龙路如山川河流，纵横交错，网络布散全身，内至五脏六腑，外达皮肉筋骨。气血作为信息的载体，以龙路作为通路，沟通表里上下，联络脏腑肢节，实现人体内信息的交流，使人体成为一个有机整体。

龙路可以交通体内外信息，实现天地人三气同步。龙路在人体内是血液的通道，以心脏为中枢，通过自身的干线和网络，遍布全身，为内脏骨肉输送营养，循环往复。火路在人体内为传感之道，即"信息通道"，以"巧坞"（脑）为中枢，亦是通过自身的干线和网络，遍布全身。龙路与火路沟通联系，通过三道与自然环境相通，使人体能在极短的时间内，感受外界的各种信息和刺激，并经中枢的处理，迅速作出反应，以此来适应外界的各种变化，实现"三气同步"的生理平衡。

三、龙路在疾病诊断与治疗中的重要性

（一）龙路与疾病的关系

龙路在壮族传统医学中被认为是血液循行的通道，与人体健康密切相关。疾病的发生往往与龙路的阻塞、不畅或异常有关。壮族民间认为，龙路的畅通与否直接影响着血液的流动和营养的供应，进而影响身体的健康状态。当龙路受到影响或出现异常时，可能导致疾病的发生，如血液循环不畅引起的气血运行障碍、气血不足等。因此，深入了解龙路的分布、功能以及龙路与疾病之间的关系，对于疾病的诊断和治疗具有重要意义。

（二）龙路的诊断方法与技术

壮医在龙路的诊断中采用多种方法和技术，结合临床观察和患者的反馈，以判断龙路的状况和是否存在异常。其中一种常用的方法是通过壮医望诊、询诊、闻诊、按诊、探诊（经筋病灶检查法）等传统医学方法，观察面色、舌苔、脉搏等指标来推断龙路的情况。此外，还可以利用现代医学技术，如超声检查、磁共振成像等，对龙路进行显像和分析，以获得更全面的信息。

（三）龙路在治疗中的应用与疗效评估

龙路在壮医传统疗法中起着重要的作用。壮医通过调理龙路，促进血液循环和营养供应，以达到治疗疾病的目的。常用的治疗方法包括针灸、推拿、拔罐、刮痧等，这些方法能够刺激龙路，改善血液循环，调节气血平衡。此外，草药配方也被广泛应用于治疗龙路相关的疾病。在治疗过程中，壮医会根据患者的症状和龙路的状况，评估疗效，并进行必要的调整和优化。

综上所述，龙路在疾病诊断与治疗中具有重要的意义。通过深入研究龙路的分布、功能和与疾病之间的关系，壮医能够准确诊断疾病，并采取相应的治疗措施。龙路的诊断方法和技术为壮医提供了有效的工具，而龙路在治疗中的应用则能够改善血液循环，调节气血平衡，促进身体的健康恢复。进一步的研究和实践将有助于深化对龙路的认识，提升疾病的诊断和治疗水平。

第二节　龙路以心为用的动力机制

壮医学中的龙路理论是一种独特而重要的概念，它描述了人体血液循环的通道系统。其中，心被认为是龙路的主要枢纽，对血液的循行起着关键的推动作用。壮族民间传统医学中，龙路理论被广泛应用于疾病的诊断和治疗。龙路以心为主的形态学基础是理解龙路系统的关键，对于探索壮医的疗效和实践具有重要意义。

一、龙路以心为主的血脉结构

心脏是人体重要的脏器之一，位于胸腔中央略偏左的位置。它由心房、心室和瓣膜等组织结构组成，每天不停地收缩和舒张，推动血液在全身循环。

心脏的解剖结构包括以下几个重要部分。

① 心房：心脏的上部，左右各有一个心房，分别为左心房和右心房。心房是血液进入心脏的起始点，它们收集来自全身的静脉血，并将血液输送至下方的心室。

② 心室：心脏的下部，也是最大的心脏腔室。左心室和右心室分别与左心房和右心房相连。它们是主要的泵腔，通过收缩将血液推送到全身的动脉。

③ 瓣膜：心脏内有四个重要的瓣膜，分别是二尖瓣、三尖瓣、主动脉瓣和肺动脉瓣。这些瓣膜位于心房与心室、心室与动脉之间，起到防止血液逆流的作用。它们在心脏的收缩和舒张过程中打开和关闭，确保血液按正确的方向流动。

心脏的主要功能是将氧和营养丰富的血液送达全身组织，同时将含有二氧化碳和废物的血液从组织中收集回心脏，经过肺部进行氧合后再次循环。心脏的收缩和舒张过程实现了这一功能。

① 收缩：心脏肌肉收缩时，心房和心室收缩，使血液被推入动脉。这时，二尖瓣和三尖瓣关闭，防止血液逆流进入心房。同时，主动脉瓣和肺动脉瓣打开，允许血液流向主动脉和肺动脉。

② 舒张：心脏肌肉松弛时，心房和心室舒张，血液从静脉进入心房。这时，二尖瓣和三尖瓣打开，允许血液从心房流入心室。与此同时，主动脉瓣和肺动脉瓣关闭，防止血液逆流回心脏。

心脏的收缩和舒张过程不断地重复，保持了血液循环的持续进行。这种循环让氧气和养分通过血液传递到身体各部分，同时将废物和二氧化碳带回心脏，以便进一步处理和排除。

二、龙路以心气为主要动力源泉

在龙路系统中，心脏发挥着至关重要的作用。以下是心在龙路系统中的主要功能。

（1）心气的推动作用　心脏是龙路系统的枢纽，它通过收缩和舒张运动，产生推动力量，将血液推送到全身。这种推动力量被称为心气，它驱动着血液在龙路中循环运动。心气的推动作用使得血液能够流动，保持正常的循环。

（2）血液循环的调节　心脏通过调节心房和心室的收缩及舒张过程，控制血液在龙路中的流动速度和方向。心脏收缩时将氧和血液从左心室推入主动脉，将含氧血液送达全身各个组织和器官。同时，心脏舒张时使心房充盈，收集静脉血液，准备下一次的收缩。这种循环的调节机制确保了血液按照一定的节奏和量在龙路中流动，维持了正常的血液循环。

（3）营养的供应　心脏本身也是需要营养供应的器官。通过龙路系统，心脏从血液中获取所需的氧气、养分和能量，以维持其正常的功能和代谢。血液中的营养物质被输送到心脏组织，为心脏的收缩和舒张提供能量及养分支持。心脏的正常功能和稳定的供血是保证整个龙路系统顺畅运行的关键。

总之，心在龙路系统中起着至关重要的作用。它通过心气的推动作用驱动血液在龙路中循环，调节血液循环的速度和方向，并为整个龙路系统提供营养支持。心脏的健康和正常功能对于维持身体的整体平衡和健康至关重要。

第三节　龙路以通为要的运输网络

壮医理论认为，人体自身的整体性以及人与环境的统一性的实现，是由三道两路互相沟通联系，外而皮毛肌腠，内而五脏六腑，使人体形成一个有机整体，与天、地、自然息息相通，从而维持生命健康。因此，壮医理论十分强调三道两路的"通"，认为三道两路必须保持畅通，以通为用，以通为要，以通为和，以通为顺，有了疾病则以通为治。

一、龙路以通为要的生理基础

壮医认为，气血运行畅通无阻是维持生命健康的前提。气血畅达有赖于天、地、人三部之气的通应同步，而三气同步主要是通过三道两路的沟通调节实现的。只有龙路通畅、调节有度，人体内三道两路沟通联系，人体外天地人三气同步，从而气血生化有源，运行布散调达顺畅，正常循行脉中，不至溢出脉外，脏腑组织形体官窍得到气血的荣养，生命活动维持健康状态。

二、龙路以堵为病的病理机制

龙路阻滞不畅或失于约束可导致脏腑组织器官缺血失养，或气血运行不循常道；另一方面，龙路作为疾病传变的通路，各种邪气侵袭任何一条道路均可波及龙路，以致三道两路瘀滞，或阻塞不通或调节失度，从而气血失衡而出现相应的病理表现。如因外邪侵袭，损伤龙路；或过食辛辣厚味，湿热内蕴，熏灼龙脉；或情志过极，火动气逆侵犯龙路；或体虚劳倦，气损阴伤，龙路功能失调；或久病热病，阴津伤耗，虚火内生，燔灼龙路，临床表现为出血或渗血，血色淡或鲜红，或紫暗。

三、龙路以通为治的治疗法则

壮医在临证时强调以"通"为治，认为治疗龙路病，应该根据毒、虚的性质，堵塞的部位以及程度等，采用各种药物或非药物治疗方法，解除通路的壅塞，促使人体气血化生有源、运行有度，使人体和自然界天、地、人三气同步，从而使人体恢复健康。具体而言，壮医采用多种方法来促进龙路的通畅，包括按摩、针灸、拔罐、刮痧、草药疗法等。这些疗法通过刺激龙路及相关穴位，调整体内气血的流动，以达到疏通龙路、促进血液循环的目的。

总之，壮医龙路以通为要的运输机制在壮族传统医学中扮演着重要角色。它强调了血液循环的畅通对于维持人体健康的重要性，倡导通过调理龙路来预防和治疗疾病，提高身体的自愈能力。然而，需要注意的是，壮医的理论和实践是基于传统医学经验和观察，并且还需要与现代医学知识相结合，以确保安全和有效的治疗。

第四节 龙路与三道调节关系

壮医气道、谷道、水道统称为"三道"，"水道"是人体排出汗液、尿液的通道，主要的功能单位是肾脏和膀胱，相当于人体的泌尿系统；"谷道"是人体消化、吸收食物并排出食物残渣的通道，主要的功能单位是食管和胃肠道，相当于消化系统；"气道"是人体与外界环境气体交换的通道，主要的功能单位是肺和气管，相当于人体的呼吸系统。"三道"直接与大自然相通，是外界与体内（气体、液体、固体）三种状态物质进出转换、新陈代谢的通道。壮族先民通过长期观察，认识到人体必须与周围环境进行物质、能量、信息交换才能生存（即天、地、人三气协调平稳运行的状态）。如体内外的清浊之气的交换，即人气与天气相通；饮食水谷从口咽和食管进入人体，经过输布吸收精微后，糟粕通过二便排出体外，即人气与地气相通。人体内水谷精微、阴阳气血的运行，各脏腑组织的相互联系、功能协调均有赖于"两路"的参与。壮医认为人体以"两路"为纽带，沟通协调"三道"，共同维持体内天、地、人三气协调平稳运行的状态，而"两路"又以"三道"为媒介，沟通人体内外，保持人与自然界同步的健康状态。两路偏于解释人体内各脏腑组织的相互联系，而三道更偏于解释人与大自然的相通相联。

一、龙路与气道的关系

壮医学认为气道是人体之气与自然之气交换的通道，气道运行之气，既蕴含了人体出生之前的先天之气，也包括了出生后从自然界吸入的自然之气。先天之气和自然之气相互作用，可化生为脏腑之气，为推动各脏腑器官实现各自功能提供直接动力。其中自然之气可通过气道进入体内，经过肺的作用输布全身，维持正常的生理功能，气道与"咪钵"（肺）相合，为宗气出入之所，肺为娇脏，肺朝百脉，助咪心头主治节，调节血液的运行。咪钵与龙路网络相通，咪钵在主司呼吸过程中，全身的血液均通过龙路流经咪钵，通过咪钵进行气体交换，吐故纳新，然后富含清气的血液再输布全身，如此循环不止。

咪心头主行血，血是气的载体，龙路作为血液的通道，需要气道的推动和维持，血载气，气由咪钵入咪心头，在咪心头与咪钵的共同作用下布散周身，气道又依附于龙路而输布全身，龙路与气道互帮互助、相互调节，故龙路与气道存在互为调节的关系。

二、龙路与谷道的关系

壮族是我国最早的稻作民族之一，在长期农耕稻种活动中，壮医认识到稻谷在生长过程中吸收天地之气，进入人体被人体消化吸收后发挥滋养人体的作用，很自然地将此通路称为谷道。此后随着壮医医疗实践的扩展和认识的加深，谷道已不单指稻谷的消化吸收通路，其内涵延伸为人体消化、吸收所有食物并排出残渣的通道。壮医认为谷道上连口腔、咽喉，中有食管和胃肠，下接肛门，贯通人体的天、地、人三部，与大自然直接相通，是化生气血的重要通道。

谷道的主要功能是对食物进行消化吸收，为生命活动提供营养物质。饮食物的消化吸收过程与相关脏腑的生理活动有关，壮医认为与脾、小肠、大肠、胃的关系尤为密切，中医则有脾胃同为后天之本、气血生化之源之说。谷道与脾（咪隆）相合，居人体中部，脾主运化、主升清、主统血，是气血生化之源，运化水谷，将水谷精微运化到全身各个部位。龙路的中枢咪心头能促进心气推动全身血液运行，血液营养全身脏腑组织，气血旺盛则咪隆之气运化健旺。另外，脾可将血液固摄在脉内，不向脉外流动，加强龙路约束血液循行的机制。气血在谷道化生后进入龙路，依靠龙路的传输而循行全身，发挥滋润和濡养的作用。可见，龙路作为血液的通道，与谷道具有朔源求本的关系。

三、龙路与水道的关系

壮医把人体内水液运行、输布和排泄的通道称为"水道"，壮语称"条啰林"。水道既指有形可见的水液运行的通道，如尿道和汗孔等，也指体内无形可见的水液输布的通道。水液流动性较大，主要布散于体表、皮肤、肌肉和孔窍，并能渗入龙路，发挥滋养作用。

水液与气血的正常是保证人体生命活动正常的重要条件。如果水液亏少，或输布障碍，也可导致气血失常，出现水液失常与气血失常并存的情况。水道是水液循行的通道，龙路是血液循行的通道，两者相依相伴。同时，水道调节的枢纽在"咪腰"（肾）。咪腰为一身阴阳之大主，主藏精，主骨生髓，主生殖，开窍于耳及二阴，司开合，主气化。髓生血，由于咪腰藏精生髓，而精可化血、髓可生血，无龙路则血液无运行之通道，无水液则龙路无可运行之物，可见两者相互依存，密不可分。

在壮医基础理论中，三道和两路的关系是相辅相成的。三道的通畅与协调依赖于两路的调节和支持，而两路的畅通与协调也需要三道的正常运行来提供物质的供给和排除废物。这种相互依存的关系体现了人体内外的相互联系和相互作用。

第五节　龙路与火路协作关系

壮医龙路、火路统称为"两路"，龙路是人体血液运行的通路，主要的功能单位是心和血管，相当于人体的血液循环系统；"火路"是人体受到刺激后信息或信号的传导通路，主要的功能单位是巧坞（大脑）及其支配的神经，相当于神经系统。壮医认为，火为触发之物，其性迅速。火路在人体内为传感之道，用现代语言来解释可以称为"信息通道"，以"巧坞"（脑）为中枢，脑位居人体上部，位高权重，主司人的思维、情志、感觉认识、记忆以及全身脏腑、骨肉、气血的功能。由此可知，火路的主要生理功能是通过人体最敏感的感知器官耳、鼻、口、目、身等感受或接受来自外界的各种刺激和信息，经大脑分析处理后做出各种应变反应。因此，火路的感受刺激和信息的生理功能是由大脑和火路本身共同发挥作用的循环过程。火路的主路分布于整个脊柱，包括颈部、腰背部和骶尾部，支路和微路则形成网络，遍布全身，使正常人体能在极短的时间内，感受外界的各种信息和刺激，并经中枢的处理，迅速作出反应，以此来适应外界的各种变化，调节人体平衡。内外环境的各种刺激作用于人体后，通过火路的传输，进入中枢大脑，经过整合经火路的传出发挥效应。

壮医称龙路与火路是人体内虽未直接与大自然相通，但是却能维持人体生机和反映疾病动态的两条极为重要的内封闭通路。龙路在人体内是血液的通道，以心脏为中枢，通过自身的干线和网络，遍布全身，为内脏骨肉输送营养，循环往复，调节人体的阴阳平衡和脏腑功能。火路是人体联系上下、内外、表里的感传系统，主要功能是接收、传递及处理信息，维持人体内部的同步及人与自然的同步。龙路与火路生理病理功能的联系主要体现在3个方面：① 龙路具有滋养火路的功能，能促进火路发挥调节信息传递的机制；② 龙路具有滋养巧坞的功能，能通过巧坞调控火路发挥调节感传系统的机制；③ 龙路具有协调道路的功能，龙路通过连接咪心头（心脏）和巧坞（大脑），实现了对气血运行和信息传递的调节作用，这也与中医学"心脑同治"理论相类似。因此，壮医龙路与火路在生理状态上相互作用，在病理状态上相互影响。现代医学研究也认为，心与脑相关的血液、神经、内分泌、免疫网络的调控系统间存在相互作用。因此，龙路与火路的关系体现了壮医学通调"三道两路"的诊疗思路，使天、地、人三气同步协调平衡，与中医学"天人合一"的观点相类似。

第四章 龙路病的病理机制

壮医龙路与龙路病

第一节 概述
第二节 龙路病毒虚结合的发病机制
第三节 龙路病以"堵"为主的关键病机
第四节 以"乱"为纲的龙路病病机概括

病理机制，即病机，为病之机要、机括，是疾病发生、发展、变化的内在机制，能够反映疾病的本质，是临床医生认识疾病的关键所在。龙路病病机复杂，临床病证多样，既有各种出血病证，也有常见的心脑血管病证，病位涉及多个脏腑，病性寒热虚实并见，临床表现繁多，病情轻重不一，预后发展变化多端。

第一节　概述

在对龙路病病机进行分析之前，需要先对龙路病涉及的名词进行解释、鉴别，希望为龙路病研究的规范化、标准化奠定基础。

一、龙路病名词释义

（一）龙路病

由于人体正气不足或者瘀、痰、寒、热等毒邪结聚，毒虚结合致龙路血液循环不畅、瘀堵、出血，进一步影响到机体阴阳气血、三道两路、五脏六腑的功能，发为龙路病，可见心悸、胸闷、胸痛、眩晕、口唇爪甲青紫，目诊"勒答"上有黑斑等。

（二）毒

龙路病的"毒"属于内毒的范围，特指龙路瘀血、痰湿及寒、热等邪气结聚为患，导致龙路阻滞不通、失约，发为龙路病的邪气的统称，龙路病的"毒"，有瘀毒、痰浊、寒毒、热毒等，既是龙路病的继发病因，也是龙路病发病的病理基础。

（三）瘀

因气虚无力推动血行；或因气滞而血行受阻；或因热毒入血，煎熬血中津液，血液黏稠不行；或因寒毒入血，血寒而凝滞不畅；或因痰浊闭阻龙路，气血瘀阻不通；或因妇女产后恶露不尽，稽留胞宫；或因"久病入络"而血行瘀滞等，导致龙路血液运行不畅、停积不行、血溢脉外的病理产物，称之为瘀或者瘀毒。

（四）堵

是指在龙路毒虚结合的病理基础上，出现了龙路瘀阻甚至阻塞不通，气血运行阻碍，甚或血溢脉外，脏腑组织功能失常的病理变化，是龙路病发病的关键病机。

（五）虚

由于各种外感内伤病因，引起精、气、血、津液不足，出现或气虚血瘀，或津亏血瘀，或血虚成瘀而致龙路不通、失约，虽有毒邪结聚但以虚为主的病机。

（六）损

在"虚"的病机基础上，病理损伤进一步加重，"瘀""痰""寒""热"等合毒为患，进一步发展为脏腑的形质损伤以及较为严重的脏腑功能活动缺失。

（七）乱

"乱"是对龙路病病机的简要概括，包括阴阳乱、气血乱、脏腑乱、两路乱，是由于瘀、痰、寒、热等多种毒邪结聚，龙路瘀堵不畅、失约，进而影响三道两路、脏腑气血阴阳的功能活动，以致人体各项生命活动紊乱、临床病证多端的病理变化。

二、龙路病名词辨析

（一）瘀与堵

瘀和堵的不同在于，瘀属于继发性病因，是气血运行不畅、停积不行，血溢脉外的病理状态；而堵属于病机范畴，是在瘀毒为患的基础上，可能结合其他毒邪合而伤人，最终导致龙路闭塞，气血瘀阻的"堵"的病理变化，亦可进一步引起出血。

（二）虚与损

虚和损的区别在于，虚为精、气、血、津液亏虚不足，脏腑组织功能失调，多见于龙路病的早中期阶段；损则是在虚的基础上出现脏腑组织器质性变化，通常伴随脏腑功能活动缺失，损是虚的进一步发展，多见于龙路病的后期阶段。

龙路在壮医中被视为血液运行的重要通道，其功能主要为向脏腑、形体、官窍、三道两路等输送营养，保障全身各部分的正常运行，其通畅对于人体的健康至关重要。如果龙路不通畅，就会导致血液运行受阻，或者出血，全身脏腑组织、形体官窍、三道两路失养，从而出现一系列临床表现，即为龙路病。

第二节　龙路病毒虚结合的发病机制

龙路病毒虚结合的发病机制是指龙路病的发病多由毒邪为患与正气虚损相结合而导致，不仅仅有多种"毒"邪如"瘀""痰""寒""热"等病理产物结聚，更有气、血、阴、阳的亏虚不足和脏腑功能活动的虚损。在龙路病中的"毒"不仅仅是指瘀，更是指多种邪气结聚，阻碍龙路畅通的病理状态，或者说这里的"毒"属于继发性病因的范畴。

一、龙路病的"毒"邪为患

毒邪致病理论的形成与壮族生活地区的地理气候条件有重要的关系。壮族生活地区地处亚热带，植物茂盛，山水相依，气候湿热，古有"瘴乡""蛊毒之乡""烟瘴之地"之称；同时，野生毒物比较多，如毒虫、毒蛇、毒草、毒树、毒水、毒矿等，瘴毒等也很多，因此毒邪致病理论是壮族人民长期同疾病作斗争的经验总结。

（一）龙路病"毒"的定义

壮医认为毒是引起疾病的重要原因，机体是否发病、病情的轻重以及预后等，与毒的强弱、正气强弱都有密切的关系。壮医的"毒"是一切致病因素的总称，有广义和狭义之分，也有内毒和外毒之分。龙路病的"毒"属于内毒的范围，有瘀毒、痰毒、寒毒、热毒等，既是龙路病的继发病因，也是龙路病发病的病理基础。

（二）龙路病"毒"的分类

1. "瘀"毒

瘀毒形成的机制复杂，可因气虚无力推动血行；可因气滞而血行受阻；可因热毒入血，煎熬血中津液，血液黏稠不行；可因寒毒入血，血寒而凝滞不畅；可因痰浊闭阻龙路，气血瘀阻不通；可因妇女产后恶露不尽，稽留胞宫；也可因"久病入络"而血行瘀滞等。

龙路病"瘀"毒是最常见的致病邪气，瘀毒致病涉及病位较为广泛，如瘀毒在心可见胸痹心痛、胸闷；瘀毒在肝可见癥积肿块囊肿；瘀毒在胞宫可见月经失调、崩漏、痛经；瘀毒也可在经络，也可在脑髓等。一旦瘀毒形成，它可能会进一步加重血液循环障碍，影响脏腑功能，干扰新血的生成，甚至导致血管破裂。因此，可以说"瘀"为龙路病毒邪之首。龙路病瘀毒为患的主要临床表现有口唇、指甲青紫、目诊"勒答"上有黑斑等，孔窍出血如衄血、咯血、便血等，以及皮下瘀斑、瘀点等。

2. "痰"毒

"痰"毒，指痰浊湿毒，乃水液运行不畅而产生的病理产物。外感各种毒邪，内伤情志，或饮食、劳逸失常等，导致肺、脾、肾、肝、膀胱等脏腑功能失常，以及三道两路阻滞，使水液输布排泄障碍而产生痰浊湿毒。

痰浊湿毒停聚，影响气机，妨碍血行，或者瘀毒致气滞、津停，"痰""瘀"互结，以致龙路不通，发为龙路病。痰浊湿毒为患，临床症见：胸脘痞闷、恶心、呕吐痰涎、腹泻便溏、头身困重、面黄浮肿、苔腻、脉滑等。痰瘀互结，扰动于心，可见胸闷心悸，发为胸痹。

另外，痰饮湿毒属阴邪，易损伤人体阳气，且性重浊趋下，导致下肢经络阻滞，气血不通，见关节重着、酸楚；痰浊湿毒结聚下焦，可致血不循经，二便、白带、月经失常。

3. "合"毒（瘀、痰、寒、热等）

气、血、津液以及阴阳生理上相互为用，相辅相成，病理上势必相互影响，相互滋生，血瘀可致气滞、气滞可致津停，气滞血瘀可以化热，津停痰凝可以伤阳化寒，甚至血虚、血热可以生风，因此多种邪气合而为患是龙路病的病机复杂的关键所在。

寒毒凝滞心脉：寒毒属阴邪，损伤阳气，且性凝滞，凝滞气血津液，导致腠理、经络、筋脉挛急收缩而出现疼痛，故《素问·举痛论》有云："寒气入经而稽迟，泣而不行，客于脉外则血少，客于脉中则气不通，故猝然而痛。"寒毒凝滞血脉，龙路寒凝血瘀，心脉痹阻，可见胸痛心悸等。

热毒动血伤津：热毒属阳邪，性炎上，易耗气伤津、生风动血，可致血脉败漏，或者津伤瘀阻，龙路不通，临床可见皮下出血、鼻衄、牙龈出血、崩漏等，或见胸痹心痛。

瘀毒、痰毒、寒毒、热毒等多种邪气，兼夹杂合，共同侵犯龙路，以致龙路气血阻滞，不通为患，可见龙路病病机复杂，病情较重，预后较差。心血管疾病因瘀致毒、毒损血脉的"瘀毒致变"理论，在胸痹心痛中得到广泛运用。中风病的关键病机为脑络瘀阻，并以解毒通络法治疗取得显著疗效。冠心病心绞痛的核心病机为络脉瘀阻，以活血通络为主要治法研发通心络胶囊干预，获得了显著效果。

二、龙路病的虚、损病机

正气是一身之气相对于邪气的称谓，指人体中具有抗病、祛邪、调节、修复作用的物质或者功能，正气的强弱决定了人体对"毒"的抵抗能力。如果正气虚弱，人体的抗病祛邪能力低下，可能会生邪或者感邪而发病。广义的正气虚包括精、气、血、津液的不足，以及脏腑功能的低下，可能由多种原因引起，如饮食失宜、劳逸失度、情志内伤以及年迈、久病等。

（一）龙路病"虚"的病机

由于各种外感内伤病因，引起精、气、血、津液不足，出现或气虚血瘀，或津亏血瘀，或血虚成瘀的病理变化，以致龙路气血循行不畅而发为龙路病，虽然也有毒邪结聚，但病机以虚为主，此即为龙路病"虚"的病机。龙路病的"虚"可以是瘀的病机基础，也可以因瘀的病机出现脏腑失养的虚，虚和瘀的病机在龙路病中也通常结合夹杂，也就是毒虚结合的龙路病发病机制。如思虑太过，通常会劳伤心脾，以致心气不足，推动乏力，心血瘀阻，发为胸痹，除心悸、胸闷胸痛、口唇爪甲青紫、脉结代等症状外，也有疲倦乏力、头晕眼花，少气懒言等典型气虚的表现。

（二）龙路病"损"的病机

在"虚"的病机基础上，病理损伤进一步加重，"瘀""痰""寒""热"等合毒为患，进一步发展为脏腑的形质损伤以及较为严重的脏腑功能活动缺失或者障碍。"虚"是"损"的前因，"损"是"虚"的后果，两者往往可分不可离，虚损并称。现代社会很多人工作压力、生活压力比较大，劳心劳力，焦虑紧张，伤及心脾，会见阵发性心悸、胸闷等症，如日久不愈，进一步发展为胸痹、真心痛，早中期病机多为"虚"，后期逐渐发展为"损"。

三、龙路病毒虚结合的发病机制

龙路病属于临床中的常见病、多发病、疑难病，病机多较为复杂，涉及三道两路，波及多个脏腑，临床尤以心脑血管疾病多见。龙路病的基本病机在于毒虚的结合，既有瘀、痰、寒、热等多种毒邪结聚，也有气、血、阴、阳以及脏腑功能活动不足的虚损，"毒"和"虚"的结合不仅仅使龙路病病机更加复杂，更重要的是形成了因毒致虚，因虚致毒的恶性循环，使得临床中龙路病症状复杂多样，预后变化难测，治疗困难重重。

（一）毒邪伤正

壮医的毒邪种类繁多，凡是能致病的病因，都可称为毒，有内毒和外毒的区别。龙路的毒邪多来自内伤病因，如饮食失宜、劳逸失度、情志内伤以及年迈久病，当然也有先天禀赋不足等，形成瘀、痰、寒、热等多种毒邪为患。毒邪作为致病因素，形成后必然损伤人体正气，如血瘀可致气血不畅，脏腑组织失养；痰湿可能会伤阳化寒，致阳气不足；痰湿也可以郁而化热伤阴等。

毒邪伤正的程度，与毒邪的轻重、正气的强弱、侵犯病位以及病程的长短都有密切的关系，总的来说，毒邪越重、正气越虚、病位较深、病程越长正气的损伤就越严重，反之则较轻。另外，毒邪伤正还和医生治疗用药有关，及时、正确的治疗，不仅祛邪，而且扶正，可使病情缓解、好转或者痊愈。

（二）正虚毒侵

虚即正气虚，或气血虚，或阴阳虚，或脏腑精气不足功能低下，形成的原因多为先天禀赋不足，或者过度劳累，或者年迈体衰，或者久病伤正等，虚可以是龙路病发病的病理基础，由于机体正气不足，防御祛邪能力低下，以致毒邪结聚，堵塞龙路，发为龙路病。

正虚毒侵可因气血、阴阳的虚损不同，或者发病的脏腑不同，而在临床见到不同的龙路病证。如因气虚不能固摄，血溢于脉外，临床可见到各种出血，壮医称之为楞喔勒、唉勒、幽勒（肉裂）、厕意勒等；或因阳气不足，阴寒内生，凝滞血脉，龙路不通则发为胸痹。因虚所致龙路病除了所在脏腑的功能失常主症外，均伴随有"虚"的症状，如疲倦乏力、少气懒言、头晕眼花等。

虚是龙路病发生的内在因素，毒则是龙路病发病的重要条件，毒虚结合则是龙路病发病的基本病机，即为龙路病的病理基础。体质强健、正气充足者，毒邪结聚龙路堵塞后往往立即发病，而且临床表现较为明显，毒正相争剧烈，如能及时正确治疗，预后通常较好；体质较弱、正气亏虚者，抵御能力下降，毒邪结聚龙路堵塞后也发病较快，短时间内病情转重而病势危笃，如不及时给予治疗，预后多不良。

第三节 龙路病以"堵"为主的关键病机

龙路病以"堵"为主的关键病机是指在龙路毒虚结合的病理基础上，出现了龙路瘀阻，气血运行受阻、不通，甚至出血，以致脏腑组织功能失常的病理变化，是龙路病发病的关键病机。壮医认为人体以"两路"为纽带，沟通协调"三道"，共同维持体内天、地、人三气协调平稳运行的状态，而"两路"又以"三道"为媒介，沟通人体内外，保持人与自然界同步的健康状态。龙路"堵"则三道两路不通，阴阳气血失和，脏腑功能障碍，导致龙路病进一步发展，病情加重恶化，甚至引起死亡。

一、龙路堵则三道不通

龙路病的病机在于毒虚结合，龙路堵塞，以致三道两路不通，气血阴阳脏腑功能紊乱，临床上常见多种以出血、堵塞为特点的症状，尤其是心脑血管疾病较为多发。自然界的清气、饮食水谷等从三道进入人体，消化吸收后依靠两路输送并濡养全身及各脏腑。因此，两路的功能特点以动为要，三道则以静为守。可见，三道吸收精华，在两路之间运行，气道、水道和谷道都需要龙路运行血液荣养，龙路的畅通、血液的充盈也需要三道的化源与推动，龙路与三道在生理上是一个整体，并行不悖又相互关联，互为依存。龙路阻断则气血不通，以致脏腑组织失养，功能活动失常，三道精微物质不能吸收、布散，终见三道不通，气道、谷道、水道停滞，而见胸闷喘促、食欲不振、水肿等。

二、龙路堵则两路阻滞

龙路在人体内是血液的通道,以心脏为中枢,通过自身的干线和网络,遍布全身,为内脏骨肉输送营养,循环往复。火路在人体内为传感之道,即"信息通道",以"巧坞"(脑)为中枢,亦是通过自身的干线和网络,遍布全身,使正常人体能在极短的时间内,感受外界的各种信息和刺激,并经中枢的处理,迅速做出反应,以此来适应外界的各种变化,实现"三气同步"的生理平衡。龙路与火路是人体内信息交流系统,沟通协调三道功能活动,两者关系密切。

龙路一旦失于畅通,整个人体沟通联系失常,而且火路也会失于荣养,导致火路功能不能正常发挥,引发三气不同步,脏腑功能失常,邪不去而百病生。

三、龙路堵则阴阳不能交通

壮医学受到中国古代哲学的深刻影响,与中医学相互交叉渗透,形成了壮医学以阴阳为本的哲学观,认为阴阳双方对立制约,互根互用,在不断的消长运动中达到动态平衡,是人体维持健康的基石。三道两路是人体的通路系统,不仅仅是气、血、津液等运行布散的通路,也是阴阳升降出入的场所,阳升阴降,阳化气阴成形,阴阳升降有序,精微物质化源无穷,而且能够保持畅通无阻,使天地人三气同步。龙路瘀堵,气血不畅,阴阳失于交通,不能相互为用,甚至"阴阳离决,精气乃绝"。龙路病如胸痹真心痛、中风都可能有阴阳离决之风险,以致患者生命垂危。

四、龙路堵则脏腑痞塞

龙路与脏腑尤其与五脏关系密切。心为君主之官,主血脉,主藏神,为龙路的核心;肝主疏泄,主藏血,为龙路的畅通提供推动力以及调控力;脾主运化,主统血,保障龙路气血充盈,而且行于脉中;肺主气主行水,朝百脉,对于龙脉的畅通以及气血的充盈有重要作用;肾为先天之本,五脏阴阳之本,当然也是龙路之本。龙路能够运行布散气血,荣养全身脏腑组织形体官窍,五脏六腑得养功能活动正常;反之亦然,脏腑功能活动正常,精气血津液化源充足,且运行条达顺畅,龙路自然气血充盈而且通畅。病理上,龙路瘀堵,气血不畅或失约,脏腑失养,功能痞塞,而见龙路病证。胸痹、中风、眩晕等病多因血脉瘀阻,导致脏腑从功能改变发展到器质性病变的慢性病理过程，其发生发展与现代医学泛血管疾病由内皮功能障碍—动脉粥样硬化—脏腑组织结构功能受损的病理环节切合。

综合本章所述，龙路病的发病原因多责之内伤病因，发病机制为毒虚结合，或正虚毒侵，或毒邪伤正，瘀、痰、寒、热多种毒邪结聚，终致阻塞龙路而气血不通、失约，影响三道两路、脏腑阴阳而发为龙路病。总之，龙路病的基本病机可以概括为毒虚结合，龙路堵塞导致的三道两路、脏腑气血阴阳功能紊乱的病理变化。

第四节 以"乱"为纲的龙路病病机概括

由于人体正气不足或者瘀、痰、寒、热等毒邪结聚，毒虚结合致龙路血液循环不畅、瘀堵、出血，进一步影响到机体阴阳气血、三道两路、五脏六腑的功能，发为龙路病。若龙路功能失约，血液运行不循常道，则可见孔窍出血，如衄血、咯血、便血等，还可见皮下瘀斑、瘀点。若龙路瘀堵，可见心悸、胸闷、胸痛、眩晕、口唇爪甲青紫，目诊"勒答"上有黑斑等。龙路病是临床常见病、多发病，对龙路病病机的认识关系到临床诊治、预后等各个方面，而"乱"是对龙路病病机的最简要概括，包括阴阳乱、气血乱、脏腑乱、两路乱。

一、龙路病与阴阳乱

阴阳为本是壮医药学的哲学基础，壮族先民对阴阳的认识起源甚早，再加上与中原汉族文化的交流及受其影响，阴阳概念在生产、生活中的应用就更为广泛，自然也被壮医作为解释大自然和人体生理病理之间种种复杂关系的理论依据。《广西通志·卷十七》（明）称：壮族民间"笃信阴阳"。阴阳对立制约、互根互用达到协调平衡是机体维持健康的内在机制，而疾病的发生则是毒邪作用于人体，或者正虚毒邪侵犯，引起毒正相争，机体阴阳失调、脏腑气血功能失常的结果。

阴阳功能紊乱失和是疾病的基本病机，是指机体阴阳双方失去平衡协调，出现了偏盛、偏衰、互损、格拒和亡失的一类病理变化。《素问·阴阳应象大论》指出："阴胜则阳病，阳胜则阴病。阳胜则热，阴胜则寒。"《素问·调经论》亦说："阳虚则外寒，阴虚则内热，阳盛则外热，阴盛则内寒。"当阴阳不和发展至阴阳双方难以维系相合，就会发生"阴阳离决，精气乃绝"。

（一）龙路病与阴阳偏盛

即阴偏盛或阳偏盛，阴或阳任何一方高于正常水平的病理变化。如果阳偏盛就表现为热象，阴偏盛就表现为寒象。

1. 阴盛则寒

阴毒为寒毒、湿毒等。阴毒为病寒湿邪气偏盛，或进一步凝滞血液，或收敛闭阻气机，或凝痰凝饮，或损伤阳气等，可致龙路病阴寒偏盛，临床可见胸闷、胸痛、心悸喘促、形寒战栗、面色㿠白、脘腹冷痛、大便清稀、唇甲青紫等。例如已故著名壮医罗家安《痧症针方图解》手抄本中认为"蛇龙吊"病症见"恶心欲呕、胸胀闷、疼痛"是"由阴盛阳衰而来"，为阴寒凝滞，气机不通所致。

2. 阳盛则热

阳盛者常为阳毒如热毒、火毒等致病，阳热为病或燔灼血肉，或迫血妄行，或损伤阴分，或生风动血，或炼液为痰等，进一步可致龙路气血翻涌，脉道败漏，热结血瘀，而为龙路病阳偏盛，临床可见心悸、眩晕、心烦易怒、面红目赤、口渴引饮、疮疡红肿疼痛，甚至突然晕倒，不省人事。罗家安《痧症针方图解》手抄本中认为羊毛痧多为"阳盛阴衰"所致。

阴阳两盛的认识是壮医理论的特色，如果疾病出现阴阳同时偏盛，多表现为较复杂的寒热错杂病症。在壮族民间有用阴盛阳盛来概括病理变化者，如著名壮医罗家安认为，"白头蛇"症见肌肉痉挛、目闭、沉默寡言等，其病机主要为阴盛阳盛。

（二）龙路病与阴阳偏衰

即阴虚或阳虚，是指阴或阳任何一方低于正常水平的状态。可表现为阳虚则寒和阴虚则热。

1. 阳虚则寒

指人体阳气虚衰，无力制约阴气，导致阴气相对偏盛而出现虚寒之象，另外阳虚还可致气血不畅，还可致津停为患，还可致痰凝血瘀结聚。龙路病阴寒邪气日久伤阳，或者痰湿伤阳化寒，除龙路不通之外还有阳气虚的病机，症见胸闷胸痛，甚至痛彻胸背、心悸喘促、面色苍白、畏寒肢冷、神疲蜷卧、自汗、脉微等虚寒证。

2. 阴虚则热

指人体阴气虚衰，无力制约阳气，导致阳气相对偏亢而出现虚热之象，阴虚可影响津液、血液的运行，致血瘀、血热、痰结，在龙路不畅的基础上也有虚热的表现，临床可见心悸、眩晕、潮热盗汗、五心烦热、口干舌燥、舌红少津、脉象细数等虚热证。

阴阳乱，除阴阳偏盛、阴阳偏衰外，还有阴阳互损、阴阳格拒、阴阳亡失，但其本质不离于偏盛和偏衰，故不再一一赘述。

二、龙路病与气血乱

精、气、血、津液在生理上相互化源、为用，在病理上必然相互影响。精、气、血、津液"和"百病不生，精、气、血、津液"乱"则百病由生，如《素问·调经论》所说："血气不和，百病乃变化而生。"关于血液和津液的不和为病，《灵枢·血络论》指出："新饮而液渗于络，而未合和于血也，故血出而汁别焉；其不新饮者，身中有水，久则为肿。"

1. 龙路病与气乱

气，是构成人体和维持人体正常生命活动的基本物质，壮语称气为"嘘"，来源主要有禀受于父母的先天之气，饮食物中的水谷之精气，由肺吸入的自然界清气，气运行不息，通过气道吸入，经肺宣发肃降进入龙路而输布全身，生理功能有中介、推动、温煦、防御、固摄、气化、营养等方面。

血液也是构成和维持人体正常生命活动的重要组成部分。血液主要源于饮食水谷，与脾胃的功能密切相关，《灵枢·决气》说："中焦受气，取汁变化而赤，是谓血。"另外，肾精也可以化血。血液在心气的推动与调控下，在各脏腑的协调作用下，通过龙路内至五脏六腑，外至皮肉筋骨，发挥荣养作用，维持人体各项生命活动正常。

气和血关系密切，气不仅为血液的运行提供动力，而且能化生血液，如《灵枢·邪客》说："营气者，泌其津液，注之于脉，化以为血。"另外，气还能固摄血液，防止血液溢于脉外，导致出血，因此有"气为血之帅"的说法。血对气有承载作用，使气有所依附，而且血液也能营养化生气。

病理方面而言，龙路病"堵"是关键病机，龙路不通血液循行不畅，势必影响气机，气血运行瘀滞，气血不能正常荣养脏腑组织形体官窍，即龙路不畅以及龙路不荣，出现气虚、血虚、气滞、血瘀的"乱"的表现，如眩晕、心悸、胸闷、口唇爪甲青紫等。

2. 龙路病与津液乱

津液，又称为水液，是人体一切正常水液的统称，包括脏腑组织的内在体液如肠液、胃液等，也包括人体正常的分泌物如涕、泪、涎等，津液也是构成人体与维持人体正常生命活动的基本物质。津液主要来源于饮食水谷，依靠肺、脾、肾等脏腑的功能活动运行、布散周身，发挥滋润濡养、充养血脉等生理作用。

津液和气、血的关系密切，气能生津、行津、摄津，津能养气、载气；津液和血液同源互化，两者同源于水谷，津液能够渗入脉中补充血容量、调节血液黏稠度，血液也能渗透到脉外补充津液的不足，所以才有"津血同源、血汗同源"之说。

病理上，龙路病血液瘀阻，气机不畅，可致津停、津亏为患，气血乱致津液乱，临床可见气滞、血液、痰湿或者津亏失养的临床表现。

三、龙路病与脏腑乱

人体是以五脏为中心的有机整体，组成人体的各个部分不仅在结构上不可分割，在生理上也相互为用。五脏与六腑，在生理功能上协调配合，在经络上相互络属，形成了五脏与六腑的表里关系，如《灵枢·本脏》云："肺合大肠……心合小肠……肝合胆……脾合胃……肾合三焦膀胱……"一旦脏腑失和，不仅意味着脏腑各自功能活动失调，往往也会影响气、血、津液的运行、三道两路的畅通。《灵枢·脉度》称："五脏不和，则七窍不通；六腑不合则留为痈。"

龙路是气血运行的通路，脏腑需要气血濡养，龙路气血的生成与运行也需要脏腑的功能活动支持，如心主血脉、肝主疏泄藏血、脾主生血统血等。生理上龙路与脏腑功能活动相辅相成，相互为用，病理上两者也相互影响，龙路病可致脏腑乱。龙路病，气血阻滞不能养心，心的功能活动失职，如胸痹症见心悸、胸闷胸痛、喘促等；龙路病，气血阻滞不能养肝，肝失所养，疏泄失职，可见抑郁不舒、悲忧善哭等；龙路病，气血阻滞不能荣养脾胃，脾胃运化失职，症见食欲不振、腹胀、便溏等；龙路病，气血阻滞不能养肺，肺不能主气司呼吸，可见胸闷、喘促、咳嗽等；龙路病，气血阻滞不能养肾，肾失封藏，可见二便失禁、呼吸表浅等。

四、龙路病与两路乱

壮医认为火路是信息传感之路，中枢在脑，能传导体内外信息，沟通联络表里上下，实现人体的整体联系，也能使体内外三气同步，人和自然环境、社会环境和谐统一。龙路是血液运行通路，同时能够约束血液在通路内运行，中枢是心，能够调节脏腑功能和阴阳平衡，同时运输精微物质营养周身。两路相对比较封闭，是维持人体生命活动与反映疾病发展变化极为重要的内循环通路。

龙路与火路的关系密切，脑是龙路与火路联系的枢纽。壮医认为巧坞（大脑）之所以能够进行各种思维活动，就在于巧坞（大脑）与龙路、火路相通，两路干线网络遍布全身，与脏腑形体官窍密切联系。龙路布散血液濡养全身，脏腑形体官窍得养，精、气、血、津液化源充足，脑神才能发挥主宰作用，火路正常感应传导信息，实现人体的整体联系，人和环境的和谐统一；龙路作为信息传导通路，在脑的统帅作用下，接受体内外各种信息，以精、气、血、津液作为信息的载体，传导信息到五脏六腑，形体官窍，心能够主血脉，龙路才能畅通无阻，从而使人体各个部分不仅各司其职而且能够协调配合，共同完成各项生命活动，维持生命健康。所以，龙路与火路虽然在人体中是相对封闭的通路系统，但两者通过脑的沟通联系，又相互协调配合。

病理上而言，龙路病与龙路失调必然相关，与火路失常也有着密切关系。龙路功能活动紊乱，血液运行疏布失常，脏腑功能活动障碍，脑与火路必然会受到影响。近年来，随着人口老龄化和心脑血管发生率的居高不下，卒中后抑郁（PSD）有逐年增加的趋势。在美国，PSD 的发病率为 22%～69%。

综上所述，龙路病的总的病机可以概括为"乱"，既有阴阳气血的运行之乱，也有脏腑三道两路功能活动之乱（尤其心、脑），"乱"是对龙路病病机的最简要概括。Lanzer 和 Topol 两位学者于 2002 年首次提出泛血管概念，泛血管是指人体的血管系统，是动脉、静脉、淋巴管等所构成的一个复杂网络，泛血管疾病指以血管病变为共同病理特征的系统性血管疾病，主要影响心、脑、肾、四肢及大动脉等重要脏器。中医药辨治泛血管疾病切入点较多，认为此病为本虚标实，病机多因脏腑阴阳失衡，与痰、湿、瘀、毒等浊邪相关。

第五章 龙路病常见病证的诊治

壮医龙路与龙路病

第一节 血压嗓
第二节 麻邦
第三节 心头跳
第四节 阿闷
第五节 心头弱
第六节 屙意勒
第七节 嘎脉勒叮塞
第八节 楞喔勒
第九节 唉勒
第十节 幽勒

龙路病（binghlohlungz），水谷进入人体后，在谷道中经过运化，吸收了精微营养物质，转化为嘘（气）勒（血），通过龙路（壮医又称为血脉、龙脉）为内脏骨肉输送营养，从而使人体天地人三气同步，身体健康。龙路是维持人体生机和反映疾病的极为重要的内封闭道路。龙路有干线、有网络，遍布全身，循环往复。若过食辛辣、厚味之品，湿毒、热毒内生，熏灼龙路，龙脉损伤或者功能异常，可导致血证（幽勒、屙意勒）、中风（麻邦）、高血压（血压嗓）、心脏疾病（心头跳、心头弱）等病症。

第一节　血压嗓

血压嗓（Hezyazsang）是以头晕、头痛、血压升高为临床症状，晚期可导致心、脑、肾器官病变的疾病。

血压嗓相当于中医学的头晕、头痛等；西医学的高血压病。

【病因病机】

壮医学认为，血压嗓发病多由人体虚弱，毒邪内侵所致。其主要发病机制如下。

（1）由于情志失调、劳逸过度、禀赋不足与体质偏盛偏衰等，气机不畅，天、地、人三气不能同步，引起龙路网络运行受阻，龙脉受损。

（2）若平时饮食不当，过食辛辣、肥甘厚味食物或嗜酒过度，亦可引起湿毒、热毒等邪毒内生，龙路网络运行受阻，龙脉受熏灼，升降失常，风火内生，痰瘀交阻而发病。

【诊断】

1. 主症

眩晕，头痛。

2. 兼症

遇劳、恼怒加重，肢麻震颤，失眠多梦，急躁易怒；或视物旋转，胸闷作恶，呕吐痰涎，食少多寐；或头晕目眩，动则加剧，遇劳则发，面色㿠白，爪甲不荣，神疲乏力，心悸少寐，纳差食少，便溏；或眩晕久发不已，视力减退，两目干涩，少寐健忘，心烦口干，耳鸣，神疲乏力，腰酸膝软，遗精。

⊃【辨病性】

1. 病性为阳

眩晕耳鸣，头痛且胀，遇劳、恼怒加重，肢麻震颤，失眠多梦，急躁易怒。

2. 病性为阴

头晕目眩，动则加剧，遇劳则发，面色㿠白，爪甲不荣，神疲乏力，心悸少寐，纳差食少，便溏。或眩晕久发不已，视力减退，两目干涩，少寐健忘，心烦口干，耳鸣，神疲乏力，腰酸膝软，遗精。或眩晕，头重如蒙，视物旋转，胸闷作恶，呕吐痰涎，食少多寐。

⊃【辨证分型】

1. 阳证

（1）火热毒型

① 症状：眩晕耳鸣，头痛且胀，遇劳、恼怒加重，肢麻震颤，失眠多梦，急躁易怒。

② 舌脉象：舌红苔黄，脉弦。

③ 目诊："勒答"白睛上头部反应区龙路脉络根部增粗，弯曲多，弯度大呈螺旋状，色鲜红，末端可见瘀斑。

④ 甲诊：甲色深红，甲体无华，月痕暴露过多，甲襞均匀，按之血色恢复均匀，可见横沟甲、红紫甲等。

（2）痰毒型

① 症状：眩晕，头重如蒙，视物旋转，胸闷作恶，呕吐痰涎，食少多寐。

② 舌脉象：苔白腻，脉弦滑。

③ 目诊：见"勒答"白睛上头部反应区龙路脉络根部增粗，弯曲多，弯度大，曲张，色鲜红，末端可见瘀斑。

④ 甲诊：甲色鲜红，甲体无华，月痕暴露清晰，甲襞均匀，按之血色恢复均匀。

2. 阴证

（1）嘘勒虚型

① 症状：头晕目眩，动则加剧，遇劳则发，面色㿠白，爪甲不荣，神疲乏力，

心悸少寐，纳差食少，便溏。

② 舌脉象：舌淡苔薄白，脉细弱。

③ 目诊："勒答"白睛上头部反应区龙路脉络根部增粗，弯曲多，弯度大，色暗红。

④ 甲诊：甲色淡红，甲体无华，月痕暴露过少，甲袋均匀，按之血色恢复缓慢，可见横沟甲或葱管甲。

（2）叠芒虚型

① 症状：眩晕久发不已，视力减退，两目干涩，少寐健忘，心烦口干，耳鸣，神疲乏力，腰酸膝软，遗精。

② 舌脉象：舌红苔薄，脉弦细。

③ 目诊："勒答"白睛上头部反应区龙路脉络根部增粗，弯曲多，弯度大，色暗红。

④ 甲诊：甲色淡红，甲体无华，月痕暴露过少，甲襞均匀，按之血色恢复缓慢，可见横沟甲或葱管甲。

⊃【治疗】

1. 治疗原则

化痰毒，调嘘勒，通龙路。

2. 治疗方法

（1）内治法

① 阴证——嘘勒虚型

治法：补嘘勒，通龙路。

选方：

a. 壮药五莲养心通。黄花倒水莲（棵华现）15g、五指毛桃（棵西思）15g、党参15g、白术20g、当归15g、川芎10g、炒酸枣仁20g、首乌藤（夜交藤）20g、陈皮（能柑）12g、炙甘草6g。水煎服400mL，每日1剂，早晚温服。

b. 归脾汤加减。黄芪20g、人参10g、白术10g、当归10g、龙眼肉（诺芒俺）10g、茯神15g、远志15g、酸枣仁15g、木香6g、甘草5g。水煎服400mL，每日1剂，早晚温服。

② 阴证——叠芒虚型

治法：补叠芒，调巧坞。

选方：兰奔补芒方。金毛狗脊 10g、墨旱莲 15g、黄精 10g、陈皮 10g、熟地黄 15g、山茱萸 10g、茯苓 10g、山药 15g、龟甲胶 10g、鹿角胶 6g、菟丝子 15g、牛膝 9g、枸杞子 15g。水煎服 400mL，每日 1 剂，早晚温服。

③ 阳证——火热毒型

治法：清热毒，祛风毒。

推荐方：嗓顺汤。

药物：钩藤 12g、毛冬青 20g、夏枯草 9g、黄连 5g、桑寄生 10g、葛根 10g、杜仲 10g。水煎服 400mL，每日 1 剂，早晚温服。

④ 阳证——痰毒型

治法：化痰毒，调谷道。

选方：黄花倒水莲、玉米须、葛根合半夏白术天麻汤。

黄花倒水莲 10g、玉米须 10g、葛根 10g、半夏 10g、陈皮 10g、白术 10g、天麻 10g、甘草 6g、生姜 5g、大枣 10g。水煎服 400mL，每日 1 剂，早晚温服。

（2）外治法

① 壮医针刺疗法：取大椎、曲池、风门、足三里、心俞、脾俞、胃俞等穴。隔天 1 次，10 天为 1 个疗程。

② 壮医药线点灸疗法：取太溪、大陵、曲泉、昆仑、复溜、足三里、绝骨、大椎等穴。每个穴位每次灸 1 壮，每天施灸 1 次，10 天为 1 个疗程。

③ 刮疗法：刮头面部、颈肩部、上肢部、下肢部。先刮头面部，再刮颈肩部，最后刮四肢部。手法宜轻柔，以出现痧斑为佳。隔天 1 次，7 次为 1 个疗程。

④ 壮医敷贴疗法：白花蛇 3 条，蜈蚣 9 条，土鳖虫、黄连、芥子、延胡索各 6g，地龙、蝉蜕各 9g，葛根 15g，细辛、三七各 3g，甘遂 5g。诸药研细末，姜酊适量搅匀成膏。每次用适量敷贴于足三里、涌泉等穴位，每天换药 1 次，30 天为 1 个疗程。

⑤ 壮医足浴疗法：桑叶、决明子、菊花各 60g，加入适量水中煮沸，待水温为 60℃左右时即可泡脚，每天 1 次，每次 15 分钟，5 次为 1 个疗程。

（3）壮医药膳疗法

① 鲜荷叶适量，切碎，加适量水煎，待凉后代茶饮。

② 山芦苇草适量，煎水当茶饮。

⊃【预防调护】

① 生活起居：适当休息，保证睡眠，安排合适的运动，如症状较多或有并发

症时应卧床休息。

② 饮食调理：多吃绿色蔬菜和新鲜水果及含钙高的食物，如芹菜、韭菜、西蓝花、梨、苹果、乳制品、豆制品等，少吃含胆固醇高的食物，如动物内脏。

③ 情志调摄：保持良好的心理状态，消除紧张和压抑的情绪。

④ 运动康复：适当进行有氧运动，如果患者能运动，建议每天可以进行快步走、打太极拳，如果患者的心功能、肺功能能够承受也可以进行慢跑，可以做壮医三气养身操、壮药绣球操这些中体力活动，不要过度劳累。

第二节　麻邦

麻邦（Mazbang）指由于身体内某些脏腑功能失调导致阴阳失衡，临床主要表现为突然昏仆、偏瘫（半身不遂）、神志不清、口眼㖞斜、语言不利，或不经昏仆而见痿癖不遂的一种病症。

中医称为中风，多指内伤病证类中风，多因气血逆乱、脑脉痹阻、血溢于脑所致。主症以突然昏仆、半身不遂、肢体麻木、舌涩不语、口舌歪斜、偏身麻木为主，脑卒中具有起病急、变化快的特点，如风邪善行而数变。西医称为脑卒中或脑血管意外，是以脑部的缺血或出血性损害症状为主要临床表现的疾病。

⊃【病因病机】

（1）由于身体内某些脏腑功能失调，体内阴盛阳衰、阳盛阴衰等，使三道两路不通，三气不能同步，气血逆乱，血冲"巧坞"（大脑），巧坞功能失调所致。

（2）若情志失常，恼怒过度或饮食不当，嗜酒过度，均能使热毒、火毒、痰毒内生，阻碍气机，气机不畅，三道两路不通，三气不能同步，气血逆乱，血冲巧坞，导致巧坞功能失调。

（3）若热毒、火毒等邪毒入侵，体内气机阻滞，三道两路不畅，三气不能同步，气血上逆，血冲巧坞，巧坞功能失调，发为"麻邦"病症。

⊃【诊断】

1. 主症

半身不遂、肢体麻木、口眼㖞斜、语言不利，肢体强痉或痿软，或有神志不清。

2. 兼症

急躁易怒，头痛，眩晕，面红目赤，口苦咽干；尿赤，便干；或头晕目眩，咳痰或痰多，腹胀、便干或便秘；或面色无华，气短乏力，口角流涎，自汗，心悸，便溏，手足或偏身肿胀；或平素头晕头痛，耳鸣目眩，双目干涩，腰酸腿软，急躁易怒，少眠多梦。

⊃ 【辨病性】

1. 病性为阳

半身不遂，肌肤不仁，口舌歪斜，言语謇涩，或舌强不语；急躁易怒，头痛，眩晕，面红目赤，口苦咽干，尿赤，便干；或头晕目眩，吐或痰多，腹胀、便干或便秘。

2. 病性为阴

半身不遂，肌肤不仁，口舌歪斜，言语不利，或謇涩或不语，面色无华，气短乏力，口角流涎，自汗，心悸，便溏，手足或偏身肿胀；平素头晕头痛，耳鸣目眩，双目干涩，腰酸腿软，急躁易怒，少眠多梦。

⊃ 【辨证分型】

1. 阳证

（1）风火毒型

① 症状：半身不遂，肌肤不仁，口舌歪斜，言语謇涩，或舌强不语；急躁易怒，头痛，眩晕，面红目赤，口苦咽干，尿赤，便干。

② 舌脉象：舌红少苔或苔黄，舌下脉络粗胀、青紫或青黑，脉弦数。

③ 望巧坞：巧坞亏或巧坞乱。

④ 目诊："勒答"上白睛红丝明显，脉络弯曲多，弯度大，脉络多。

⑤ 甲诊：甲象红紫，月痕暴露过多，手指、肢体强直或痿废不用。

（2）痰毒型

① 症状：半身不遂，肌肤不仁，口舌歪斜，言语不利，或言语謇涩，头晕目眩，咳痰或痰多，腹胀、便干或便秘。

② 舌脉象：舌质暗红或暗淡，苔黄或黄腻，舌下脉络粗胀、青紫或青黑，脉弦滑或兼数。

③ 望巧坞：巧坞亏或巧坞乱。

④ 目诊："勒答"上龙路脉络弯曲、红活，白睛上脉络弯曲多，弯度大，脉络多。

⑤ 甲诊：甲象红紫，月痕暴露过多，手指、肢体强直或痿废不用。

2. 阴证

（1）气虚瘀堵

① 症状：半身不遂，肌肤不仁，肢软无力，面色萎黄，口舌歪斜，言语謇涩或不语，面色青紫或晦暗，口角流涎，自汗，心悸，便秘，手足或偏身肿胀。

② 舌脉象：舌质暗淡或有瘀斑，舌苔薄白或腻，脉沉细、细缓或细弦。

③ 望巧坞：巧坞亏或巧坞乱。

④ 目诊："勒答"上白睛浅淡，脉络弯曲少，弯度小，脉络少。

⑤ 甲诊：甲象苍白，月痕暴露过少，手指、肢体强直或痿废不用。

（2）叠芒亏虚

① 症状：半身不遂，一侧手足沉重麻木，口舌歪斜，舌强语謇，平素头晕头痛，耳鸣，双目干涩，腰酸腿软，急躁易怒，少眠多梦。

② 舌脉象：舌质红绛或暗红，少苔或无苔，舌下脉络粗胀、青紫或青黑，脉细弦或细弦数。

③ 望巧坞：巧坞亏或巧坞乱。

④ 目诊："勒答"上白睛红丝明显，脉络弯曲多，弯度大，脉络多。

⑤ 甲诊：甲象青紫，月痕暴露过多，手指、肢体强直或痿废不用。

⊃ 【治疗】

1. 治疗原则

祛毒补虚，通两路，理巧坞。

2. 治疗方法

（1）内治法

① 阳证——火扰龙路

治法：祛风毒，解（清）火毒。

选方：九龙藤（勾燕）、千斤拔（棵壤丁）合天麻钩藤饮。

天麻10g、钩藤（勾刮欧）10g、生石决明10g、川牛膝10g、益母草（埃闷）

10g、黄芩10g、栀子10g、杜仲（棵杜仲）10g、桑寄生（棵想）10g、茯神10g、首乌藤10g、千斤拔（棵壤丁）15g、黄花倒水莲（棵华现）12g、九龙藤（勾燕）15g。水煎服400mL，每日1剂，早晚温服。

② 阳证——痰堵龙路

治法：化痰毒，通两路。

代表方：壮药双路通脑汤。

扶芳藤20g、桂枝尖15g、苍术15g、法半夏20g、茯苓15g、南山楂20g、田七15g、陈皮15g、黄花倒水莲15g、肉苁蓉15g、火麻仁15g、生姜15g、炙甘草5g。水煎服400mL，每日1剂，早晚温服。

③ 阴证——气虚瘀堵

治法：调嘘勒，祛瘀毒。

选方：

a. 补阳壮通饮：扶芳藤15g、黄花倒水莲15g、三七9g、黄芪15g、大血藤10g、走马胎10g、大叶千金拔10g、菖蒲6g、地龙（堵黏）6g。水煎服400mL，每日1剂，早晚温服。

b. 蛭血通肠溶胶囊：由金边蚂蟥、土鳖虫、地龙、黄芪组合而成。诸药配合用，可通调龙路火路、通血栓、补气通络，故中风（气虚血瘀证）及其后遗症诸证可除。

功能：活血化瘀，益气通络。用于麻邦，气虚血瘀证，肢体偏瘫不用，言语不利，口舌歪斜。

用法用量：0.4g×36粒/盒；口服，一次3~4粒，一日3次。

④ 阴证——叠芒亏虚

治法：补叠芒，熄风毒。

选方：宽筋藤、麦冬（甲细）、墨旱莲（黑么草）合镇肝熄风汤。

龟甲（不奎）15g、宽筋藤10g、麦冬（甲细）20g、墨旱莲（黑么草）10g、生龙骨15g、生牡蛎15g、赭石10g、白芍12g、天冬10g、玄参12g、怀牛膝10g、川楝子6g，茵陈6g、麦芽6g。水煎服400mL，每日1剂，早晚温服。

（2）外治法

① 针刺放血疗法

a. 针刺或灸人中、百会、合谷、足三里、后溪、外关、涌泉、昆仑穴，可针刺少商放血少许，每天1次。

b.在大椎穴用三棱针刺后加拔罐出血少许,每天1次,15天为1个疗程。

② 壮医经筋疗法:使用经筋疗法治疗中风后遗症的基本原则是上下并治,治脑与治残肢并举。一方面,以舒筋活络来调整脑海的康复,并带动后遗残体的康复;另一方面,对因中风造成的残体及肢节,同样以舒筋解结的综合疗法促使其尽早获得康复。在这一基本原则指导下,从经筋治病的原理考究,经筋疗法治疗偏瘫的基本方法如下。a.脑的康复法:以头、颈、肩及华佗夹脊的舒筋来促进脑的康复,称为近位"舒筋健脑"法。此法以颞部经筋穴位为主要施治部位,其中颞三针的疗效甚佳。在近位健脑的同时,以手足6条经筋的远端指爪穴位作为远程调节经络施治,形成远近调节经络疗法。b.残肢康复法:根据"维筋相交"原理,偏瘫肢体的康复治疗,首先取其对应的头部颞筋区穴位施治,后对偏枯的残肢做阴阳6条经筋的全面查灶,将查出的经筋结灶分别做点、线、面的逐一解结治疗,令其血络筋脉全面畅通,促进残肢的康复。需要说明的是,对于残肢一般的施治方法奏效较慢,主要是因为一般的针灸医生缺乏多维性的施治体验,特别是下肢的三阴经筋,其所处部位较深,按常规尺寸取穴法治疗,多不能达到每条经筋的全程松解要求。例如,足少阴经筋的中风后遗症,常成为下肢跛足的成因之一。因此,按六经逐一查灶,并施以系列解结及多维性解锁的治疗方法,能够显著提高临床疗效。

③ 壮医药线点灸疗法 半身不遂者,上肢可取肩髃、曲池、手三里、外关、合谷,下肢可取环跳、阳陵泉、足三里、解溪、昆仑等穴。口眼㖞斜者,取地仓、颊车、合谷、内庭、太冲,再依患病部位酌取牵正、水沟、四白、下关等穴。每天点灸1次,疗程视具体情况而定。

④ 壮医药物竹罐疗法 取华佗夹脊穴、足太阳膀胱经、手阳明大肠经、足少阳胆经、足阳明胃经、足太阴脾经的穴位。华佗夹脊穴与背部膀胱经穴位交替使用,采用密排罐法,留罐10~15分钟。余穴取患侧穴位,每次选取2~3个上肢穴位和2~3个下肢穴位,针刺得气出针后拔罐,也可用梅花针叩刺拔罐,留罐10~15分钟。在煮罐时,放数条毛巾于药水内与罐同煮,启罐后,可用镊子将锅中的毛巾取出拧干,轻敷于所吸拔的部位上,凉则换之,反复2~3次。每日施术1次。

⑤ 壮医锤痧治疗
a.阳证:颈后、肩背部局部取穴(以痛为腧)、足三里、太溪、丰隆、血海等。
b.阴证:颈后、肩背部局部取穴(以痛为腧)、足三里、血海、风市、三阴交等。

c.锤痧：双手持锤或单手持锤，有节奏地由上到下、由内到外捶打患处及周围，力度由轻及重，每处锤击1~2分钟，每分钟60~100次，至皮肤发热，出现红色痧斑。（辨证锤痧：阴证者力度较轻，以患者舒适为宜，时长约15分钟，锤出紫红或紫黑痧斑为度；阳证者力度重，以患者感到疼痛且能忍受为宜，时长约20分钟，锤出红色痧斑为度。）

【预防调护】

（1）生活起居：应保持生活环境安静，睡眠要充足，午间要适当休息。注意防寒保暖，保持大便通畅。

（2）饮食调理：要少吃动物的脂肪、胆固醇含量高的食物。多吃蔬菜水果，控制体重，限制食盐的摄入，戒烟酒。

（3）情志调摄：调节自己的情绪，改变不良的性格，增加生活乐趣，多读书，培养多种兴趣爱好。少发怒。

（4）运动康复：适当进行有氧运动、无氧运动、柔韧性训练、平衡训练及有氧无氧相结合的阻抗训练。

第三节　心头跳

心头跳（Simdiuq）是指"咪心头"龙路、火路阻滞导致患者自觉心中急剧跳痛、惊慌不安，甚则不能自主的一种病证，临床一般多呈发作性，属于中医学心悸、西医学中各种原因引起的心律失常以及心功能不全等，以心悸为主症者。

【病因病机】

咪心头多由人体虚弱，毒邪内侵所致，本病的发生常因饮食劳倦、七情所伤、毒邪内侵、药食不当等，以致气血亏损，阴阳失衡，心神失养，导致"咪心头"龙路不通、失养而发病。

【诊断】

1.主症

以心悸胸闷为主要症状。

2. 兼症

可伴有气短乏力、面色萎黄、头晕目眩、手足麻木、面浮足肿、纳少便溏、舌淡红、脉细无力或结代。病重者还会出现烦躁焦虑、唇甲青紫、颈脉怒张、咳喘气急，甚者咯血、面色灰暗。

【辨病性】

1. 病性为阳

心悸眩晕，胸闷痞满，渴不欲饮，小便短少，或下肢浮肿，形寒肢冷，伴恶心，欲吐，流涎；或心悸时发时止，受惊易作，胸闷烦躁，失眠多梦，口干口苦，大便秘结，小便短赤。

2. 病性为阴

心悸不宁，善惊易恐，坐卧不安，不寐多梦而易惊醒，恶闻声响，食少纳呆；或心悸易惊，心烦失眠，五心烦热，口干，盗汗，思虑劳心则症状加重，伴耳鸣腰酸，头晕目眩，急躁易怒；或心悸不安，胸闷气短，动则尤甚，面色苍白，形寒肢冷。

【辨证分型】

1. 阳证

（1）湿毒型

症状：心悸眩晕，胸闷痞满，渴不欲饮，小便短少，或下肢浮肿，形寒肢冷，伴恶心，欲吐，流涎。

目诊：白睛脉络粗大、弯曲较多、浅淡、边缘浸润混浊、界限不清。

甲诊：甲色淡，月痕暴露少，按压甲尖放开后，恢复原色较慢。

舌脉象：舌淡胖，苔白滑，脉象弦滑或沉细而滑。

（2）火毒型

症状：心悸时发时止，受惊易作，胸闷烦躁，失眠多梦，口干口苦，大便秘结，小便短赤。

目诊：白睛脉络色鲜红、弯曲较多、弯度较大，脉络多且集中靠近瞳孔。

甲诊：甲色鲜红，月痕暴露多，按压甲尖放开后，恢复原色较快。

舌脉象：舌红，苔黄腻，脉弦滑。

（3）瘀堵型

症状：心悸不安，胸闷不舒，心痛时作，痛如针刺，唇甲青紫。

目诊：白睛脉络色暗红曲张、粗大、弯曲度大或白睛1点螺旋形状血管，可见黑斑。

甲诊：甲色暗红或紫红，月痕暴露多，按压甲尖放开后，恢复原色较慢。

舌脉象：舌质紫暗或有瘀斑，脉涩或结或代。

2. 阴证

（1）心胆虚型

症状：心悸不宁，善惊易恐，坐卧不安，不寐多梦而易惊醒，恶闻声响，食少纳呆。

目诊：白睛1点可见脉络细小、浅淡、色暗，弯曲度较小、弯曲小。

甲诊：甲色呈淡红色，月痕无明显暴露，按压甲尖放开后，可恢复原色。

舌脉象：苔薄白，脉细数或细弦。

（2）嘘勒虚型

症状：心悸气短，头晕目眩，失眠健忘，面色无华，倦怠乏力，纳呆食少。

目诊：白睛脉络细小、浅淡、色暗，弯曲度较小、弯曲小。

甲诊：甲色苍白，月痕无明显暴露，按压甲尖放开后，可恢复原色较慢。

舌脉象：舌淡红，苔薄白，脉细弱。

（3）叠芒虚型

症状：心悸易惊，心烦失眠，五心烦热，口干，盗汗，思虑劳心则症状加重，伴耳鸣腰酸，头晕目眩，急躁易怒。

目诊：白睛脉络多、细小、浅淡且集中靠近瞳孔。

甲诊：甲色呈鲜红色，月痕暴露少，按压甲尖放开后，较快恢复原色。

舌脉象：舌红少津，苔少或无，脉象细数。

（4）心阳虚型

症状：心悸不安，胸闷气短，动则尤甚，面色苍白，形寒肢冷。

目诊：脉络偏细、色淡、散且靠近眼球边缘。

甲诊：甲色淡，月痕暴露少，按压甲尖放开后，恢复原色较慢。

舌脉象：舌淡苔白，脉象虚弱或沉细无力。

○【鉴别诊断】

（1）心押：由情志不舒，气机郁滞引起，可出现胸部满闷、心慌、两胁胀痛、易怒善哭等。

（2）阿闷：胸部闷或痛为主症，发作时剧烈不止，唇甲发绀，或手足青至节，呼吸急促，大汗淋漓，甚至晕厥，病情危笃。

【治疗】

1. 治疗原则

通调龙路，行气通脉。

2. 治疗方法

（1）内治法

① 阴证——心胆虚型

治法：通龙路，调气血。

选方：安神定志丸。

人参12g、茯苓10g、茯神12g、石菖蒲6g、远志10g、龙齿6g。水煎服400mL，每日1剂，早晚温服。

② 阴证——嘘勒虚型

治法：补勒养心，通龙路。

选方：

a. 壮药五莲养心通：黄花倒水莲（棵华现）15g、五指毛桃（棵西思）15g、党参15g、白术20g、当归15g、川芎10g、炒酸枣仁20g、首乌藤（夜交藤）20g、陈皮（能柑）12g、炙甘草6g。水煎服400mL，每日1剂，早晚温服。

b. 归脾汤：白术10g、当归12g、茯神12g、炙黄芪15g、龙眼肉（诺芒俺）8g、远志10g、酸枣仁8g、木香8g、炙甘草6g、人参10g、生姜（兴）5g、大枣10g。水煎服400mL，每日1剂，早晚温服。

③ 阴证——叠芒虚型

治法：滋养叠芒，补心安神。

选方：天王补心丹合朱砂安神丸。

人参10g、茯苓10g、玄参8g、丹参8g、桔梗6g、远志10g、当归10g、五味子10g、麦冬（甲细）12g、天冬12g、柏子仁10g、酸枣仁15g、生地黄10g、朱砂6g。水煎服400mL，每日1剂，早晚温服。

④ 阴证——心阳虚型

治法：温补心阳，安神定悸。

选方：桂枝甘草龙骨牡蛎汤合参附汤。

桂枝10g、炙甘草6g、煅龙骨6g、煅牡蛎6g、人参15g、制附子15g（先煎）。水煎服400mL，每日1剂，早晚温服。

⑤ 阳证——湿毒型

治法：祛湿毒，调水道，宁心安神。

推荐方：黄花倒水莲、五指毛桃合苓桂术甘汤。

药物：黄花倒水莲15g、五指毛桃10g、茯苓12g、桂枝10g、白术10g、甘草6g。水煎服400mL，每日1剂，早晚温服。

⑥ 阳证——瘀堵型

治法：祛瘀毒，通龙路。

推荐方：鸡血藤、地龙合桃仁红花煎。

药物：鸡血藤15g、地龙10g、丹参12g、赤芍8g、桃仁8g、红花8g、香附10g、延胡索6g、青皮8g、当归10g、川芎12g、生地黄10g、乳香8g。水煎服400mL，每日1剂，早晚温服。

⑦ 阳证——火毒型

治法：清火毒，解热毒。

推荐方：嗓顺汤。

药物：钩藤12g、毛冬青20g、夏枯草9g、黄连5g、桑寄生10g、葛根10g、杜仲10g。水煎服400mL，每日1剂，早晚温服。

（2）外治法

① 壮医药线点灸疗法：取穴内关、足三里、三阴交、心俞、神门、膻中、间使、华佗夹脊，胸4～5、肺俞、列缺等。每日施灸1次，5天1疗程。

② 壮医药熨治疗：将某些壮药炒热、煮热、烧热或用其他方法加热，待温度适宜后趁热熨烫患者一定部位，一般每次20～30分钟，7天1疗程。

③ 壮医敷贴治疗：依据病情选取膻中、心俞、内关、足三里、至阳等穴位，将制备好的药贴贴于穴位上，成人每次贴药时间为4小时，具体贴敷时间，根据患者皮肤反应而定。每日1次，7天1疗程。

④ 壮医滚蛋疗法：取煮好的药蛋1枚，以两额、太阳穴、后颈、前胸部等穴位为中心，由内向外快速点熨治疗部位后，在患者的治疗部位由内到外反复滚动烫熨，直至皮肤潮红，患者微微汗出为止。每日1次，7天1疗程。

（3）壮医药膳疗法

① 积雪草（灯盏菜）、九龙胆各6g，六月雪、麦冬、百解、山豆根、三叶青

各 10g，半夏、八角莲、重楼（七叶一枝花）各 1g，槟榔 3g。加猪肉适量共顿服，每日 1 剂。

② 无花果根 12g，红毛毡 30g。加小母鸡肉适量共顿服，每日 1 剂。

【预防调护】

（1）生活起居：居住环境宜安静，避免噪声、突然性的声响等一切不良刺激。室内空气清新，温度适宜，避免外邪侵袭。心悸病势缠绵，应坚持长期治疗。获效后亦应注意巩固治疗。

（2）情志调摄：心悸每因情志内伤，恐惧而诱发，故患者应经常保持心情愉快，精神乐观，情绪稳定，避免情志为害，减少发病。保持良好的精神状态，避免情志刺激以及思虑过度，有利于心悸的少发或不发。

（3）运动康复：一般心悸患者宜参加适当的活动，以利于调畅气机，怡神养心。但久病或心阳虚弱者以休息为主，避免过劳耗伤心气。

（4）饮食调理：可服人参等补气药，改善心气虚症状，增强抗病能力。积极治疗原发病，对预防心悸发作具有重要意义，要少吃动物的脂肪、胆固醇含量高的食物。多吃蔬菜水果，控制体重，限制食盐的摄入，戒烟酒。

第四节　阿闷

阿闷（Aekin）又名坙尹、阿尹，是由于龙路不通而引起的以胸部闷或痛为主症，甚则胸痛彻背，喘息不得卧为主症的疾病，轻者仅感胸闷如窒，呼吸欠畅，重者则有胸痛，严重者心痛彻背，背痛彻心。中医学中胸痹心痛病，西医学中冠状动脉粥样硬化性心脏病之心绞痛、心肌梗死与本病密切相关。

【病因病机】

阿闷的发生是由于风、湿、痧、瘴等毒邪入侵人体或者体虚气血瘀滞，"龙路""火路"阻塞不通，胸阳痹阻，心脉不畅，内脏功能失调，导致龙路受阻，不能输送营养到胸部，则常引起胸闷。

【诊断】

1. 主症

胸部疼痛或心前区突然疼痛甚则痛引肩背、喘息不得平卧。

2. 兼症

局部疼痛，或胀痛，或刺痛，或钝痛，或灼痛，疼痛或阵作，或持续，或得热（冷）痛减，或遇热（冷）加剧，或形寒肢冷，由气候骤冷或骤遇风寒而发或加重，或遇情志不遂而发或加重，或平素痰多气短，或因暴怒而加重，或因阴雨天易发。或胸部隐痛，胸闷气短，动则加重，倦怠乏力，神疲懒言。面部颜色呈青色、黑色或脸色无华。

【辨病性】

1. 病性为阳

猝然心痛如绞，或心痛彻背，背痛彻心，或感寒痛甚，心悸气短，形寒肢冷，冷汗自出；或胸闷重而心痛轻，形体肥胖，痰多气短，遇阴雨天而易发作或加重，伴有倦怠乏力，纳呆便溏，口黏，恶心，咳吐痰涎。

2. 病性为阴

心胸阵阵隐痛，胸闷气短，动则益甚，心中动悸，倦怠乏力，神疲懒言，面色㿠白，或易出汗。

【辨证分型】

1. 阳证

（1）瘀堵型

症状：心胸疼痛剧烈，如刺如绞，痛有定处，甚则心痛彻背，背痛彻心，或痛引肩背，伴有胸闷，日久不愈，可因暴怒而加重。

目诊："勒答"上白睛心脏反应区龙脉脉络根部粗大，弯曲延伸，色深红，脉络散乱。

甲诊：甲床色紫暗，甲体呈细小竖条纹状，月痕暴露过少或无月痕，甲襞粗糙不均匀，按之血色恢复缓慢。

舌脉象：舌质暗红，或紫暗，有瘀斑，舌下瘀筋，苔薄，脉涩或结、代、促。

（2）痰毒型

症状：胸闷重而心痛轻，形体肥胖，痰多气短，遇阴雨天而易发作或加重，伴有倦怠乏力，纳呆便溏，口黏，恶心，咳吐痰涎。

目诊："勒答"上白睛心脏反应区龙脉脉络根部粗大，弯曲延伸，色深红，脉络散乱。

甲诊：甲床色晦暗，甲体少泽，呈细小竖条纹状，月痕暴露过少，甲襞粗糙不均匀，按之血色恢复缓慢。

舌脉象：苔白腻或白滑，脉滑。

2. 阴证

（1）嘘勒虚型

症状：心胸阵阵隐痛，胸闷气短，动则益甚，心中动悸，倦怠乏力，神疲懒言，面色㿠白，或易出汗。

目诊："勒答"上白睛心脏反应区龙脉脉络根部粗大，弯曲延伸，色鲜红，脉络散乱。

甲诊：甲床色晦暗，甲体少泽，呈细小竖条纹状，月痕暴露过多，甲襞粗糙不均匀，按之血色恢复均匀。

舌脉象：舌淡红，舌体胖且边有齿痕，苔薄白，脉细缓或结代。

（2）寒堵龙脉

症状：多因气候骤冷或感寒而发病或加重，猝然心痛如绞，或心痛彻背，背痛彻心，或感寒痛甚，心悸气短，形寒肢冷，冷汗自出。

目诊："勒答"上白睛心脏反应区龙脉脉络根部粗大，弯曲延伸，色鲜红，脉络散乱。

甲诊：甲床色紫暗，甲体少泽，凹凸不平，月痕暴露过少，甲襞粗糙不均匀，按之血色恢复缓慢。

舌脉象：苔薄白，脉沉紧或促。

【鉴别诊断】

邦印：主要表现为胁肋部疼痛，常有压痛，多由肝胆疾病所致。可伴有口苦、脘腹痞闷、恶心、呕吐、大便不畅、厌食油腻，或有黄疸、小便赤黄等症状。

胴尹：与饮食相关，咪胴部疼痛，或胀满局部有压痛，持续时间较长，常伴有泛酸、嘈杂、嗳气、呃逆等胃部症状。

【治疗】

1. 治疗原则

通龙路，化瘀毒，止疼痛。

2. 治疗方法

（1）内治法

① 阴证——嘘勒虚型

治法：调气，补嘘勒。

选方：龙路通方。

五指毛桃 30g、三七 9g、鸡血藤 15g、丹参 10g、绞股蓝 10g、葛根 10g。水煎服 400mL，每日 1 剂，早晚温服。

② 阴证——寒堵龙脉

治法：散寒毒，止疼痛。

选方：枳实薤白桂枝汤合当归四逆汤。

枳实 10g、厚朴（棵厚朴）10g、薤白 10g、桂枝（能葵）10g、瓜蒌子（冷蛮仿）10g、当归 10g、白芍 10g、细辛 3g、炙甘草 10g、大枣 10g、通草 10g、三七（棵点镇）10g、扶芳藤（勾咬）15g。水煎服 400mL，每日 1 剂，早晚温服。

③ 阳证——瘀堵型

治法：通龙路，化瘀毒。

选方：柴胡舒肝散合血府逐瘀汤加减。

柴胡 10g、陈皮（能柑）10g、枳壳 10g、炙甘草 6g、醋香附（棵寻谋）10g、当归 10g、生地黄 15g、桃仁 10g、红花 10g、赤芍 10g、桔梗 10g、川芎 10g、牛膝 10g、三七（棵点镇）10g。水煎服 400mL，每日 1 剂，早晚温服。

④ 阳证——痰毒型

治法：清痰毒，通龙路。

选方：瓜蒌薤白半夏汤合涤痰汤。

瓜蒌子（冷蛮仿）10g、薤白 10g、半夏 9g、胆南星 10g、橘红 10g、枳实 10g、茯苓 15g、人参 10g、石菖蒲（棵息忍）10g、竹茹 15g、甘草 6g、生姜 5g。水煎服 400mL，每日 1 剂，早晚温服。

（2）外治法

① 壮医药熨治疗：将某些壮药炒热、煮热、烧热或用其他方法加热，待温度适宜后趁热熨烫患者一定部位，一般每次 20~30 分钟。每日 1 次，7 天 1 疗程。

② 壮医敷贴治疗：依据病情选取膻中、心俞、内关、足三里、至阳等穴位，将制备好的药贴贴于穴位上，成人每次贴药时间为 1~2 天，具体贴敷时间，根据患者皮肤反应而定。每日 1 次，7 天 1 疗程。

③ 壮医滚蛋疗法：取煮好的药蛋 1 枚，以两额、太阳穴、后颈、前胸部等穴位为中心，由内向外快速点熨治疗部位后，在患者的治疗部位由内到外反复滚动烫熨，直至皮肤潮红，患者微微汗出为止。每日 1 次，7 天 1 疗程。

④ 壮医针刺治疗：取穴内关、膻中、心俞、厥阴俞、神门、间使、郄门、乳根、曲池、太冲、三阴交、丰隆、足三里，每日1次，7天1疗程。

⑤ 壮医药膳疗法：山楂1000g、桃仁60g。水煎2次，取汁2碗，将药汁与等量蜂蜜混匀，隔水蒸1小时，每日2次，每次2勺，饭后开水冲服。用于阿闷缓解期的疗养。

⊃【预防调护】

（1）生活起居：应保持生活环境安静，睡眠要充足，午间要适当休息。注意防寒保暖，保持大便通畅。

（2）饮食调理：要少吃动物脂肪、胆固醇含量高的食物。多吃蔬菜水果，控制体重，限制食盐的摄入，戒烟酒。

（3）情志调摄：调节自己的情绪，增加生活情趣，多读书。

（4）运动康复：适当进行有氧运动、无氧运动、柔韧性训练、平衡训练及有氧无氧相结合的阻抗训练。

第五节　心头弱

心头弱是一种以气喘、乏力、胸闷、心悸、肢体水肿为主症的疾病，为多种慢性心系疾病和（或）龙路病反复发作，迁延不愈，日渐加重的终末期阶段。轻者可仅表现为气短、运动耐力减弱，重者可见喘息心悸，不能平卧，或伴咳吐痰涎，肢肿尿少，或伴口唇发绀，甚至出现端坐喘息、汗出肢冷等厥脱危象。

心头弱相当于中医的心衰、喘证；西医学中的冠心病、心房颤动、病毒性心肌炎、心肌病、心脏瓣膜病及肺心病等导致的急慢性心力衰竭，可参照本节辨证论治。

⊃【病因病机】

壮医学认为心头弱的发生，多因各种龙路病、气道病日渐加重，心气亏耗，又因外感邪毒、情志刺激或劳倦过度，内外相因，心气、心阳渐次虚衰，行血无力，血脉瘀滞，痰浊内堵，最后导致心体受损，形成了"毒→虚→堵→损"或"毒→堵→虚→损"的病理基础。

1. 外感邪毒

包括风毒、寒毒、热毒、痧毒等，毒邪蕴于心肺，气道及龙路不畅而发病，或是邪毒在人体内阻滞三道两路，使三气不能同步而致病。

2. 饮食不当

如嗜食酸、咸、甘、肥等食物，湿毒内生，或贪食生冷食物，寒毒内停，或过食鱼、虾、蟹等，内阻谷道，致使谷道功能失调，湿毒内生，壅阻龙路而发病。迁延日久则龙路等堵塞，引起心肺气虚，行血无力，瘀血阻滞；或因气虚难复，痰瘀积久，化赤生新不足，三道两路失去荣养；或气损及阳，心阳亏虚，瘀血加甚；后随着心肺之气血阴阳的日渐虚衰而进展，随瘀血、痰浊、水饮的内聚而日渐加重。

3. 久病虚损

先天禀赋不足或病后体弱，加上毒邪等侵袭，气道、龙路功能受损失调，体内的运化能力和防卫能力相应减弱，更易招致外界邪毒的侵袭，出现毒虚并存的复杂变化而发病，日久成损，久病虚损反复发作，迁延日久不愈，损及心之体用，或血脉瘀阻，心体失荣，或外邪留伏，中伤心体，或劳倦内伤，心气耗散，诸内外因均可致心之体用俱损。

【诊断】

1. 主症

以气喘、乏力、胸闷、心悸、肢体水肿等为主症。轻者可仅表现为气短、乏力，重者可见喘促，心悸，不能平卧。

2. 兼症

咳嗽、咳痰，尿少肢肿，或口唇发绀，胁下痞块，颈脉显露，甚至出现喘悸不休、汗出肢冷、表情淡漠或烦躁不安等厥脱危象。

【辨病性】

1. 病性为毒、堵

胸闷、心悸、气短，胸部刺痛，或胁下痞块坚硬，遇寒或动则加重，神疲乏力，神情淡漠，倦怠懒言，颈脉显现，形寒肢冷，下肢水肿，或平素痰多气短，面色黧黑，肌肤甲错，寒冷易发。

2. 病性为虚、损

胸闷、心悸、气短，颈脉显露，面色晦暗，面浮肢肿，形寒肢冷，严重者喘悸不休，不能平卧，烦躁不安，大汗淋漓，四肢厥冷，尿少肢肿，常反复发作，遇劳尤甚。

【辨证分型】

1. 阳证

瘀堵型

症状：胸闷、心悸、气短，胸部刺痛，痛有定处，入夜尤甚，严重者出现胸痛彻背，背痛彻心，平素面色黧黑，肌肤甲错，遇劳累易发。

目诊："勒答"白睛脉络粗大、红活、色鲜，弯曲较多，弯曲较大，部分白睛上有黑点或黑斑。

甲诊：甲面凹凸不平，甲层粗涩，甲床有暗斑，月痕畸形或不显，甲襞边缘不整，按之血色恢复均匀，可见横沟甲、红紫甲等。

舌脉诊：舌质紫暗或有瘀点、瘀斑，苔薄，脉弦涩。

2. 阴证

（1）气阳虚型

症状：胸闷、心悸、气短，喘息，动则加剧，神疲乏力，颈脉显露，面色晦暗，头晕耳鸣，腰膝酸软，常反复发作，遇劳尤甚。

目诊："勒答"白睛脉络细小、浅淡、色暗，弯曲较小，部分脉络靠近眼球边缘。

甲诊：指甲暗淡或淡白，呈软薄甲，甲面粗糙无华，杂有青灰色而欠透明，压之白而无华，部分可呈蓝色月痕，月痕萎缩枯涩，甲襞相对隆起。

舌脉诊：舌暗红少苔或少津，脉细无力。

（2）心头衰型

症状：喘悸不休，不能平卧，面色晦暗，表情淡漠，或烦躁不安，大汗淋漓，四肢厥冷，尿少肢肿，常反复发作，遇劳尤甚。

目诊："勒答"白睛脉络弯曲多，弯度大，脉络深红色或绛红色，白睛上可见黑斑、黑点的边缘浸润。

甲诊：可呈蓝色甲，压之难褪色，月痕混浊无光，甲面粗糙不透明，甲襞干枯，边缘剥脱。

舌脉诊：舌苔淡白，脉微细欲绝或疾数无力。

【鉴别诊断】

（1）奔墨：心头弱常见喘促短气之症，需与奔墨鉴别。心头弱一般存在心系基础病，发作时除喘促外，尚可伴见心悸、水肿、尿少等水饮内停表现；而奔墨多是由外感透发或加重的急慢性呼吸系统疾病，实者起病急，多有表证，虚者常反复发作，遇劳尤甚，平素亦可见气怯声低、脉弱等肺肾气虚之证，多伴不同程度的呼吸功能受限。

（2）奔浮：心头弱出现阳虚水泛时可见水肿、尿少，或胁下痞块坚硬，或颈脉显露等水饮内停、瘀血阻滞之证，易与奔浮混淆。奔浮是气、血、水结于腹中，以腹大、肢细、腹壁脉络显露为主，病在肝、脾，晚期方伴肢体水肿和尿少等症，类似《金匮要略》"五脏水"之"肝水"。

【治疗】

1. 治疗原则

解寒毒，通龙路，活血化瘀，补虚止损。

2. 治疗方法

（1）内治法

① 阳证——瘀堵龙路型

治法：益气活血，通络止痛。

选方：龙路通脉汤加减。

五指毛桃 30g、三七 9g、鸡血藤 15g、丹参 10g、绞股蓝 10g、葛根 10g。水煎服 400mL，每日 1 剂，早晚温服。

② 阴证——气阳虚型

治法：益气温阳，活血利水。

选方：壮通强心方加减。

扶芳藤 20g、参三七 9g、黄花倒水莲 15g、五指毛桃 15g、太子参 15g、麦冬 9g、五味子 6g、茯苓 15g、丹参 15g、赤芍 15g、葶苈子 9g、桂枝 10g。水煎服 400mL，每日 1 剂，早晚温服。

③ 阴证——心头衰型

治法：清热化痰，活血化瘀，补气养血。

选方：青艽强心方加减。

毛冬青 20g、三七 9g、五指毛桃 20g、虎杖 15g、黄芪 20g、茯苓 10g、肉桂 5g。水煎服 400mL，每日 1 剂，早晚温服。

（2）外治法

① 针挑疗法：取太渊、肺俞、心俞、大椎、尺泽、定喘、膻中、丰隆等穴。尺泽、大椎穴用三棱针挑刺后，使出血量达 15~30mL，其余穴位点用三棱针将挑治部位的表皮纵行挑破 0.2~0.3cm，然后深入表皮下挑，将皮层白色纤维样物全部挑断。此时患者稍感疼痛。一般不出血或略有出血。

② 壮医药线点灸疗法：取肺俞、膏肓、天突、水突、膻中、足三里、定喘、气海、内关、心俞、肝俞、脾俞、肾俞、关元等穴。每天点灸 1~2 次，连续治疗 20 天。

③ 竹罐疗法：取大椎、风门、肺俞、膏肓、肾俞、尺泽、膻中、肩井、丰隆、定喘等穴。肺俞、定喘、丰隆可采用刺络拔罐法，隔天 1 次。

④ 刮疗法：刮背部、前胸部、上肢部、下肢部。背部用重手法，前胸部及上肢部手法宜轻柔。隔 2~3 天刮 1 次，中病即止。

（3）壮医药膳疗法

① 可使用黑糯米酿成的甜酒"补中益气而及肾"，也可以使用空心菜、紫苏、生姜、八角、茴香等温通的食物。

② 以通为补，通补结合，补虚必备血肉有情之品，可加用狗肉、羊肉等温阳通脉，酌情加入生姜、八角、当归等药物温通心脉。

【预防调护】

（1）生活起居：适当休息，保证睡眠，安排合适的运动，如症状较多或有并发症时应卧床休息。

（2）饮食调理：戒烟戒酒，宜清淡低盐饮食，食勿过饱，多吃水果及富含纤维素食物，保持大便通畅。

（3）情志调摄：保持良好的心理状态，避免情绪过激，消除紧张和焦虑、抑郁的心理。

（4）运动康复：建议每周 3~5 次有氧运动，可进行慢跑、快步走，运动前进行拉伸运动及运动后的恢复性训练，每周有 1~3 次阻抗运动，也可以进行打太极拳、八段锦、壮医三气养身操、壮药绣球操等运动训练，体力活动受限的可进行坐式八段锦、坐式三气养生操、弹力绷带等运动。

第六节 屙意勒

屙意勒（Okhaexlwed）（壮语：Haex ck luad）是以勒入谷道，随大便而下，颜色呈鲜红或紫暗，甚至黑色为主症的疾病。缘于邪毒侵袭谷道，咪胴（胃）、咪虽（肠）的龙路及网络受损；或久病、体弱，或劳倦，气损阴伤，虚火内伤，龙路功能失调，导致勒不循常道，溢于脉外；或平素过食辛辣厚味，湿毒、热毒内生，谷道中的龙脉受熏灼，龙脉损伤，溢于脉外，从大便而出，遂发生屙意勒（便血）。无论大便前后、单纯下血、与便混杂，都称为屙意勒。

屙意勒相当于中医的"便血"范畴，西医的上消化道出血，可有消化性溃疡或胃食管肿瘤病史。晚期可导致心、脑、肾器官病变的疾病。

⊃【病因病机】

壮医学认为，屙意勒发病多由人体虚弱，饮食不节，毒邪内侵所致。其主要发病机制如下。

1. 饮食不当

平时饮食不当，过食辛辣、肥甘厚味食物或嗜酒过度，引起湿毒、热毒等邪毒内生，谷道龙路网络运行受阻，龙脉受熏灼，勒（血）不循常道，溢于脉外，随大便而下。

2. 久病虚损

先天不足，后天失于调养，或劳倦太过，或大病过后身体虚弱气损阴伤，谷道的龙路功能失调，气勒（血）不循常道，溢于脉外，引起屙意勒。

3. 外感邪毒

感受外来风毒、寒毒、热毒、痧毒等，毒邪停留咪胴（胃）、咪虽（肠），谷道及龙路不畅而发病，或是邪毒在人体内阻滞三道两路，使三气不能同步而致病。

⊃【诊断】

1. 主症

便血鲜红或紫暗，甚至黑色。

2. 兼症

大便不畅或稀溏，腹痛，口苦；或腹痛，喜热饮，面色无华，神疲懒言，大便溏烂。

【辨病性】

1. 病性为阳

便血鲜红或排柏油样黑便,出血量多,伴有脘腹胀闷,胃脘灼痛,心烦易怒,胁痛口苦,口臭便秘,或大便稀溏,小便黄赤。

2. 病性为阴

便血鲜红或排柏油样黑便,或紫暗,伴有胃脘隐痛,喜温喜按,喜热饮,心悸气短,自汗,便溏色黑,面色苍白,神疲乏力。

【辨证分型】

1. 阳证

(1) 咪胴热盛

症状:便血鲜红或排柏油样黑便,出血量多,伴有脘腹胀闷,胃脘灼痛,心烦易怒,胁痛口苦,口臭便秘,小便黄赤。

目诊:"勒答"白睛上脉络弯曲多,弯度大而集中,靠近瞳仁,脉络边界浸润浑浊,模糊不清。

甲诊:指甲颜色淡白,月痕暴露过少,出现胬肉甲。

舌脉象:舌红,苔黄,脉急、大、有力。

(2) 咪虽湿热

症状:便血鲜红或排柏油样黑便,或有腹痛,大便不畅或稀溏,口苦。

目诊:"勒答"白睛上脉络弯曲多,弯度大而集中,靠近瞳仁,脉络边界浸润浑浊,模糊不清。

甲诊:指甲颜色淡白,月痕暴露过少,出现胬肉甲。

舌脉象:舌红,苔黄腻,脉濡数。

2. 阴证

(1) 嘘勒不固

症状:便血鲜红或排柏油样黑便,伴有胃脘隐痛,喜温喜按,心悸气短,自汗,便溏色黑,面色苍白。

目诊:"勒答"白睛上脉络弯曲少,弯度小。

甲诊：指甲淡白，月痕暴露过多，或出现软薄甲。

舌脉象：舌淡，苔白，脉小、慢、无力。

（2）谷道虚寒

症状：便血紫暗，腹部隐痛，喜热饮，面色无华，神疲懒言，便溏。

目诊："勒答"白睛上脉络弯曲少，弯度小。

甲诊：指甲淡白，月痕暴露过多，或出现软薄甲。

舌脉象：舌淡，脉细、小。

【治疗】

1.治疗原则

解毒和中，调谷道、通龙路，养血止血。

2.治疗方法

（1）内治法

① 阳证——咪胴热盛

治法：清热毒，调谷道，止血。

选方：三七、白及、白茅根合三黄清胃散加减。

三七15g、白及15、白茅根20g、黄芩12g、黄连10g、大黄9g、生地黄15g、牡丹皮15g、当归15g、小蓟12g。水煎服400mL，每日1剂，早晚温服。

② 阳证——咪虽湿热

治法：清热毒，化湿毒，止血。

选方：仙鹤草、墨旱莲、车前草合地榆散。

仙鹤草15g、墨旱莲15g、车前草15g、地榆12g、茜草10g、栀子9g、黄芩9g、黄连9g、茯苓15g、防风9g、枳壳6g、当归15g。水煎服400mL，每日1剂，早晚温服。

③ 阴证——嘘勒不固

治法：补嘘勒，调谷道，止血。

选方：归脾汤加减。

当归15g、白术15g、茯苓15g、党参12g、黄芪10g、酸枣仁9g、远志9g、龙眼肉6g、木香9g。水煎服400mL，每日1剂，早晚温服。

④ 阴证——谷道虚寒型

治法：温龙路，调谷道，止血。

选方：高良姜、三七合黄土汤加减。

高良姜 15g、三七 12g、黄精 10g、灶心土 6g、炮姜 12g、白术 9g、地黄 9g、阿胶 9g、黄芩 6g、白及 9g、海螵蛸（乌贼骨）6g。水煎服 400mL，每日 1 剂，早晚温服。

(2) 外治法

① 壮医敷贴疗法：阳证用救必应、黄芩、栀子、蒲公英等，阴证用黄花倒水莲、土人参、仙鹤草等。操作方法：将相应的壮药共碾成粉末，用米酒调，敷贴患处，每次 2~6 小时，每日 1 次，7~10 次为 1 个疗程。

② 壮医药线点灸疗法：取脐周四穴、风池、合谷、血海、足三里等穴位。每天点灸 1 次，5~7 天为 1 个疗程。

③ 雷火灸疗法：取关元、中脘、气海、梁门、足三里等，随证加减。每天灸 1 次，10~14 天为 1 个疗程。

④ 耳穴压豆疗法：耳穴取肝、胆、胰、脾、肾、大肠、内分泌、神门等。每天自行按压数次，每次 1~2 分钟，3~7 天为 1 个疗程。

⑤ 壮医足浴疗法：艾叶、炮姜、鸡血藤、侧柏叶等各 60g，加入适量水中煮沸，待水温为 60℃左右时即可泡脚，每天 1 次，每次 15 分钟，5 次为 1 个疗程。

(3) 壮医药膳疗法

① 红黑木耳汤：黑木耳 30g、红枣 30g，煎汤饮，每日 1 次，连服 5~8 天。

② 山姜桂圆汤：山药粉 100g、桂圆肉 20g、炮姜炭 6g、田七粉 10g。先煮桂圆肉、炮姜炭 30 分钟，去姜渣，加入山药粉、田七粉，慢火煮成粥，加红糖适量，每日服 2~3 次。

【预防调护】

(1) 生活起居：平素要加强体育锻炼，增强体质，提高对疾病的抵抗能力。患病期间应注意休息。

(2) 饮食调理：患者在饮食方面宜选择清淡、干净、易于消化的食物，尽量避免辛辣、油腻、生冷之食物，减少饮酒，防止热毒、湿毒的入侵及内生。

(3) 情志调摄：耐心对患者解释病情，帮助其了解屙意勒（消化道出血）病因及现有病情，树立其战胜疾病的信心，配合治疗。

第七节　嘎脉勒叮塞

嘎脉勒叮塞是指各种原因引起龙路脉络不通，嘘勒（气血）运行不畅，停滞下肢，以肢体肿胀、疼痛、局部肤温高、浅表脉络粗胀为临床症状，严重时可导致心、脑、肺器官栓塞等疾病。

嘎脉勒叮塞相当于中医学的股肿；西医学的下肢深静脉血栓形成。

⊃【病因病机】

壮医学认为，嘎脉勒叮塞发病主要由于人体虚弱，外感毒邪内侵，或外伤所致。其主要发病机制如下。

（1）跌扑损伤、手术等可直接损伤人体龙路脉络，脉络不通，嘘勒不能正常循行，下肢局部瘀阻而发病。

（2）先天不足或后天久病耗伤，失于调养，或劳倦太过，身体虚弱，气损阴伤，无力推动血液运行，功能失司，天、地、人三气不能同步，引起龙路网络运行受阻，龙脉受损。

（3）若平时饮食不当，过食辛辣、肥甘厚味食物或嗜酒过度，亦可引起湿毒、热毒等邪毒内生，或外感湿、热、寒毒，机体气机郁滞，道路不通，龙路网络运行受阻，升降失常，痰瘀交阻而发病。

⊃【诊断】

1. 主症

肢体肿胀、疼痛、局部肤温高、浅表脉络粗胀。

2. 兼症

皮肤色黯红而热，发热，活动受限，沉重乏力，神疲乏力，纳呆，口渴不欲饮，小便短赤，大便秘结。

⊃【辨病性】

1. 病性为阳

患肢肿胀明显，胀痛，压痛，皮肤暗红而热，青筋怒张，按之凹陷，伴发热，口渴不欲饮水，小便短赤，大便秘结。

2.病性为阴

患肢肿胀，活动后加重，痛有定处，皮肤色暗，青筋怒张，神疲乏力，纳呆。

【辨证分型】

1.阳证

（1）湿热互结

症状：发病急，患肢胀痛，压痛明显，皮肤发红、发热，活动受限，青筋怒张，按之凹陷，伴发热，口渴不欲饮水，小便短赤，大便秘结。

目诊："勒答"白睛上脉络弯曲多，弯度大，靠近瞳仁，脉络边界浸润浑浊，模糊不清，可见黑斑及瘀点。

甲诊：指甲颜色暗红或青紫，月痕暴露过少，按之血色恢复慢，可见胬肉甲。

舌脉象：舌红苔黄腻，脉弦滑（脉大、急）。

（2）龙路瘀阻

症状：患肢胀痛，疼痛较重，固定性压痛，偶有刺痛，皮肤紫暗，青筋怒张。

目诊："勒答"白睛脉络粗大、红活、色鲜，弯曲较多，弯曲较大，部分白睛上有黑点或黑斑。

甲诊：甲面凹凸不平，甲层粗涩，甲床有暗斑，月痕畸形或不显，甲襞边缘不整，按之血色恢复慢，可见横沟甲、红紫甲等。

舌脉象：舌暗红或有瘀斑，苔白，脉弦（脉小）。

2.阴证

气虚湿阻

症状：患肢肿胀日久，朝轻暮重，活动后加重，休息或抬高下肢后可减轻，青筋迂回，皮肤色素沉着、淤积性皮炎，神疲乏力，脘闷纳呆。

目诊："勒答"白睛上脉络弯曲少，弯度小，靠近瞳仁，脉络边界浸润浑浊，模糊不清，可见黑斑及瘀点。

甲诊：甲色暗淡，甲体无华，月痕暴露过多，按之血色恢复缓慢，可见软薄甲。

舌脉象：舌淡胖，边有齿痕，苔薄白，脉沉（脉小、慢）。

【治疗】

1.治疗原则

清热毒，除湿毒，调嘘勒，通龙路。

2.治疗方法

(1) 内治法

① 阳证——湿热互结

治法：清热毒，祛湿毒，化瘀血，通龙路。

选方：四妙勇安汤饮。

金银花10g、当归10g、赤芍10g、苍术15g、黄柏6g、栀子9g、黄芩9g、连翘6g、防己12g、红花10g、生甘草6g。水煎服400mL，每日1剂，早晚温服。

② 阳证——龙路瘀阻

治法：调补嘘勒，通调龙路。

选方：龙路通脉汤加减。

三七9g、鸡血藤15g、丹参10g、绞股蓝10g、葛根10g、五指毛桃30g、王不留行15g、乳香10g、没药10g、莪术10g、水蛭10g。水煎服400mL，每日1剂，早晚温服。

③ 阴证——气虚湿阻

治法：益气活血，利湿通路。

选方：黄花倒水莲、五指毛桃合参苓白术散加减。

黄花倒水莲15g、五指毛桃15g、白扁豆12g、白术12g、茯苓10g、甘草9g、桔梗12g、莲子9g、人参6g、砂仁10g、山药12g、薏苡仁15g。水煎服400mL，每日1剂，早晚温服。

(2) 外治法

① 壮医水蛭治疗　取局部静脉曲张2~3个部位，清洗水蛭后，镊子夹其尾部让其自然吸附，纱布隔开周围皮肤，每个部位使用1条水蛭，吸饱后自然脱落，结束后清洁消毒创面，加压包扎止血。每周2~3次，吸治时间0.5~1小时，2周为1疗程。

② 壮医莲花针拔罐逐瘀疗法　取梅花穴、局部静脉曲张病灶，对局部病灶叩刺后，气罐吸附于叩刺部位，留罐5~15分钟。取罐做好局部清洁消毒。每隔1~3天1次，5~10次为1个疗程。

③ 壮医刺血治疗　取梅花穴、莲花穴及浅表可见龙路脉络，三棱针点刺出血，每个穴位3~5滴血。急性病症，中病即止；亚急性病症，一般1~2天1次，7~10次为1个疗程；慢性病症每3~5天1次，7~14天为1个疗程。

④ 壮医敷贴疗法　黄连、黄芩、田七、莪术、芒硝、冰片各6g，诸药研细末，凉水调匀。每次用适量敷贴于足三里、涌泉等穴位，每天换药1次，7～10天为1个疗程，用于急性期。

（3）壮医药膳疗法

① 山药莲子粥　山药、莲子、红枣、瘦肉各90g，准备葱、姜、蒜、盐各适量，将莲子、瘦肉放入锅中炖至半熟状态，加入山药及准备好的配料，即可食用。

② 茯苓祛湿茶　赤小豆、茯苓、薏苡仁各适量，煎水当茶饮。

③ 五指鸡汤　五指毛桃、鸡血藤、党参、当归各15g，鸡肉500g。先将药材洗净，加入鸡肉一起炖服。

【预防调护】

（1）肥胖患者饮食宜清淡、富含维生素，忌食油腻、肥甘、辛辣之品。严格戒烟，积极参加体育锻炼，减轻体重。

（2）对高危患者，应适当服用活血化瘀中药或抗凝治疗。严重者应卧床休息，减少剧烈运动。

（3）可适当抬高或垫高下肢，进行局部按摩，防止静脉血栓形成。

（4）可使用弹力绷带或医疗弹力袜，以促进静脉血液回流。

第八节　楞喔勒

楞喔勒是脉漏病之一，是指血液不循常道，溢于龙路之外，从鼻腔而出的病证。其主要临床症状为血液与鼻涕相间而出或流出纯血的病证。各年龄段均可见。

楞喔勒相当于中医学的鼻衄；西医学中的各种原因引起的鼻腔出血性疾病，可参照本病进行诊治。

【病因病机】

壮医学认为，楞喔勒发病多由于人体虚弱，或风毒、热毒、火毒、痧毒等外邪内侵所致。其主要发病机制如下。

1. 外感邪毒

人体感受外部邪毒，如火毒、热毒、湿毒、痧毒、瘴毒等，或饮食辛辣肥甘厚味、嗜酒过度，湿毒、热毒内生，引起人体气道、谷道功能失司，龙路功能障碍，气机不畅，天、地、人三气不能同步，龙脉受损，勒（血）不循其道，溢出脉外，从鼻腔而出。

2.体质虚弱

先天禀赋不足，后天失于调护，或劳倦过度，或久病体虚，伤阴耗气，阴阳失调，龙脉不固，勒（血）溢脉外而发病。

【诊断】

1.主症

鼻腔出血或渗血。

2.兼症

鼻燥，咽干，或兼身热，鼻涕黏稠，咳嗽痰少，口渴欲饮，鼻干，口苦口臭，烦躁易怒，两目红赤或面色苍白，神疲乏力，头晕耳鸣，心悸失眠，小便黄赤，大便干结等。

【辨病性】

1.病性为阳

鼻腔出血或渗血。鼻燥，咽干，或兼身热，鼻涕黏稠，咳嗽痰少，口渴欲饮，鼻干，口苦口臭，烦躁易怒，两目红赤，小便黄赤，大便干结。舌红，苔黄腻，白睛脉络弯曲多而集中，色深红或鲜红，脉呈大脉、急脉。

2.病性为阴

鼻腔出血或渗血。血色淡红，时作时休，面色苍白，少气懒言，神疲乏力，头晕耳鸣，心悸失眠。舌淡苔白，白睛脉络弯度少而分散，色淡，脉呈小脉、缓脉。

【辨证分型】

1.阳证

（1）热袭咪钵

症状：鼻燥出血，色鲜红，量多，口干咽燥或咽痛，或伴有恶风发热，头痛，鼻塞，咳嗽，痰少。

目诊："勒答"白睛上脉络弯曲多，弯度大而集中，色鲜红或暗红，靠近瞳仁，脉络边界浸润浑浊，模糊不清。

甲诊：甲色深红，甲体无华，月痕暴露过多，甲襞均匀，按之血色恢复均匀，可见横沟甲、红紫甲等。

舌脉象：舌红苔黄，大脉、急脉。

（2）热伤咪胴

症状：鼻腔出血，或兼牙齿出血，色鲜红，头晕目眩，烦躁易怒，两目红赤，口渴欲饮，鼻干，口苦或口干臭秽，便秘，反酸，腹胀。

目诊："勒答"白睛上脉络弯曲多，弯度大而集中，靠近瞳仁，脉络边界浸润浑浊，模糊不清。

甲诊：甲色鲜红，月痕暴露清晰，甲襞均匀，按之血色恢复均匀。

舌脉象：舌红苔黄腻，大脉、急脉。

2. 阴证

嘘勒不足

症状：鼻腔出血，色淡红，时作时休，神疲乏力，少气懒言，面色苍白，怕冷，头晕心悸，夜寐不安。

目诊："勒答"白睛上脉络少，弯曲小，色淡红。

甲诊：甲色淡白，甲体无华，月痕暴露过少，甲袋均匀，按之血色恢复缓慢，可见横沟甲或葱管甲。

舌脉象：舌淡，苔薄白，小脉、慢脉。

【治疗】

1. 治疗原则

解毒补虚，通调龙路，止血。

2. 治疗方法

（1）内治法

① 阳证——热袭咪钵

治法：清热毒，调气道，通龙路。

选方：白茅根、三七合桑菊饮加减。

白茅根15g、三七12g、桑叶10g、菊花10g、薄荷10g、连翘10g、桔梗15g、杏仁12g、甘草6g、牡丹皮10g、芦根10g、墨旱莲10g、侧柏叶10g、牛蒡子9g、麦冬15g。水煎服400mL，每日1剂，早晚温服。

② 阳证——热伤咪胴

治法：清热毒，调谷道，通龙路。

选方：车前草、白茅根合玉女煎加减。

车前草 15g、白茅根 15g、石膏 10g、知母 10g、地黄 10g、麦冬 12g、牛膝 10g、大蓟 10g、小蓟 10g、三七 12g、藕节 10g、蒲黄 12g。水煎服 400mL，每日 1 剂，早晚温服。

③ 阴证——嘘勒不足

治法：补嘘勒，通龙路。

选方：黄花倒水莲、扶芳藤、鸡血藤合归脾汤加减。

黄花倒水莲 15g、扶芳藤 15g、鸡血藤 15g、党参 10g、茯苓 10g、白术 12g、甘草 6g、当归 10g、黄芪 10g、酸枣仁 9g、远志 10g、龙眼肉 10g、木香 12g、阿胶 6g、仙鹤草 10g、茜草 9g。水煎服 400mL，每日 1 剂，早晚温服。

（2）外治法

① 壮医针刺疗法：取迎香、下迎香、大椎、曲池、风门、劳宫、中脘、足三里、肝俞、脾俞、胃俞等穴。隔天 1 次，10 天为 1 个疗程。

② 壮医药线点灸疗法：取迎香、鼻中、合谷、风池、大椎、天突、外关、阳陵泉、足三里、丰隆、太冲、关元、气海等穴。每个穴位每次灸 1 壮，每天施灸 1 次，10 天为 1 个疗程。

③ 壮医针挑疗法：取双侧少商、丰隆等穴，用三棱针轻挑至微出血，然后用艾条隔姜灸百会 10 分钟，每天 1 次，2～3 次即可。

④ 壮医敷贴疗法：大蒜、食盐各适量，捣烂混匀，敷贴于双足涌泉上，纱布包扎后即可，2～3 天换药 1 次，连续敷药 10 天。

（3）壮医药膳疗法

① 茅根竹蔗水　白茅根 60～120g，竹蔗 100～300g，煎水代茶饮。

② 藕汁蜜糖露：鲜藕适量，洗净，榨汁 100～150mL，加入蜂蜜 15～30g，调匀内服。每日 1 次，连服数日。

③ 韭菜根 90g，捣汁，放于开水内炖热，每次服 30mL。

④ 岗稔猪肉：鲜岗稔果 60g（干品用 15g），瘦猪肉 60g，加清水 3～4 碗，煎至 1 碗，分服。

⑤ 乌豆圆肉大枣汤：乌豆 50g，桂圆肉 15g，大枣 50g，加清水 3 碗，煎至 2 碗，早晚分服。

【预防调护】

（1）积极治疗可以引起鼻衄的各种疾病，是预防鼻衄的关键。

（2）保持良好的心理状态，消除紧张和压抑的心理。鼻衄患者情绪多较紧张，恐惧不安，因此稳定患者的情绪，使其能够与医生密切配合，从而迅速止血。

（3）禁食辛燥刺激性食物，以免资助火热，加重病情。

（4）要注意锻炼身体，预防感邪，天气干燥时，应饮服清凉饮料。在情志调节方面，尤忌暴怒。且要去除挖鼻习惯，避免损伤鼻部。

第九节　唉勒

唉勒是脉漏病之一，指血液不循常道，溢于龙路之外，血从咪钵（肺）内或气道溢出，经气道及口咯出等病证，主要临床表现为咳嗽咳痰，痰中带血或痰血相兼，或咯出纯鲜血。

唉勒相当于中医学血证中的咯血；西医学的各种原因引起的咯血，可参照本病进行诊治。

【病因病机】

壮医学认为，唉勒的发病多由外感热毒、痧毒、暑毒等引起，其主要发病机理如下。

（1）热毒、痧毒、暑毒侵入人体，积蓄于咪钵，咪钵功能失常，气道不畅，导致咪钵龙路脉络受损，勒（血）不循其道，溢于脉外，随气而上，经口而出，发为咯血。

（2）平时饮食不当，过食辛辣、肥甘厚味食物或嗜酒过度，亦可引起湿毒、热毒等邪毒内生，上攻于咪钵，龙路网络运行受损，逆行向上而发唉勒。

（3）正气虚弱，痨虫入侵人体，阻滞气道，损伤龙路，亦可发为唉勒。先天不足，或劳倦太过，耗伤正气后，气道功能失常，龙路不固，血行脉外，经咪钵向上而出，也可发为唉勒。

【诊断】

1. 主症

咳嗽咳痰，痰中带血，或痰血相兼，或咯鲜血，兼夹泡沫，或咳嗽阵作。

2. 兼症

咽痒咳嗽，口干舌燥，胸胁胀痛，身热，口苦，面红目赤，汗出，或心烦失眠、形体消瘦、面色潮红等。

○【辨病性】

1. 病性为阳

咳嗽咳痰，痰中带血，或痰血相兼，或咯鲜血，兼夹泡沫、咽痒咳嗽、口干舌燥、胸胁胀痛、身热、口苦、面红目赤等。

2. 病性为阴

咳嗽咳痰，痰中带血，或痰血相兼，或咯鲜血，兼夹泡沫，或咳嗽阵作、心烦失眠、形体消瘦、面色潮红等。

○【辨证分型】

1. 阳证

（1）燥热伤肺

症状：咽痒咳嗽，痰中带血，口干鼻燥，或有身热。

目诊："勒答"白睛上脉络弯曲多，弯度大而集中，靠近瞳仁。

甲诊：甲色深红，月痕暴露过多，甲襞均匀，按之血色恢复均匀，可见横沟甲、红紫甲等。

舌脉象：舌红苔黄，大脉、急脉。

（2）肝火犯肺

症状：咳嗽阵作，反复发作性痰中带血或纯血鲜红，胸胁满闷或胀痛，烦躁易怒，口苦。

目诊："勒答"白睛上脉络弯曲多，弯度大而集中，靠近瞳仁，色鲜红。

甲诊：甲色鲜红，月痕暴露清晰，甲襞均匀，按之血色恢复均匀。

舌脉象：舌红，苔薄黄，急脉。

2. 阴证

（1）阴虚火旺

症状：咳嗽少痰，痰中带血，或反复咯血，血色鲜红，口干咽燥，颧红，潮热盗汗。

目诊："勒答"白睛上脉络弯曲少，弯度小。

甲诊：指甲淡白，月痕暴露过多，或出现软薄甲。

舌脉象：舌红，少苔或无苔，急脉。

（2）气虚不固

症状：中气不足，四肢乏力，食欲不振，咳嗽气短，吐痰夹血，神疲嗜睡，不思饮食。

目诊："勒答"白睛上脉络弯曲少，弯度小。

甲诊：指甲淡红，月痕暴露过少，或出现软薄甲。

舌脉象：舌淡红苔白，小脉、慢脉。

【治疗】

1. 治疗原则

祛邪解毒，杀痨虫，通气道，补虚止血。

2. 治疗方法

（1）内治法

① 阳证——燥热伤肺

治法：清热毒，调咪钵，通龙路。

选方：桑杏汤加减。

桑叶10g、栀子10g、淡豆豉12g、沙参12g、梨皮10g、贝母15g、杏仁10g、白茅根15g、茜草12g、藕节10g、侧柏叶9g、金银花12g、连翘10g、牛蒡子15g。水煎服400mL，每日1剂，早晚温服。

② 阳证——肝火犯肺

治法：解热毒，平咪叠，通龙路。

选方：三七、泻白散合黛蛤散加减。

百合15g、麦冬10g、玄参12g、生地黄10g、熟地黄10g、当归12g、白芍15g、贝母12g、甘草6g、白及9g、藕节10g、白茅根15g、茜草6g。水煎服400mL，每日1剂，早晚温服。

③ 阴证——阴虚火旺

治法：调和阴阳，补虚止血。

选方：百合固金汤。

百合12g、生地黄6g、熟地黄9g、麦冬9g、玄参3g、当归9g、白芍6g、贝母 6g、桔梗 6g、甘草 3g。水煎服 400mL，每日 1 剂，早晚温服。

（2）外治法

① 壮医针刺疗法　取大椎、曲池、风门、太冲、足三里、心俞、脾俞、胃俞、关元、气海等穴。隔天 1 次，10 天为 1 个疗程。

② 壮医药线点灸疗法　取合谷、太溪、太冲、尺泽、梁丘、风池等穴。每个穴位每次灸 1 壮，每天施灸 1 次，10 天为 1 个疗程。

③ 雷火灸疗法　取肺俞、风门、关元俞、气海俞、脾俞、足三里等，随证加减。每天灸 1 次，10~14 天为 1 个疗程。

④ 壮医足浴疗法　艾叶、炮姜、鸡血藤、侧柏叶等各 60g，加入适量水中煮沸，待水温为 60℃左右时即可泡脚，每天 1 次，每次 15 分钟，5 次为 1 个疗程。

（3）壮医药膳疗法

① 猪肺薏苡仁汤：猪肺、薏苡仁各 60g，共炖服。

② 白及、百合、白茅根各适量，煎水当茶饮。

③ 扶芳藤、仙鹤草、白茅根各 50g，水煎服，每日 1 次。

⊃【预防调护】

（1）生活起居　适当休息，保证睡眠。痰中带血患者，安排合适的运动避免劳累或受凉。咯血量多的患者，症状较多或有并发症时应卧床休息。

（2）饮食调理　少吃辛辣油腻食物，戒烟戒酒。

（3）情志调摄　保持良好的心理状态，消除紧张和压抑的心理。

（4）早发现早治疗，及时治疗原发病。

第十节　幽勒

幽勒（Nyouhlwed）是指湿毒、热毒等入侵龙路，脉络受损，溢于脉外，水道功能失司，引起以血自小便而出，尿色淡红或鲜红，甚至深红色，或伴有血块、血丝夹杂而下，尿出通常不痛为特征的病证。

幽勒相当于中医学的尿血、血淋等；西医学中各种原因引起的尿血症，均可参照本病进行诊治。

【病因病机】

壮医学认为，幽勒发病多由热毒、湿毒、火毒等各种毒邪入侵人体，损伤龙路脉络所致。其主要发病机制如下。

（1）由于平时饮食不当，过食辛辣、肥甘厚味食物或嗜酒过度，导致湿毒、热毒内生，或感受热毒、湿毒、火毒等邪毒，水道中的水液被熏灼沉积于咪腰（肾）、咪小肚（膀胱）等水道中成砂石，损伤龙路网络，或水道中的龙路脉络熏灼损伤，勒溢脉外而发生幽勒。

（2）先天不足，后天失于调养，久病之后身体虚弱，劳倦太过，气损阴伤，水道中的龙路功能失调，勒溢脉外，亦可发生幽勒。

【诊断】

1. 主症

小便出血、渗血或有血块、血丝，血色淡红、鲜红或紫暗。

2. 兼症

小便黄赤灼热或尿中夹杂砂石，尿艰涩、少腹拘急或腰腹绞痛难忍，心烦口渴，面赤，夜寐不安，手足心热，大便干结或腰膝酸软，面色无华，食欲不振，头晕眼花，体倦乏力，气短声低。

【辨病性】

1. 病性为阳

小便出血、渗血；伴有小便黄赤灼热或尿中夹杂结石，尿艰涩，少腹拘急或腰绞痛难忍，心烦口渴，面赤，夜寐不安，手足心热，大便干结。

2. 病性为阴

小便血色淡红、鲜红或紫暗，伴有腰膝酸软，面色无华，食欲不振，头晕眼花，体倦乏力，气短声低。

【辨证分型】

1. 阳证

（1）湿热毒型

症状：小便出血、渗血，色鲜红，伴有小便黄赤灼热或尿中夹杂结石，尿艰涩，少腹拘急或腰绞痛难忍，心烦口渴，面赤口疮，夜寐不安，手足心热，大便干结。

目诊："勒答"白睛上脉络弯曲多，弯度大而集中，靠近瞳仁，脉络边界浸润浑浊，模糊不清。

甲诊：甲色深红，甲体无华，月痕暴露过多，甲襞均匀，按之血色恢复均匀，可见横沟甲、红紫甲等。

舌脉象：舌红苔黄，脉急、大、有力。

（2）瘀堵龙路

症状：小便出血，色暗红或夹血块，反复发作，伴腰部酸困，少腹刺痛拒按，或可触及积块，时有低热。

目诊："勒答"白睛脉络粗大、红活、色鲜，弯曲较多，弯曲较大，部分白睛上有黑点或黑斑。

甲诊：甲面凹凸不平，甲层粗涩，甲床有暗斑，月痕畸形或不显，甲襞边缘不整，按之血色恢复均匀，可见横沟甲、红紫甲等。

舌脉象：舌紫暗或有瘀斑，苔薄白，脉小、涩。

2. 阴证

（1）嘘勒不固

症状：久病尿血，量多色淡，甚或兼见齿衄、肌衄，伴食少便溏，体倦乏力，气短声低，面色无华。

目诊："勒答"白睛上脉络弯曲少，弯度小。

甲诊：指甲淡白，月痕暴露过多，或出现软薄甲。

舌脉象：舌淡苔薄白，脉小、慢、无力。

（2）叠芒阴虚

症状：小便短赤带血，血色淡红，时作时止，伴头晕耳鸣，颧红潮热，精神疲惫，腰膝酸软。

目诊："勒答"白睛上脉络弯曲少，弯度小。

甲诊：甲色淡红，甲体无华，月痕暴露过少，甲襞均匀，按之血色恢复缓慢，可见横沟甲或葱管甲。

舌脉象：舌红或淡，苔少，脉小、慢、无力。

【治疗】

1. 治疗原则

化瘀毒，调嘘勒，通龙路。

2.治疗方法

（1）内治法

① 阳证——湿热毒型

治法：祛湿毒，通龙路，止血。

选方：白茅根、白及、大黄合小蓟饮子。

白茅根15g、白及15g、大黄10g、小蓟10g、生地黄10g、藕节10g、蒲黄15g、栀子12g、通草10g、竹叶10g、滑石9g、甘草6g、当归12g。水煎服400mL，每日1剂，早晚温服。

② 阳证——瘀堵龙路

治法：调水道，祛瘀血。

选方：茜根散合蒲黄散加减。

茜根15g、当归10g、甘草6g、贝母12g、侧柏叶15g、瓜蒌10g、红花10g、生地黄10g、郁金12g、蒲黄9g、艾叶炭9g、莪术10g。水煎服400mL，每日1剂，早晚温服。

③ 阴证——嘘勒不固

治法：补嘘勒，调水道，固龙路。

选方：扶芳藤、五指毛桃合补中益气汤加减。

扶芳藤15g、五指毛桃12g、黄芪10g、当归10g、白术10g、茯苓12g、党参10g、甘草6g、陈皮10g、升麻10g、柴胡10g、山药12g、木香9g。水煎服400mL，每日1剂，早晚温服。

④ 阴证——叠芒阴虚

治法：补叠芒，调水道。

选方：黄精、墨旱莲合无比山药丸。

黄精12g、墨旱莲10g、熟地黄10g、山药15g、山茱萸10g、怀牛膝10g、肉苁蓉9g、菟丝子9g、杜仲10g、巴戟天6g、茯苓10g、泽泻10g、五味子9g、赤石脂6g、仙鹤草10g、蒲黄6g、槐花10g、紫珠草10g。水煎服400mL，每日1剂，早晚温服。

（2）外治法

① 壮医药线点灸疗法　取手三里、曲池、梁丘、承山、血海、中极等穴。每个穴位每次灸1~2壮，每天施灸1次，7~10天为1个疗程。

② 艾熏疗法　取神阙、气海、关元及双足三里、涌泉等穴。用艾条熏每个穴位 5～8 分钟，每天 1 次，10 天为 1 个疗程。

③ 壮医敷贴疗法　生姜 3g、莴苣菜 5g，食盐适量。共捣烂敷脐下，每天换药 1 次，5 次为 1 个疗程。

④ 耳针疗法　取膀胱、肾、心，选 1～2 穴。针 7～10 天，轮换取穴。

（3）壮医药膳疗法

① 幽勒金樱汤　金樱子 15g，黄花倒水莲 15g，墨旱莲 15g，当归藤 15g，猪小肚 1 副。猪小肚洗净，切块，与其他药物一起加水煎服。

② 苎麻根 60g、白茅根 30～60g，水煎服，代茶饮。

③ 金樱子粥　金樱子 30g、芡实 15g、粳米 100g。金樱子水煎取汁，与芡实、粳米共煮粥，加盐调味服用。

⊃ 【饮食调护】

（1）生活起居：多喝水，多排尿，保持尿路清洁；适当休息，保证睡眠，安排合适的运动，锻炼身体，增强体质，如症状较多或有并发症时应卧床休息，避免剧烈运动。

（2）饮食调理：患者宜选择清淡、干净、易于消化的食物，尽量避免辛辣、油腻、生冷之食品，减少饮酒，防止热毒、湿毒的入侵及内生。

（3）情志调摄：保持良好的心理状态，消除紧张和压抑的心理。

（4）积极治疗原发病，避免使用引起血尿的药物。

第六章
龙路病常用药

汉桃叶 Hantaoye

【别名】白花鹅掌柴、广西鸭脚木、汉桃叶、七叶莲、七多。

【壮文名】棵七多，Gocaetdoh。

【来源与采集】五加科植物广西鹅掌柴 Schefflera kwangsiensis Merr.ex Li 的干燥茎枝或带叶茎枝。全年均可采收，洗净，切段，干燥。

【性状】本品茎枝呈圆柱形，长 1～3cm，直径 0.4～3cm；表面灰白色至淡黄棕色，具纵皱纹及点状皮孔，有的可见半环状叶痕。体稍轻，质较硬，断面黄白色，木部宽广，有不明显的放射状纹理，中心有髓或成空洞。叶多切碎，完整者为掌状复叶；小叶片披针形，革质，长 5～10cm，宽 1.5～4cm；先端渐尖，基部楔形，全缘，稍反卷；上表面深绿色，有光泽，下表面色较淡，羽状网脉于两面明显凸出；小叶柄长 1～3cm。气微，味微苦涩。

【炮制】除去杂质，洗净，稍润，切段，干燥。

【性味与归经】中医　微苦、涩，温。归肺、肝经。

壮医　微苦、涩，热。

【功能与主治】中医　祛风止痛，舒筋活络。用于三叉神经痛，神经性头痛，坐骨神经痛，风湿关节痛。

壮医　祛风毒，除湿毒，调火路龙路，活血止痛。用于头痛，发旺（风湿骨痛），林得叮相（跌打损伤），外伤出血，夺扼（骨折）。

【用法与用量】内服：煎汤，10～30g。外用：适量，捣敷患处。

【附方】

（1）治风湿骨痛，跌打肿痛　七叶莲 50g，鸡血藤 20g，牛膝 10g，独活 10g，水煎服，药渣用酒炒热后敷患处。也可将药物倍量，浸泡于 1500mL 米酒内，50 日后饮服，每次 20mL，每日 2 次。

（2）治肝癌疼痛　七叶莲 50g，延胡索（元胡）10g，水煎服。

（3）治外伤出血　鲜七叶莲适量，捣烂敷患处。

（4）治痢疾　七叶莲、鸡矢藤、马蹄金、鱼腥草、叶下珠各 15g，水煎服。

（5）治痈疮肿痛　七叶莲、水菖蒲、地胆头、马蹄金、野菊花各适量，捣烂敷患处。

【古今研究】

1. 本草摘要

《广西民间常用中草药手册》："壮筋活络，续筋接骨，理跌打，祛风湿。治跌打筋断骨折，风湿关节痛，外伤出血。"《广西本草选编》："治胃痛，腹痛和各种痛经。"《广西实用中草药新选》："行气止痛，活血消肿，壮筋骨。治急性风湿性关节炎，胃痛，骨折，扭挫伤，腰腿痛，瘫痪。"

2. 现代研究

本品主要含有三萜皂苷类成分，还含有黄酮类、苯丙素类、挥发油、有机酸、植物甾醇等多种化学成分，具有抗菌消炎、镇痛、解痉、降尿酸、抗肿瘤、抗惊厥等作用。

八角枫 Bajiaofeng

【别名】白龙须、白金条、白筋条。

【壮文名】棵景，Gogingz。

【来源与采集】本品为八角枫科植物八角枫 Alangium chinense（Lour.）Harms 的干燥细根及须根。夏、秋季采挖，除去泥沙，干燥。

【性状】本品细根呈长圆柱形，略弯曲，有分枝，长短不一，直径 2～8mm；表面黄棕色或灰褐色，具细纵纹，有的外皮纵裂。须根纤细。质硬而脆，断面黄白色。气微，味淡。

【炮制】除去杂质，洗净，清水淋润、闷透，切片，干燥。

酒炒　取八角枫片，将酒分次喷淋至药片上，闷润 12 小时以上，文火炒干，取出晾干即可。每 100kg 八角枫用酒 50kg。

【性味与归经】中医　辛，微温；有小毒。归肝、肾经。

壮医　苦、辣，微热；有毒。

【功能与主治】中医　祛风除湿，舒筋活络，散瘀止痛。用于风湿痹痛，四肢麻木，跌扑损伤。

壮医　通龙路火路，祛风毒，散瘀止痛。用于发旺（风湿骨痛），麻抹（肢体麻木），邦巴尹（肩周炎），活邀尹（颈椎病），林得叮相（跌打损伤），核尹（腰痛）。

【用法与用量】内服：煎汤，3～9g；或浸酒。外用：适量，捣敷或煎汤洗。

【使用注意】内服不宜过量。孕妇、小儿及年老体弱者忌服。

【附方】

（1）治跌打损伤，肢体疼痛或麻木　八角枫根 3g，水煎，临睡前服，每日 1 剂。

（2）治腰肌劳损，软弱无力　八角枫根茎皮 5g，牛膝（醋炒）30g，杜仲 30g，水煎服。

（3）治风湿性关节炎　八角枫侧根 30g，白酒 1000mL，浸 50 天，每次饮酒 20mL，早晚各 1 次。

（4）治半身不遂　八角枫 5g，当归 5g，鸡肉 50g，蒸食或炖汤食。

【古今研究】

1. 本草摘要

《本草从新》："治麻痹风毒，打扑瘀血停积。"《草木便方》："散风，（治）湿滞腰膝筋骨中及痰结瘀凝，腹胀满，跌扑血积。"《分类草药性》："去风湿麻木，止吐血，兼治疟疾。"《贵阳民间药草》："祛风镇痛。治鹤膝风，伤后发寒。"《贵州草药》："祛风除湿，平喘止咳，接骨镇惊，补虚。治风湿痛，跌打损伤，虚弱，痨咳，喘咳，色弱，无名肿毒，小儿惊风。"《云南中草药》："治疟疾，过敏性皮炎。"《陕西中草药》："通淋止带。治月经不调，小便不利，白带。"《青岛中草药手册》："祛风散寒，消胀止痛。主治风湿疼痛，腰腿酸痛，食积。"《广西民族药简编》："根水煎服治便秘（壮）；根皮切碎放猪直肠内蒸 6 小时，1 次服完，治痔疮（仫佬）。"

2. 现代研究

本品主要含有八角枫碱、毒藜碱、喜树次碱等生物碱类成分，还含有酚苷类、木脂素类、萜类、紫罗兰酮类、挥发油等多种化学成分。本品具有抗炎镇痛、抗菌、抗肿瘤、肌松及收缩平滑肌等作用，对心脏、呼吸及中枢神经系统也有作用。

八角茴香 Bajiaohuixiang

【别名】大茴香、大料、五香八角。

【壮文名】芒抗，Makgak。

【来源与采集】本品为木兰科植物八角茴香 *Illicium verum* Hook.f. 的干燥成熟果实。秋、冬季果实由绿变黄时采摘，置沸水中略烫后干燥或直接干燥。

【性状】本品为聚合果，多由 8 个蓇葖果组成，放射状排列于中轴上。蓇葖果长 1～2cm，宽 0.3～0.5cm，高 0.6～1cm；外表面红棕色，有不规则皱纹，顶端呈鸟喙状，上侧多开裂；内表面淡棕色，平滑，有光泽；质硬而脆。果梗长 3～4cm，连于果实基部中央，弯曲，常脱落。每个蓇葖果含种子 1 粒，扁卵圆形，长约 6mm，红棕色或黄棕色，光亮，尖端有种脐；胚乳白色，富油性。气芳香，味辛、甜。

【炮制】除去杂质及果柄，用时捣碎。

【性味与归经】中医 辛，温。归肝、肾、脾、胃经。

壮医 辣，热。

【功能与主治】中医 温阳散寒，理气止痛。用于寒疝腹痛，肾虚腰痛，胃寒呕吐，脘腹冷痛。

壮医 祛寒毒，调火路，通谷道，止痛。用于鹿（呕吐），疝气，心头痛（胃痛），核尹（腰痛），额哈（毒蛇咬伤）。

【用法与用量】内服：煎汤，3～6g；或入丸、散。外用：适量，研末调敷。

【使用注意】阴虚火旺者禁服。

【附方】

（1）治风毒湿气，攻疰成疮，皮肉焮热，紫破脓坏，行步无力 八角茴香（炒）、地龙（去土，炒）、川乌头（炮，去皮尖）、乌药（锉）、牵牛（炒）各一两。研杵匀细，酒煮糊为丸，如梧桐子大。每服空心盐汤下十五丸，日二。

（2）治疝气偏坠 八角茴香一两，小茴香末一两。用猪尿胞一个，连尿入二末于内，系定罐内，以酒煮烂，连胞捣丸如梧子大。每服五十丸，白汤下。

（3）治腰痛如刺 八角茴香（炒研）每服二钱，食前盐汤下。外以糯米一两升，炒热，袋盛，拴于痛处。

（4）治大小便皆秘，腹胀如鼓，气促 大麻子（炒，去壳）半两，八角茴香七个。上作末，生葱白三七个，同研煎汤，调五苓散服。

（5）治疝气 茯苓、白术、山楂子（炒）、八角茴香（炒）、吴茱萸（炒）、荔枝核30g，枳实24g，橘核（炒）90g。为末，炼蜜为丸，每丸重4.5g，空心细嚼，姜汤下。

【古今研究】

1. 本草摘要

《本草品汇精要》:"主一切冷气及诸疝疗痛。"《本草蒙筌》:"主肾劳疝气,小肠吊气挛疼,干、湿脚气,膀胱冷气肿痛。开胃止呕,下食,补命门不足。"《医学入门》:"专主腰痛。"《本草正》:"除霍乱反胃,齿牙口疾,下气,解毒。"《医林纂要》:"润肾补肾,舒肝木,达阴郁,舒筋,下除脚气。"

2. 现代研究

本品所含挥发油成分复杂,主要为萜类、芳香族和有机酸类化合物,还含有苯丙素类、黄酮类、酚酸类、三萜类等化学成分。《中国药典》规定:含反式茴香脑（$C_{10}H_{12}O$）不得少于4.0%。本品具有抑菌杀菌、杀虫、抗炎止痛、抗焦虑、镇静、抗动脉粥样硬化及抗病毒等作用。

八角莲 Bajiaolian

【别名】八角金盘、独角莲。

【壮文名】莲边抗,Lienzbetgak。

【来源与采集】本品为小檗科植物八角莲 Dysosma versipellis（Hance）M.Cheng ex Ying 的干燥根状茎。秋、冬季采挖,洗净,干燥。

【性状】本品根状茎呈横生的结节状,长6～15cm,直径2～4cm。表面黄棕色至棕褐色,上面有凹陷的茎基痕。质硬而脆,易从结节处折断,断面红棕色。气微,味苦。

【炮制】除去杂质,洗净,润透,切片,干燥。

【性味与归经】中医　苦、辛,平;有小毒。归肺、肝经。

壮医　苦、辣,平。

【功能与主治】中医　清热解毒,化痰散结,祛瘀消肿。用于痈肿疔疮,瘰疬,咽喉肿痛,跌打损伤。

壮医　调龙路火路,通谷道,清热毒,消肿止痛。用于呗奴（瘰疬）,航靠谋（腮腺炎）,货烟妈（咽痛）,疱疹,心头痛（胃痛）,呗农（痈疮）,林得叮相（跌打损伤）,额哈（毒蛇咬伤）。

【用法与用量】内服:6～12g,水煎服或适量研末服。外用适量,捣烂敷患处,或研末调敷患处，或浸酒涂敷患处。

【附方】

（1）治带状疱疹　八角莲适量，研末，醋调涂患处。

（2）治跌打损伤　八角莲适量，研末，每次 10g，米酒送服。

（3）治肺结核咳嗽、盗汗、咯血　八角莲 15g，百合 10g，白及 10g，与鸽子肉一起蒸服或炖服。

（4）治咽喉肿痛　八角莲 10g，山豆根 10g，水煎服。

（5）治毒蛇咬伤　八角莲 20g，徐长卿（了刁竹）10g，研末冲酒服，渣敷伤处周围，并用须根捣烂敷患处。

（6）治瘰疬　八角莲 20g，黄酒 100mL，加水适量煎服。

【古今研究】

1. 本草摘要

《本草纲目拾遗》："治一切毒蛇伤。"《贵州民间方药集》："治虚弱脱肛；外用消伤肿，并治蛇咬伤，疗疮。"《福建民间草药》："散结活瘀，消瘿解毒。"《广西中药志》："清热化痰，解蛇虫毒。治肺热痰咳，虫蛇咬伤，单双蛾喉痛，疮疖。"《四川中药志》："治劳伤吐血、腰痛，疥癣白秃。"广州部队《常用中草药手册》："清热解毒，燥湿泻火。治淋巴结炎，腮腺炎，痈疮。"《江西草药》："治肾虚，劳伤，中暑，胃痛。"

2. 现代研究

本品主要含有鬼臼毒素、山荷叶素、去氧鬼臼毒素、4′-去甲基鬼臼毒素、鬼臼毒酮等木脂素类成分，还含有黄酮类、蒽醌类、挥发油、甾体类等化学成分，主要具有抗肿瘤、抗病毒、抗菌等作用。

九龙藤 Jiulongteng

【别名】龙须藤、过岗龙、乌郎藤、乌藤、串鼻藤、燕子尾、猪蹄叉、羊蹄叉、飞扬藤、羊蹄风。

【壮文名】勾燕，Gaeu'enq。

【来源与采集】本品为豆科植物龙须藤 *Bauhinia championii*（Benth.）Benth. 的干燥藤茎。全年均可采收，除去枝叶，切片，干燥。

【性状】本品为椭圆形斜切片或不规则块片，大小不一，厚约5mm。外皮褐色或灰褐色，栓皮脱落处显暗棕褐色，有纵皱和疣状或点状突起。质坚硬。切面皮部棕褐色或灰褐色，厚2～5mm，木部宽广，有不规则花纹（异型维管束）和多数小孔。气微，味微涩。

【炮制】除去杂质，洗净，润透，切片，干燥。

【性味与归经】中医　苦、涩，平。归肝、脾、胃经。

壮医　苦、涩，平。

【功能与主治】中医　祛风除湿，活血止痛，健脾理气。用于风湿性关节炎，腰腿痛，跌打损伤，胃痛，痢疾，月经不调，胃及十二指肠溃疡，老人病后虚弱，小儿疳积。

壮医　通调龙路火路，祛风毒，除湿毒。用于发旺（风湿骨痛），夺扼（骨折），心头痛（胃痛）。

【用法与用量】内服：煎汤，9～15g，鲜品用量加倍；或浸酒。外用：适量。

【附方】

（1）治胴尹（胃痛）　九龙藤30g，两面针10g，水煎服。

（2）治发旺（痹病）　九龙藤15g，鸡血藤20g，千斤拔30g，过江龙10g，透骨消10g，水煎服。

（3）治屙意咪（痢疾）　九龙藤15g，山芝麻15g，算盘子15g，凤尾草10g，水煎服。

（4）治小儿疳积　九龙藤10g，使君子5g，淮山药5g，水煎服。

（5）治中风偏瘫　九龙藤、半枫荷、四方藤、鸡血藤、走马胎、当归藤、钩藤、穿破石、松筋藤、五加皮各25g，水煎服。

（6）治勒爷埃（小儿咳嗽）　鲜九龙藤20g，老鼠脚迹、薄荷各10g，共捣烂，绞取药汁，加白糖适量，温开水冲服。

【古今研究】

1. 本草摘要

《南宁市药物志》："祛风，祛瘀，治风湿骨痛，跌打接骨。"

2. 现代研究

本品富含各种黄酮类化合物，还含有多酚类、香豆素类、三萜类、植物甾醇等多种化学成分，具有镇痛、抗炎、保护心肌、抗凝血、清除自由基、抑菌等作用。

九里香 Jiulixiang

【别名】石辣椒、九秋香、九树香、七里香、千里香、万里香、过山香、黄金桂、山黄皮、千只眼。

【壮文名】棵弄马，Go'ndukmax。

【来源与采集】本品为芸香科植物九里香 Murraya exotica L. 和千里香 Murraya paniculata（L.）Jack 的干燥叶和带叶嫩枝。全年均可采收，除去老枝，阴干。

【性状】九里香　嫩枝呈圆柱形，直径 1～5mm。表面灰褐色，具纵皱纹。质坚韧，不易折断，断面不平坦。羽状复叶有小叶 3～9 片，多已脱落；小叶片呈倒卵形或近菱形，最宽处在中部以上，长约 3cm，宽约 1.5cm；先端钝，急尖或凹入，基部略偏斜，全缘；黄绿色，薄革质，上表面有透明腺点，小叶柄短或近无柄，下部有时被柔毛。气香，味苦、辛，有麻舌感。

千里香　小叶片呈卵形或椭圆形，最宽处在中部或中部以下，长 2～8cm，宽 1～3cm，先端渐尖或短尖。

【炮制】除去杂质，洗净，稍润，切段，干燥。

【性味与归经】中医　辛、微苦，温；有小毒。归心、肝、胃经。

壮医　辣、微苦，热；有小毒。

【功能与主治】中医　行气止痛，活血散瘀。用于胃痛，风湿痹痛；外治牙痛，跌扑肿痛，虫蛇咬伤。

壮医　通龙路火路，行气止痛，祛风毒，除湿毒，软坚散结。用于心头痛（胃痛），发旺（风湿骨痛），林得叮相（跌打损伤），能啥能累（湿疹），癌痛。

【用法与用量】内服：煎汤，6～12g；或入散剂；或浸酒。外用：适量，捣敷或煎水洗。

【附方】

（1）治跌打肿痛　鲜九里香叶、鲜田基黄、鲜小茴香、鲜山栀叶各等量，共捣烂，酒炒敷患处。

（2）治风湿骨痛　九里香、五色梅根、龙须藤各 12g，炖猪骨或浸酒服。

（3）治胴尹（胃痛）　九里香叶粉、两面针粉各 2 份，鸡骨香粉、松花粉各 1 份，和匀，加黏合剂制成水丸如黄豆大，每次服 10～15 丸，每日 3 次。

（4）治流行性乙型脑炎　鲜九里香叶 15～30g，鲜刺针草 30～90g，水煎，分 2～3 次服（或用鼻饲）。如高热加大青叶 30g，同上药煎服；抽搐频繁且痰多者，另取九里香叶15～30g，捣烂用冷开水冲服。

【古今研究】

1.本草摘要

《生草药性备要》："止痛，消肿毒，通窍，能止疮痒，去皮风，杀疥。"《岭南采药录》："患百子痰打，用叶一撮，捣烂煮粥，和糖服之。"《广西中药志》："行气止痛，活血散瘀。治跌打肿痛，风湿，气痛。"

2.现代研究

本品富含香豆素类成分（主要特征是在C-8上连有异戊二烯及其衍生物基团，而且在C-5和（或）C-7位上经常有甲氧基取代），还含有黄酮类、挥发油类、生物碱类、植物甾醇类等成分，具有杀虫、抗炎镇痛、抗菌、抗肿瘤、抗氧化、抗骨质疏松等作用。

三七 Sanqi

【别名】 田七、滇七、参三七、汉三七。

【壮文名】 棵点镇，Godienzcaet。

【来源与采集】 本品为五加科植物三七 Panax notoginseng（Burk.）F.H.Chen的干燥根和根茎。秋季花开前采挖，洗净，分开主根、支根及根茎，干燥。支根习称"筋条"，根茎习称"剪口"。

【性状】 主根呈类圆锥形或圆柱形，长1～6cm，直径1～4cm。表面灰褐色或灰黄色，有断续的纵皱纹及支根痕。顶端有茎痕，周围有瘤状突起。体重，质坚实，断面灰绿色、黄绿色或灰白色，木部微呈放射状排列。气微，味苦回甜。

筋条呈圆柱形或圆锥形，长2～6cm，上端直径约0.8cm，下端直径约0.3cm。

剪口呈不规则的皱缩块状及条状，表面有数个明显的茎痕及环纹，断面中心灰绿色或白色，边缘深绿色或灰色。

【炮制】 三七　除去杂质，洗净，干燥，用时捣碎。

三七粉　取三七研成细粉，过筛。

三七片　取三七润透，置蒸笼中蒸透，刨成极薄片。

熟三七　取三七片或将生三七打碎（分大、小块），用食用油炸至表面焦黄，取出，放凉。

【性味与归经】中医　甘、微苦，温。归肝、胃经。

壮医　甜，热。

【功能与主治】中医　散瘀止血，消肿定痛。用于咯血，吐血，衄血，便血，崩漏，外伤出血，胸腹刺痛，跌扑肿痛。

壮医　调龙路火路，补血，止血，散瘀止痛。用于产后血虚，陆裂（咯血），渗裂（吐血、衄血），阿意勒（便血），兵淋勒（崩漏），胸痛，心头痛（胃痛），林得叮相（跌打损伤），京尹（月经痛），产后腹痛。

【用法与用量】内服：煎汤，3～9g；研末，1～3g；或入丸、散。外用：适量，磨汁涂；或研末调敷。

【使用注意】孕妇慎用。

【附方】

（1）治咯血，衄血，吐血，便血　田七5g，白茅根、白及、牡蛎各10g，大黄3g，水煎服。

（2）治崩漏，产后出血　田七、血余炭各3g，研末，米酒冲服。

（3）治胴尹（胃痛）　田七、茯苓、柴胡、茜草、白及、延胡索各12g，党参、地榆、龙骨各15g，淮山药25g，升麻、白术、白芍各10g，甘草3g，水煎服。

（4）治慢性肾炎　田七（研末）6g，猪腰1个，将猪腰剖开，纳入田七末蒸服。

【古今研究】

1. 本草摘要

《本草纲目》："生广西、南丹诸州番峒深山中……止血，散血，定痛"。三七叶"折伤、跌扑出血，敷之即止；青肿，经夜即散，余功同根。"《植物名实图考》："止血，散血，定痛""余闻田州至多，采以煨肉""产后服亦良"。三七茎叶："余在滇时，以书询广南，答云，三七茎叶，畏日恶雨，土司利之，亦勤栽培……盖皆种生，非野卉也。"《云南中草药选》："甘，微苦，温。散瘀止血，消肿定痛。熟食生血，补血。"三七花："甘，凉。清热、平肝、降压。"

2. 现代研究

本品主要成分为达玛烷型四环三萜皂苷类物质，根据苷元的差异，可将三七总皂苷分为原人参二醇型皂苷、原人参三醇型皂苷、C17侧链变化型及其他类型皂苷。此外，还含有黄酮类、多糖、氨基酸、挥发油、微量元素等。《中国药典》

规定：含人参皂苷 Rg_1（$C_{42}H_{72}O_{14}$）、人参皂苷 Rb_1（$C_{54}H_{92}O_{23}$）及三七皂苷 R_1（$C_{47}H_{80}O_{18}$）三者的总量不得少于 5.0%。本品具有活血、止血、镇痛、抗炎、抗肿瘤、免疫调节、神经保护、抗氧化等作用。

三叉苦木 Sanchakumu

【别名】三叉苦、三桠苦、三叉虎。

【壮文名】棵三咖，Gosamnga。

【来源与采集】本品为芸香科植物三叉苦 *Evodia lepta*（Spreng.）Merr. 的干燥茎。全年均可采收，切块片，干燥。

【性状】本品为椭圆形斜切片或不规则块片，大小不一。外表面灰棕色或灰绿色，有细纵皱纹。切面皮部淡黄色，厚 0.5～2mm，木部黄白色，有众多小孔，中央可见细小的髓部。质坚硬。气微，味苦。

【炮制】除去杂质，洗净，劈成小块，干燥；或碾成粗粉。

【性味与归经】中医 苦，寒。归肺、肝经。

壮医 苦，寒。

【功能与主治】中医 清热解毒，祛风除湿，消肿止痛。用于风热感冒，咽喉肿痛，风湿痹痛，跌打损伤，疮疡，皮肤瘙痒。

壮医 清热毒，除湿毒，通龙路火路，消肿止痛。用于贫痧（感冒），林得叮相（跌打损伤），发旺（风湿骨痛），能啥能累（湿疹），皮炎，狠尹（疖肿），黄蜂蜇伤。

【用法与用量】内服：煎汤，10～15g。外用适量；或外用鲜叶适量，捣烂外敷。

【附方】

（1）治埃病（咳嗽） 三叉苦 30g，鱼腥草 15g，水煎，调冰糖服。

（2）治呗钵（肺脓肿） 三叉苦根 30g，扛板归 30g，熊胆木 30g，冬瓜子 30g，水煎服。

（3）治黄疸 三叉苦 30g，虎杖 20g，鸡骨草 20g，水煎服。

（4）治坐骨神经痛 三叉苦、千斤拔、鸡血藤各 20g，徐长卿（了刁竹）10g，水煎服。也可用三叉苦根 50g，与猪脚炖服。

（5）治湿疹 三叉苦、九里香各 15g，土荆芥 10g，研末，加醋调敷患处。

（6）治痧病　三叉苦、山芝麻各20g，金银花15g，柴胡10g，水煎服。

【古今研究】

1.本草摘要

《岭南采药录》："味苦、性寒。清热解毒。用治跌打、发热作痛。"《全国中草药汇编》："味苦、性寒。清热解毒，散瘀止痛。用治外感风热、发热、咳嗽、喘促、咽喉肿痛、肺痈、疟疾寒热、风湿痹痛。"广州部队《常用中草药手册》："味苦、性寒。清热解毒，燥湿止痒。"《广西中药志》："味苦、性寒。祛风湿、止痛。治风湿骨痛、感触痧气。"《南宁市药物志》："味苦、性寒。清热解毒、舒筋活络、祛风湿、止痒，用治跌打损伤、疮疡、疟疾。"

2.现代研究

本品所含化学成分主要为黄酮及其苷类、生物碱（吴茱萸春、香草木宁、白鲜碱等）、挥发油、苯并吡喃类和色烯类等多种化学成分，具有抗炎、镇痛、抑菌、抗病毒、调节血糖及血脂、抗肿瘤、保肝、抗氧化等作用。

三加 Sanjia

【别名】白勒、白勒根、白刺根、三叶五加、刺三加、刺三甲、苦刺根。

【壮文名】蹦乐，Baeklaeg。

【来源与采集】本品为五加科植物白勒 *Eleutherococcus trifoliatus*（L.）S.Y.Hu 的干燥根及茎。全年可采挖，除去泥沙杂质，干燥。

【性状】本品根呈类圆柱形，弯曲，直径10～30mm。表面灰棕色或棕褐色，具纵皱裂纹和横裂纹，皮孔横长。质稍脆，折断面稍平整，呈浅黄棕色；木部具密集的小孔。茎呈圆柱形，直径5～30mm。外表灰白色或灰褐色，具三角状或丁字状的凸刺；皮孔灰白色，呈点状，有细纵皱裂纹。质稍硬。切断面木部黄白色；直径粗的老茎呈放射性纹理；嫩茎髓大，白色。气微，味微苦凉。

【炮制】除去杂质，洗净，润透，切片，干燥。

【性味与归经】中医　苦、辛，凉。归肺、脾、肝经。

壮医　苦、辛，寒。

【功能与主治】中医　清热解毒，祛风利湿，舒筋活血。用于感冒发热，咳痰带血，风湿性关节炎，黄疸，白带过多，月经不调，百日咳，尿路结石，跌打损伤，疖肿疮疡。

壮医　通龙路，调气道，祛风毒，清热毒，消肿止痛。用于麻抹（手足麻木），核尹（腰痛），墨病（哮喘），埃病（咳嗽），隆白呆（带下），月经失调，林得叮相（跌打损伤），呗叮（疔疮）。

【用法与用量】 内服：煎汤，10～30g；治能蚌（黄疸），鲜品60g。外用：适量，煎水洗，研末调敷或捣敷。

【注意】 孕妇忌服。

【附方】

（1）治手足麻木，腰膝酸软，四肢无力　三加、当归、陈皮、炒黑豆各等份，米酒适量，浸服，每次20mL。

（2）治黄疸　鲜三加根120g，鲜白萝卜60g，冰糖15g，炖服。

（3）治胴尹（胃痛）　三加、牛膝、朱砂莲、小血藤各15g，米酒500mL，浸泡50日后饮用，每次20mL。

（4）治咳嗽，哮喘　三加15g，倒生根15g，葵花秆心15g，水煎服。

（5）治咯血　三加、重楼（七叶一枝花）、白及各10g，水煎服。

（6）治白带过多，月经失调　三加10g，鬼针草10g，牛膝5g，水煎服。

（7）治跌打损伤　三加根50g，水煎服或浸酒服。外用适量，捣烂敷患处。

【古今研究】

1.本草摘要

《滇南本草》："治腰膝酸疼，疝气，筋骨拘挛，小儿脚软。"《本草求原》："止热咳。"《草木便方》："除风湿，治筋骨拘挛，腰膝劳伤。散跌损瘀血。"《分类草药性》："治白带，风湿麻木。"《全国中草药汇编》："清热解毒，祛风除湿，散瘀止痛。用于黄疸，肠炎，胃痛，风湿性关节炎，腰腿疼；外用治跌打损伤，疮疖肿毒，湿疹。"

2.现代研究

关于本品化学成分及现代药理的相关研究很少。三加属于五加科植物，推测主要含有三萜类、苯丙素类、黄酮类、酚酸类、挥发油、多糖等化学成分，具有抗炎、镇痛、抗疲劳、抗氧化、免疫调节、抗菌、皮肤美白等作用。

土茯苓 Tufuling

【别名】禹余粮,白余粮,革禹余粮,刺猪苓,过山龙,硬饭,仙遗粮,土萆薢,冷饭团,山猪粪,山地栗,过冈龙,山牛,冷饭头,山归来,久老薯,毛尾薯,地胡苓,狗老薯,饭闭根,硬饭头薯,土苓,山遗粮。

【壮文名】勾浪蒿,Gaeulanghauh。

【来源与采集】本品为百合科植物光叶菝葜 Smilax glabra Roxb. 的干燥根茎。夏、秋季采挖,除去须根,洗净,干燥;或趁鲜切成薄片,干燥。

【性状】本品略呈圆柱形,稍扁或呈不规则条块状,有结节状隆起,具短分枝,长5~22cm,直径2~5cm。表面黄棕色或灰褐色,凹凸不平,有坚硬的须根残基,分枝顶端有圆形芽痕,有的外皮现不规则裂纹,并有残留的鳞叶。质坚硬。切片呈长圆形或不规则,厚1~5mm,边缘不整齐;切面类白色至淡红棕色,粉性,可见点状维管束及多数小亮点;质略韧,折断时有粉尘飞扬,以水湿润后有黏滑感。气微,味微甘、涩。

【炮制】除去杂质,洗净,用水漂泡,每日换水1~2次,以泡透为度,捞出,切厚片,干燥,筛去灰屑。

【性味与归经】中医 甘、淡,平。归肝、胃经。

壮医 甜、淡,平。

【功能与主治】中医 除湿,解毒,通利关节。用于湿热淋浊,带下,痈肿,瘰疬,疥癣,梅毒及汞中毒所致的肢体拘挛,筋骨疼痛。

壮医 通龙路火路,祛风毒,除湿毒。用于发旺(风湿骨痛),笨浮(水肿),幽勒(血淋),肉扭(淋证),呗农(痈疮),呗奴(瘰疬),梅毒。

【用法与用量】内服:煎汤,15~60g。外用:适量,研末调敷。

【附方】

(1)预防麻疹 土茯苓50g,板蓝根30g,水煎服。

(2)治屙意咪(痢疾) 土茯苓30g,凤尾草20g,槟榔10g,木香5g,水煎服,或以煎液做保留灌肠。

(3)治肾炎 土茯苓50g,车前子20g,土牛膝10g,水煎服。

(4)治瘰疬 鲜土茯苓250g,水煎服。

(5)治钩端螺旋体病 土茯苓50g,田基黄30g,水煎服。

（6）治梅毒　土茯苓60g，苦参30g，川楝子30g，水煎服。

（7）治口疮、肠痈、痈疮等感染性疾病　土茯苓20g，白鲜皮、金银花、蒲公英、马齿苋、忍冬藤各10g，甘草5g，水煎服。

（8）治血淋　土茯苓、茶树根、车前草各25g，水煎服。

【古今研究】

1. 本草摘要

《本草纲目》："有赤白二种，入药用白者良。""健脾胃，强筋骨，去风湿，利关节，止泄泻。治拘挛骨痛，恶疮痈肿。解汞粉、银朱毒。"《本草正义》："土茯苓，利湿去热，能入络，搜剔湿热之蕴毒。其解水银、轻粉毒者，彼以升提收毒上行，而此以渗利下导为务，故专治杨梅毒疮，深入百络，关节疼痛，甚至腐烂，又毒火上行，咽喉痛溃，一切恶症。"《本草拾遗》："草禹余粮……根如盏连缀，半在土上，皮如茯苓，肉赤，味涩，人取以当谷食，不饥……调中止泄。"《本草图经》："敷疮毒。"《滇南本草》："治五淋、赤白浊，兼治杨梅疮毒、丹毒。"《生草药性备要》："消毒疮、疔疮，炙汁涂敷之，煲酒亦可。"《本草再新》："祛湿热，利筋骨。"

2. 现代研究

目前已经从土茯苓中分离并鉴定约200个化合物，主要包括黄酮类（落新妇苷、异落新妇苷、新落新妇苷等）、简单苯丙素类、木脂素类、甾体类、有机酸、挥发油等多种化学成分，并在抗炎、镇痛、保护心脏、调节免疫、抗肿瘤、保肝、降糖、抑菌等多方面均表现出较好的药理活性。

牡蒿 Muhao

【别名】土柴胡、齐头蒿、野塘蒿。

【壮文名】枰榱，Caekcae。

【来源与采集】本品为菊科植物牡蒿 *Artemisia japonica* Thunb. 的全草。夏、秋间采收全草，晒干或鲜用。

【性状】本品茎呈圆柱形，直径1～3mm，表面黑棕色或棕色；质坚硬，折断面呈纤维状，黄白色，中央有白色疏松的髓。残留的叶片黄绿色至棕黑色，多破碎不全，皱缩卷曲，质脆易脱。花序黄绿色，苞片内可见长椭圆形褐色种子数枚。

气香，味微苦。

【炮制】除去残根及杂质，洗净，稍润，切段，干燥。

【性味与归经】中医　苦、辛，微寒。归肝、胆经。

壮医　苦、甘，凉。

【功能与主治】中医　消暑解表，清热解毒，凉血止血，截疟。用于暑热感冒，丹毒，便血，衄血，子宫出血，外伤出血，疥疮湿疹，疟疾。

壮医　清热毒，调龙路，除瘴毒。用于贫痧（感冒），发得（发热），陆裂（咯血），啧疳（疳积），阿意勒（便血），渗裂（衄血），兵淋勒（崩漏），隆白呆（带下），呗农（痈疮、痈肿），能蚌（黄疸），额哈（毒蛇咬伤）。

【用法与用量】内服：煎汤，10~15g，鲜品加倍。外用：适量，煎水洗，或鲜品捣烂敷。

【附方】

（1）治疟疾　牡蒿（土柴胡）、马鞭草各30g，水煎服。

（2）治崩漏　牡蒿（土柴胡）50g，母鸡1只，炖服。

（3）治咽喉肿痛　鲜牡蒿（土柴胡）50g，山豆根5g，水煎服。

（4）治湿疹　牡蒿（土柴胡）100g，水煎，熏洗患处。

（5）治产呱嘻馁（产后缺乳）　土柴胡10g，土人参15g，川楝子12g，薄荷（后下）5g，王不留行10g，当归10g，母猪蹄1只，水煎服。

【古今研究】

1. 本草摘要

《名医别录》："充肌肤，益气，令人暴肥。"《本草纲目》："捣汁服，治阴肿。"《分类草药性》："治伤寒结胸，热症发狂，补五痨七伤，治痔疮，酒毒，下血。"《江西民间草药》："小儿食积痞块发热。"《四川中药志》："能清血热、肝热，退潮热。治咳嗽，大小便不通。"

2. 现代研究

本品含有黄酮类（茵陈色原酮、8,4′-二羟基-3,7,2′-三甲氧基黄酮、3,5-二羟基-6,7,3′,4′-四甲氧基黄酮等）、酚酸类（绿原酸、异绿原酸A、异绿原酸C等）、萜类、挥发油、生物碱等多种化学成分，具有抗炎、抗氧化、抗衰老、驱虫杀虫、抗菌杀菌等药理作用。

大风艾 Dafengai

【别名】牛耳艾、再风艾、大骨风、大黄草、冰片艾、冰片叶、真金草、土冰片、艾粉、叶下香、山大艾。

【壮文名】棵歹逢，Go'ngaihlaux。

【来源与采集】本品为菊科植物艾纳香 *Blumea balsamifera*（L.）DC. 的全株。

【性状】本品茎呈圆柱形，大小不等。表面灰褐色或棕褐色，有纵条棱，节间明显，分枝，密生黄褐色柔毛。木质部松软，黄白色，中央有白色髓。叶略皱缩或破碎，边缘具细锯齿，上面呈灰绿色或黄绿色，略粗糙，被短毛，下面密被白色长茸毛。嫩叶两面均密被银色茸毛，叶脉带黄色，下表面凸出较明显。叶柄短，呈半圆形，两侧有2~4对狭线形的小裂片，密被短毛。叶质脆，易碎。气清凉、香，味辛。

【炮制】除去杂质，洗净，稍润，切段，干燥。

【性味与归经】中医　辛、苦，温。归心、脾、肺经。

壮医　辣、苦，热。

【功能与主治】中医　温中活血，调经，祛风除湿，杀虫。用于外感风寒，泻痢，腹痛肠鸣，肿胀，月经不调，痛经，筋骨疼痛，跌打损伤，湿疹，皮炎，癣疮。

壮医　调龙路，通谷道，祛风毒，除湿毒，调经，杀虫。用于唷痧（痧病），屙意咪（痢疾），白冻（泄泻），月经不调，京尹（痛经），诺吟尹（筋骨疼痛），林得叮相（跌打损伤），能啥能累（湿疹），痂（癣）。

【用法与用量】内服：煎汤，10~20g，鲜品加倍。外用：适量，煎水洗；或捣敷。

【附方】

（1）治风湿性关节炎，产后风湿　大风艾、蓖麻叶、石菖蒲各适量，水煎熏洗患处。

（2）治蛇咬伤创口久不愈合　大风艾适量，煎水熏洗患处。

（3）治跌打损伤，痈疮，皮肤瘙痒　大风艾鲜叶适量，捣烂外敷或煎水洗患处。

（4）治疟疾　大风艾、黄皮叶各10g，紫苏、大青叶根、鸭胆子根各12g，水煎服。

（5）治京尹（痛经），约经乱（月经紊乱） 大风艾 15g，香附 10g，水煎服。

【古今研究】

1. 本草摘要

《本草拾遗》："主癣。"《海药本草》："主伤寒五泄，心腹注气，下寸白，止肠鸣；烧之辟温疫。"《开宝本草》："去恶气，杀虫。主腹冷泄痢。"《生草药性备要》："祛风消肿，活血除湿。治跌打，敷酒风脚。"《岭南采药录》："疗四肢骨痛。"

2. 现代研究

本品富含挥发油、黄酮类和倍半萜类成分，为艾纳香主要化学成分，还含有二萜类、三萜类、苯丙素类、甾体类等化学成分。本品具有抗菌（细菌、真菌）、抗炎、镇痛、治疗烧烫伤、抑制神经炎症、降血糖、抗氧化、抗肥胖、抗病毒等多种药理作用。

钩藤 Gouteng

【别名】鹰爪风、倒挂刺、大叶毛钩藤、大叶钩、大叶金钩。

【壮文名】勾刮欧，Gaeugvaqngaeu。

【来源与采集】本品为茜草科植物钩藤 Uncaria rhynchophylla（Miq.）Jacks.、大叶钩藤 Uncaria macrophylla Wall.、毛钩藤 Uncaria hirsuta Havil.、华钩藤 Uncaria sinensis（Oliv.）Havil. 或无柄果钩藤 Uncaria sessilifructus Roxb. 的干燥带钩茎枝。秋冬季采收，去叶，切段，晒干。

【性状】本品茎枝呈圆柱形或类方柱形，长 2~3cm，直径 0.2~0.5cm。表面红棕色至紫红色者具细纵纹，光滑无毛；黄绿色至灰褐色者有的可见白色点状皮孔，被黄褐色柔毛。多数枝节上对生两个向下弯曲的钩（不育花序梗），或仅一侧有钩，另一侧为凸起的疤痕；钩略扁或稍圆，先端细尖，基部较阔；钩基部的枝上可见叶柄脱落后的窝点状痕迹和环状的托叶痕。质坚韧，断面黄棕色，皮部纤维性，髓部黄白色或中空。气微，味淡。

【炮制】除去杂质及老茎，去叶，切段，晒干。

【性味与归经】中医　甘，凉。归肝、心包经。

壮医　微甜，寒。

【功能与主治】中医　清热平肝，息风定惊。用于头痛眩晕，感冒夹惊，惊痫抽搐，妊娠子痫，高血压。

壮医　通火路龙路，清热毒，祛风毒，除湿毒。用于兰喯（眩晕），头痛，贫痧（感冒），狠风（小儿惊风），喯疳（疳积），心头痛（胃痛），林得叮相（跌打损伤），发旺（风湿骨痛），麻邦（中风），面瘫。

【用法与用量】内服：煎汤 3～12g。不宜久煎，入煎剂宜后下；或入散剂。

【附方】

（1）治眩晕　钩藤 15g，白术 10g，水煎服。

（2）治痧病　钩藤、山芝麻、三叉苦 15g，水煎服。

（3）治高血压　钩藤 10g，萝芙木 10g，路边青 15g，决明子 10g，夏枯草 10g，水煎服。

【古今研究】

1. 本草摘要

《名医别录》："主治小儿寒热，十二惊痫。"《药性论》："主小儿惊啼，瘛疭热壅。"《日华子本草》："治客忤胎风。"《本草纲目》："大人头旋目眩，平肝风，除心热，小儿内钓腹痛，发斑疹。"《本草征要》："舒筋除眩，解痉息风。"《本草述》："治中风瘫痪，口眼歪斜，及一切手足走注疼痛，肢节挛急。又治远年痛风瘫痪，筋脉拘急作痛不已者。"

2. 现代研究

本品富含生物碱，是发挥药理作用的重要活性成分群，主要为吲哚生物碱和氧化吲哚生物碱，钩藤碱和异钩藤碱约占了钩藤总碱的 40%。此外还含有黄酮类、三萜类、挥发油、植物甾醇等化学成分。本品对心血管系统、中枢神经系统和血液系统具有较好的药理作用，具体表现在降低血压、镇静、抗惊厥、抗癫痫、抗脑缺血、抗血栓等方面，此外在抗癌、抗炎镇痛、抗多药耐药方面也有一定的作用。

大叶紫珠 Dayezizhu

【别名】大风叶、白狗肠、大叶紫珠。

【壮文名】美苏苏，Maexculaux。

【来源与采集】本品为马鞭草科植物大叶紫珠 *Callicarpa macrophylla* Vahl. 的

干燥叶或带叶嫩枝。夏、秋季采摘，晒干。

【性状】本品多皱缩、卷曲，有的破碎。完整叶片展平后呈长椭圆形至椭圆状披针形，长10～30cm，宽5～11cm。上表面灰绿色或棕绿色，被短柔毛，较粗糙；下表面淡绿色或淡棕绿色，密被灰白色茸毛，主脉和侧脉突起，小脉伸入齿端，两面可见腺点。先端渐尖，基部楔形或钝圆，边缘有锯齿。叶柄长0.8～2cm。纸质。气微，味辛微苦。

【炮制】除去杂质，喷淋清水，切段，干燥。

【性味与归经】中医　辛、苦，平。归肝、肺、胃经。

壮医　苦、微辣，平。

【功能与主治】中医　散瘀止血，消肿止痛。用于衄血，咯血，吐血，便血，外伤出血，跌扑肿痛。

壮医　调龙路，化瘀血，消肿痛，止血。用于各种血证，白冻（泄泻），屙意咪（痢疾），发旺（痹病），林得叮相（跌打损伤）。

【用法与用量】内服：煎汤，15～30g。外用：适量，捣敷；研末撒。

【附方】

（1）治肺结核咯血，胃十二指肠溃疡出血　紫珠叶、白及各等量。共研细粉。每服6g，每日3次。

（2）治衄血　干紫珠叶6g，调鸡蛋清服；外用消毒棉花蘸叶末塞鼻。

（3）治创伤出血　鲜紫珠叶，用冷开水洗净，捣匀后敷创口；或用干紫珠叶研末撒敷，外用消毒纱布包扎之。

（4）治赤眼　鲜紫珠草头30g。洗净切细，水2碗，煎1碗服。

（5）治痈肿，喉痹，蛇虫、狂犬等毒　紫荆（紫珠）煮汁服之，亦可洗。

（6）治阴道炎，宫颈炎　150%紫珠叶溶液，每次10mL，涂抹阴道，或用阴道栓，每日1次。1周为1个疗程。

【古今研究】

1.本草摘要

广州部队《常用中草药手册》："止血，止痛，散瘀消肿。治消化道出血，咯血，衄血，创伤出血，拔牙出血，跌打肿痛，风湿骨痛。"

2.现代研究

本品含有黄酮类（木犀草素、3,7-二甲氧基槲皮素、3,7,3′,4′-甲氧基槲皮素和

5-羟基-3,7,4′-甲氧基黄酮)、苯丙素及苷类(毛蕊花糖苷)、倍半萜类、三萜类、酚酸类、甾体类等多种化学成分。在止血、抗菌、抗病毒、抗氧化、镇痛等方面具有一定的药理活性。

大驳骨 Dabogu

【别名】大还魂、龙头草、大驳骨消、大驳骨丹、大骨风、接骨木、大骨碎、大骨节草、大接骨。

【壮文名】Gociepndoklaux。

【来源与采集】本品为爵床科植物黑叶小驳骨 Gendarussa ventricosa(Wall.ex Sims.) Nees 的全株。全年可采,洗净,晒干或鲜用。

【性状】本品嫩茎略呈方形,老茎呈圆柱形,直径 0.4~4.0cm,老枝灰黄色至灰褐色,嫩枝绿色,常有粉尘状细密斑点及点状凸起的皮孔,节稍膨大。质硬,断面纤维性,皮部薄,木部类白色或淡黄色,髓部松软。单叶对生,革质,黄绿色至墨绿色,或灰褐色,多皱缩破碎,完整者展平后呈椭圆形或倒卵形,长 10~17cm,宽 3~6cm,顶端短渐尖或急尖,基部渐狭,全缘,常有颗粒状隆起,中脉粗大,叶柄长 1.0~1.5cm。有时枝条顶端可见穗状花序,花密生,苞片大,覆瓦状重叠,被微柔毛,花冠二唇形。气微,味淡,稍有豆腥味。

【炮制】除去杂质,洗净,切段,晒干。

【性味与归经】中医 微酸、微辛,平。归肝、肾、胃经。

壮医 微酸、微辣;平。

【功能与主治】中医 续接骨,祛风湿。用于跌打损伤,骨折,风湿骨痛,肋间神经痛。

壮医 散瘀血,通龙路,祛风邪,除湿毒,消瘀肿,止疼痛。用于林得叮相(跌打损伤),夺扼(骨折),发旺(风湿骨痛),腰腿痛,外伤出血。

【用法与用量】内服:20~50g,水煎服。外用:适量,捣烂敷患处或煎水洗患处。

【附方】

(1)治骨折 大驳骨 60g,泽兰 30g,透骨消 30g,小驳骨 60g,鸡骨消 15g,共捣烂,酒炒热外敷。

(2)治痹病 大驳骨 50g,鸡血藤 30g,水煎服,复煎渣外洗。

【古今研究】

1. 本草摘要

《中国植物志》:"全草入药,有续筋接骨、祛风湿之效,可治骨折、跌打扭伤、关节炎、慢性腰腿痛等。"

2. 现代研究

关于本品化学成分及现代药理学方面的研究很少,仅见到有挥发性成分(棕榈酸、角鲨烯、硬脂酸、油酸、植醇)以及黄酮类成分的相关报道,药理作用主要体现在抗炎镇痛等方面。

大金花草 Dajinhuacao

【别名】乌蕨,野黄连,水黄连,蚱蜢参,金花草,雉鸡尾。

【壮文名】棍盖东,Gutgaijdoeg。

【来源与采集】本品为鳞始蕨科植物乌蕨 Stenoloma chusanum(L.)Ching 的干燥全草。秋季采收,洗净泥沙,晒干。

【性状】本品根茎粗壮,表面密被赤褐色钻状鳞片,上方近生多数叶,下方有众多紫褐色须根。叶柄呈不规则的细圆柱形,表面光滑,禾秆色或基部红棕色,有数条角棱及一凹沟;叶片披针形,三至四回羽状分裂,略褶皱,棕褐色至深褐色,小裂片楔形,先端平或1～2浅裂;孢子囊群1～2个着生于每个小裂片先端边缘。气微,味苦。

【炮制】除去杂质,洗净,切段,干燥。

【性味与归经】中医 微苦,寒。归肝、肺、大肠经。

壮医 微苦、涩,寒。

【功能与主治】中医 清热,解毒,利湿,止血。用于风热感冒,中暑发痧,泄泻,痢疾,白浊,白带,咳嗽,吐血,便血,尿血,牙疳,痈肿。

壮医 通龙路,调气道、谷道、水道,清湿热毒,止血。用于贫痧(感冒),埃病(咳嗽),货烟妈(咽痛),屙意咪(痢疾),隆白呆(带下),呗农(痈疮、痈肿),贝傍寒(鹅口疮),额哈(毒蛇咬伤),航靠谋(腮腺炎),能啥能累(湿疹),鹿勒(吐血),幽勒(尿血),阿意勒(便血),肠炎,肝炎,外伤出血。

【用法与用量】内服:煎汤,15～30g;或绞汁。外用:适量,捣敷;或研末外敷；或煎汤洗。

【附方】

（1）治肝炎　大金花草50g，溪黄草50g，水煎服。

（2）预防中暑　大金花草50g，金果榄5g，诃子5g，水煎服。

（3）治烧伤　大金花草适量，炒焦，研细末，以麻油调敷患处。

（4）治外伤出血　鲜大金花草、石仙桃叶各适量，捣烂敷伤处。

（5）治毒蛇咬伤　鲜大金花草根茎适量，捣烂外敷伤口周围，并取大金花草200g，水煎服。

（6）治屙意咪（痢疾）　大金花草30g，板蓝根20g，水煎服。

【古今研究】

1. 本草摘要

《峨嵋药植》："根状茎：消火退热。"《贵州民间方药集》："全草，止咳。治伤风感冒；外用治九子疡，消肿毒。"《广西中药志》："叶，治热咳吐血，红白痢疾，解毒；外治跌打出血，水火烫伤，疮疡烂肉等证。根：治亦白痢。"广州部队《常用中草药手册》："全草：清热，解毒，利湿。治流感，感冒，咳嗽，扁桃体炎，腮腺炎，肠炎，痢疾，皮肤湿疹。"

2. 现代研究

本品含有荭草苷、牡荆素葡萄糖苷、牡荆素鼠李糖苷、牡荆素、木犀草苷等黄酮类化合物，还含有酚酸类、香豆素类、萜类、生物碱、挥发油等多种化学成分。本品具有抗菌、抗氧化、抗酪氨酸酶、抗炎、保肝、降糖、抗肿瘤等作用。

大蓟 Daji

【别名】 马蓟，刺蓟，山牛蒡，鸡脚刺，牛口刺，刺萝卜，马刺草，野刺菜。

【壮文名】 涯林子，Nyalinzswj。

【来源与采集】 本品为菊科植物蓟 Cirsium japonicum Fisch.ex DC. 的干燥地上部分。夏、秋二季花开时采割地上部分，除去杂质，晒干。

【性状】 本品茎呈圆柱形，基部直径可达1.2cm；表面绿褐色或棕褐色，有数条纵棱，被丝状毛；断面灰白色，髓部疏松或中空。叶皱缩，多破碎，完整叶片展平后呈倒披针形或倒卵状椭圆形，羽状深裂，边缘具不等长的针刺；上表面灰绿色或黄棕色，下表面色较浅，两面均具灰白色丝状毛。头状花序顶生，球形或椭圆形，总苞黄褐色，羽状冠毛灰白色。气微，味淡。

【炮制】除去杂质，抢水洗或润软后，切段，干燥。

【性味与归经】中医　甘、苦，凉。归心、肝经。

壮医　甘，凉。

【功能与主治】中医　凉血止血，散瘀解毒消痈。用于衄血，吐血，尿血，便血，崩漏，外伤出血，痈肿疮毒。

壮医　调龙路，除湿毒，止血，消肿痛。主治外伤出血、鹿勒（吐血）、阿意勒（便血）、兵淋勒（崩漏）、幽勒（尿血）、笨浮（水肿）、能晗能累（湿疹）、呗农（疮疡）等。

【用法与用量】内服：煎汤，9～15g；或绞汁。外用：适量，捣敷。用于止血宜炒炭用。

【附方】

（1）治吐血　大蓟 15g，白及 15g，百草霜 10g，水煎服。

（2）治咯血　大蓟 15g，百部 10g，墨旱莲 15g，土黄芩 10g，白茅根 10g，水煎服。

（3）治尿痛，尿血　大蓟 15g，车前草 15g，淡竹叶 5g，水煎服。

（4）治血压嗓（高血压）　大蓟、小蓟各 25g，水煎代茶饮。

【古今研究】

1. 本草摘要

《滇南本草》："消瘀血，生新血，止吐血、鼻血。治小儿尿血，妇人红崩下血，生补诸经之血，消疮毒，散瘰疬结核，疮痈久不收口者，生肌排脓。"

2. 现代研究

本品主要含有黄酮类、木脂素类、三萜类、甾醇类、烯醇类、挥发油类、酸类、苷类及其他类化学成分。《中国药典》规定：含柳穿鱼叶苷（$C_{28}H_{34}O_{15}$）不得少于 0.20%。本品具有凝血止血、降血压、抗肿瘤、抑菌、降血糖、抗骨质疏松、降血脂、保肝等药理作用。

小钻 Xiaozuan

【别名】红木香，紫荆皮，金谷香，钻骨风，紫金藤，长梗南五味子。

【壮文名】勾钻侬，Gaeucuenqiq。

【来源与采集】本品为五味子科植物长梗南五味子 Kadsura longipedunculata Fin.et Gagnep. 的干燥根及根茎。全年均可采收，去粗皮，洗净，切片，晒干。

【性状】本品根圆柱形，扭曲，直径 0.3～2.5cm。表面灰黄色至灰褐色，具纵皱纹及横裂纹，栓皮疏松，剥落露出红棕色皮层或横向断裂，露出淡棕色木心，质坚韧，不易折断；断面不平整，皮部稍厚，红棕色或淡紫褐色，纤维性；木部淡棕黄色至浅棕色，具密集小孔。气香，味微苦、辛。

【炮制】除去杂质，洗净，润透，切厚片或块，干燥。

【性味与归经】中医　辛、苦，温。归脾、胃、肝经。

壮医　辣、微甜、苦，微温。

【功能与主治】中医　理气止痛，祛风通络，活血消肿。用于胃痛，腹痛，风湿痹痛，痛经，月经不调，产后腹痛，咽喉肿痛，痔疮，无名肿毒，跌打损伤。

壮医　通龙路、火路，调气道，止痛。用于发旺（痹病），胴尹（胃痛），京尹（痛经），林得叮相（跌打损伤），核尹（腰痛），麻邦（中风），埃病（咳嗽）。

【用法与用量】内服：煎汤，15～20g。外用：适量，捣敷或研粉调水敷患处。

【附方】

（1）治发旺（痹病）　小钻、鸡血藤、九层风各 20g，水煎服。

（2）治胴尹（胃痛）　小钻、两面针、大金花草、铺地蜈蚣各 15g，水煎服。

（3）治屙泻（泄泻）　小钻、救必应、香附各 15g，水煎服。

（4）治慢性肾炎　小钻、千斤拔、黄花倒水莲、扶芳藤、虎杖、鸡血藤、草鞋根各 15g，水煎服。

【古今研究】

1. 本草摘要

汪连仕《采药书》："入膏用，行血散气。"《本草纲目拾遗》："治风气痛、伤力、跌扑损伤、胃气疼痛、食积、痧胀等症，俱酒煎服。"《江西民间草药验方》："行血，理气，消胀，止痛，驱蛔虫。"广州部队《常用中草药手册》："活血祛风，散瘀止痛。治慢性胃炎，胃及十二指肠溃疡，急性胃肠炎，风湿筋骨痛，跌打瘀积肿痛。"《广西本草选编》："祛风活血，行气止痛，散瘀消肿。主治胃痛，痛经，产后腹痛，风湿痹痛，疝气。"

2. 现代研究

本品中木脂素及其衍生物为其重要化学成分，目前发现约 70 个单体化合物。

还发现四环三萜类化合物 30 多个,以及倍半萜类、挥发油、甾体类等化学成分。在抗炎、镇痛、抗肿瘤、抗病毒、抗氧化、抗血小板聚集、抑菌等方面具有较好的药理活性。

金不换 Jinbuhuan

【别名】山乌龟、地乌龟、白地胆、荷叶暗消、地不容。

【壮文名】门崩茂,Maengzbaegmbouj。

【来源与采集】本品为防己科植物广西地不容 Stephania kwangsiensis H.S.Lo、小花地不容 Stephania micrantha H.S.Lo et M.Yang 或桂南地不容 Stephania kuinanensis H.S.Lo et M.Yang 的干燥块根。全年可采,洗净,切片,干燥。

【性状】本品呈不规则的类圆形片或不规则块片,稍卷曲,直径 5~15cm,厚 3~5mm。表面棕褐色,有粗糙的皱纹或不规则的龟壳状裂纹。切面暗黄色或淡黄色,可见维管束呈点状突起,排列成同心环或不规则形状。质硬而脆,易折断,断面淡黄色。气微,味苦。

【炮制】除去杂质,洗净,润透,切厚片,干燥。

【性味与归经】中医 苦,寒。归肺、胃、肝经。

壮医 苦,寒。

【功能与主治】中医 清热解毒,散瘀消肿,健胃止痛。用于胃、十二指肠溃疡疼痛,上呼吸道感染,急性胃肠炎,菌痢,牙痛,神经痛,痈疮肿毒,跌打肿痛。

壮医 调气道谷道,通龙路火路,清热毒,散瘀止痛。用于白冻(泄泻),阿意咪(痢疾),心头痛(胃痛),埃病(咳嗽),货烟妈(咽痛),神经痛,牙痛,发旺(风湿骨痛),林得叮相(跌打肿痛),产后腹痛,月经不调,北嘻(乳痈),对口疮,额哈(毒蛇咬伤)。

【用法与用量】内服:煎汤,10~15g。外用:捣敷、研末撒或磨汁涂。

【使用注意】孕妇忌服。

【附方】

(1)治痈疽疔毒发背、无名肿毒,不出头者 金不换,用鸡蛋清调搽,留顶,一夜即出头。出头后,切勿妄敷。

(2)治热毒攻眼,头痛眉痛,壮热不止 金不换、木香、川大黄各三分。为末，浆水调膏摊贴，干即易之。

（3）治胃痛，气胀腹痛　金不换研末，每用五分，姜汤送下。

（4）治急性肠胃炎　金不换根干粉二至三分，吞服。

（5）治神经衰弱　金不换根一钱，煎服。

（6）治疟疾　金不换末五分，开水送服，或水煎服。

【古今研究】

1. 本草摘要

《证类本草》："主止烦热，辟瘴疠，利喉闭及痰毒。"《滇南本草》："截疟，吐痰，倒食。"《南岳总胜集》："取汁同雄黄末调服之，大解蛇毒，以其滓敷伤处。"《本草纲目》："消痰降火，利咽喉，退目赤。"

2. 现代研究

本品富含生物碱，含量达 3%～4%，主要为异喹啉类生物碱成分，具有抗炎、镇痛、抑菌、抗病毒、抗癌、抑制乙酰胆碱酯酶、抗心律失常等药理作用。

千斤拔 Qianjinba

【别名】蔓性千斤拔、一条根、老鼠尾、吊马墩、吊马桩、金牛尾、箭根、钉地根、土黄芩、钻地风。

【壮文名】棵壤丁，Goragdingh。

【来源与采集】本品为豆科植物蔓性千斤拔 *Flemingia philippinensis* Merr.et Rolfe 或大叶千斤拔 *Flemingia macrophylla*（Willd.）Prain 的干燥根。秋季采收，洗净，干燥。

【性状】本品呈长圆锥形，不分枝或少分枝，长 15～50cm，直径 1～5cm。外表棕红色、棕褐色或灰褐色，有横向皮孔和纵皱纹。皮部易剥落，根头部膨大，有圆形瘢痕和残留茎基，下部渐细。断面呈菊花心，皮部薄，棕红色，木部黄白色或淡红色。质硬。微具豆腥气，味微甘、涩。

【炮制】除去杂质，洗净，润透，切片，干燥，筛去灰屑。

【性味与归经】中医　甘、微涩，平。归肝、肾经。

壮医　甜，平。

【功能与主治】中医　祛风利湿，强筋壮骨，消瘀解毒。用于风湿痹痛，腰腿痛，腰肌劳损，白带异常，慢性肾炎，痈肿，喉蛾，跌打损伤。

壮医　通调龙路，祛风毒，除湿毒，补虚强筋骨。用于核尹（腰痛），麻邦（偏瘫），委约（阳痿），发旺（风湿骨痛），优平（自汗）。

【用法与用量】内服：煎汤，15～30g。外用：适量，磨汁涂，或研末调敷。

【附方】

（1）治风湿性关节炎，腰腿痛　千斤拔30g，半枫荷15g，水煎服。

（2）治坐骨神经痛　蔓性千斤拔根、肖梵天花根各30g。水煎服。

（3）治产后腰膝痛　蔓性千斤拔根30g，茜草、威灵仙各9g。水煎服。

（4）治劳倦乏力　蔓性千斤拔根15g，秤星树（梅叶冬青）30g。水煎服。

（5）治跌打损伤　千斤拔20～30g。酒、水各半煎服。

【古今研究】

1. 本草摘要

《植物名实图考》："补气血。"《岭南采药录》："祛风去湿。治手足痹痛，腰部风湿作痛，理跌打伤，能舒筋活络。"《南宁市药物志》："壮筋骨，去瘀积。治跌打损伤，风湿骨痛，四肢酸软无力，黄疸。"

2. 现代研究

本品主要含有黄酮类、挥发油、甾体类、蒽醌类、苷类、三萜类、有机酸等多种化学成分，具有抗炎、镇痛、抗氧化、抗疲劳、抗血栓、调节血脂、保肝、抗肿瘤、神经修复等药理作用。

莪术 Ezhu

【别名】温莪术、蓬莪术、山姜黄、芋儿七、臭屎姜。

【壮文名】京昆，Ginghgunh。

【来源与采集】本品为姜科植物蓬莪术 *Curcuma phaeocaulis* Val.、广西莪术 *Curcuma kwangsiensis* S.K.Lee et C.F.Liang 或温郁金 *Curcuma wenyujin* Y.H.Chen et C.Ling 的干燥根茎。后者习称"温莪术"。冬季茎叶枯萎后采挖，洗净，蒸或煮至透心，晒干或低温干燥后除去须根及杂质。

【性状】蓬莪术　呈卵圆形、长卵形、圆锥形或长纺锤形，顶端多钝尖，基部钝圆，长2～8cm，直径1.5～4cm。表面灰黄色至灰棕色，上部环节突起，有圆形微凹的须根痕或残留的须根，有的两侧各有1列下陷的芽痕和类圆形的侧生根茎痕，有的可见刀削痕。体重，质坚实，断面灰褐色至蓝褐色，蜡样，常附有灰棕色粉末，皮层与中柱易分离，内皮层环纹棕褐色。气微香，味微苦而辛。

广西莪术　环节稍突起，断面黄棕色至棕色，常附有淡黄色粉末，内皮层环纹黄白色。

温莪术　断面黄棕色至棕褐色，常附有淡黄色至黄棕色粉末。气香或微香。

【炮制】莪术　除去杂质，洗净，略泡，蒸软，切薄片，干燥。

（1）取莪术除去杂质，大小分档，略泡，洗净后置锅内，用醋与适量热水浸没，煮至醋吸尽透心（或醋水浸润透，蒸透心），取出切中片或薄片，干燥，筛去灰屑。

（2）取莪术除去杂质，加醋拌匀，置适宜容器内，加热蒸至透心，取出，稍凉，切厚片，干燥，每100kg莪术用醋20kg。

（3）除去杂质、须根，洗净，浸润，水煮至透心，切薄片，干燥。

【性味与归经】中医　辛、苦，温。归肝、脾经。

壮医　辣、苦，热。

【功能与主治】中医　行气破血，消积止痛。用于癥瘕痞块，瘀血经闭，食积胀痛。

壮医　通龙路火路，破瘀散结。用于肝脾肿大，埃病（咳嗽），京瑟（闭经），心头痛（胃痛），癌肿，林得叮相（跌打损伤），邦巴尹（肩周炎），活邀尹（颈椎病），妇女产后头痛。

【用法与用量】内服：煎汤，5～10g；或入丸、散。外用：适量，煎汤洗；或研末调敷。行气止痛多生用，破血祛瘀宜醋炒。

【附方】

（1）治咳嗽　广西莪术、木防己各5g，马鞭草15g，水煎服。

（2）治肿瘤　广西莪术10g，半枝莲10g，三棱草10g，重楼（七叶一枝花）5g，水煎服。

（3）治泌尿系结石　广西莪术10g，三棱草10g，皂角刺10g，牛膝12g，薏苡仁15g，青皮、枳壳各10g，水煎服。

（4）治中期引产蜕膜残留　广西莪术、三棱草各10g，肉桂3g，五灵脂10g，生大黄5g，共研末，每次3g，温开水冲服。

【古今研究】

1. 本草摘要

《药性论》:"治女子血气心痛,破痃癖冷气。"《日华子本草》:"治一切气,开胃消食,通月经,消瘀血,止扑损,下气血及内损恶血。"《图经本草》:"治积聚诸气,为最要之药。"《生草药性备要》:"捣敷疮,消肿散瘀止痛……亦能止血,理跌打。"

2. 现代研究

本品主要包含挥发油和姜黄素两大类成分。而挥发油类主要成分以倍半萜类化合物为主,姜黄素类主要成分以二苯基庚烷类化合物为主。此外,还含有三萜类、酯类等化合物。《中国药典》规定:含挥发油不得少于1.5%(mL/g)。现代药理研究表明,本品具有促进血液循环、加强胃肠功能、抗肿瘤、抗炎镇痛、抗氧化、抑菌、抗病毒、降血糖、保肝、增强免疫等多种作用。

飞龙掌血 Feilongzhangxue

【别名】见血飞、大救驾、三百棒、下山虎、簕钩、黄大金根。

【壮文名】温肖,Oenceu。

【来源与采集】本品为芸香科植物飞龙掌血 Toddalia asiatica(Linn.)Lam. 的干燥根。全年均可采收,除去杂质,切片或段,干燥。

【性状】本品根呈圆柱形,弯曲,直径0.8~3cm,有分枝。表面黄色至土黄色,具纵皱,刮除栓皮,皮部棕红色呈颗粒状。质硬,不易折断,断面灰黄色;皮部灰棕色,颗粒状;木部具小而密集的小孔。气微,味辛、微苦。

【炮制】除去杂质,洗净,润透,切厚片,干燥。

【性味与归经】中医 辛、苦,温。归肝、肾经。

壮医 辣、微苦,性温。

【功能与主治】中医 祛风止痛,散瘀止血。用于风湿痹痛,胃痛,跌打损伤,吐血,刀伤出血,痛经,闭经,痢疾,牙痛,疟疾。

壮医 祛风毒,通龙路,散瘀止血。用于发旺(痹病),核尹(腰痛),胴尹(胃痛),扭像(扭挫伤),各种血证,京瑟(闭经),京尹(痛经)。

【用法与用量】内服:煎汤,6~15g。外用适量,捣敷或研末敷患处。

【附方】

（1）治吐血，衄血　飞龙掌血、牵牛子、白茅根各15g，水煎服。

（2）治风湿痹痛　飞龙掌血根皮15g，水煎服。

（3）治经卡（闭经），痛经　飞龙掌血、艾叶、当归藤各15g，水煎服。

【古今研究】

1. 本草摘要

《分类草药性》："散血破气，治风湿筋骨疼痛，吐血不止。"《贵州民间药物》："散瘀，解表。治伤风咳嗽，腹绞痛。"《广西药用植物名录》："治眼红肿、翳膜。"《四川常用中草药》："治痛经，经闭，血块，劳伤吐血，风湿麻木，筋骨疼痛。"

2. 现代研究

本品富含香豆素类（毛两面针素、茴芹香豆素、飞龙掌血素等）和生物碱类（氯化两面针碱、白屈菜红碱、两面针碱等）成分。此外，还含有三萜类、黄酮类、酚酸类等多种化学成分。现代药理研究表明，本品具有抗炎镇痛、抑菌、抗肿瘤、降血脂、止血等作用。

马蹄金 Matijin

【别名】荷苞草、落地金钱、金钱草、小马蹄草、黄疸草、小金钱草。

【壮文名】碰浅力，Byaekcenzlik。

【来源与采集】本品为旋花科植物马蹄金 Dichondra micrantha Ulb. 的干燥全草。春、夏季采收，干燥。

【性状】本品多皱缩成团。茎呈细长圆柱形，长短不一，直径0.5～0.7mm。表面黄棕色，无毛或被疏毛；节明显，节处常有纤细的根。叶互生，多皱缩，展平后呈肾形或圆形，长3～9mm，宽4～11mm，先端圆或微凹，基部心形，全缘；上表面黄绿色，微有毛，下表面色较浅，有毛。叶柄长12～35mm，被毛。有的带花或果。花单生叶腋，有柄。蒴果球形，膜质，内有种子1～2枚。气微，味淡。

【炮制】除去杂质，洗净，稍润，切段，干燥。

【性味与归经】中医　甘、苦，寒。归肝、胆、肾、膀胱经。

壮医　苦、微辣，寒。

【功能与主治】中医　清热解毒，利湿通淋，散瘀消肿。用于湿热黄疸，痢疾，砂石淋痛，白浊，水肿，疮疡肿毒，跌打损伤。

壮医　通龙路，利水道，清热毒，散瘀消肿。用于能蚌（黄疸），阿意咪（痢疾），肉扭（淋证），狠尹（疖肿），林得叮相（跌打损伤），唉百银（百日咳），北嘻（乳痈），陆裂（咯血），额哈（毒蛇咬伤）。

【用法与用量】 内服：6～15g（鲜品 30～60g），水煎服。外用：适量，捣烂敷患处或捣汁滴眼。

【附方】

（1）治黄疸，胁痛　马蹄金 15g，虎杖 20g，威灵仙 30g，鸡骨草 30g，栀子 20g，水煎服。

（2）治淋证　马蹄金 20g，海金沙 10g，车前 20g，瞿麦 10g，水煎代茶饮。

【古今研究】

1. 本草摘要

《苗族药物集》："退热，排毒，利湿，退黄，调经。"《贵州民间方药集》："治病后体虚，结石，水肿，疔疮，蛇伤，痞块，蛇头疮。"

2. 现代研究

关于本品化学成分及现代药理学方面的研究并不多，主要含有香豆素、生物碱、植物甾醇等化学成分，在镇痛、抗炎、抗菌、抗病毒、保肝等方面具有一定的药理作用。

牛大力 Niudali

【别名】 猪脚笠、山莲藕、金钟根、倒吊金钟、大力薯。

【壮文名】 勾两抹，Gorengxmox。

【来源与采集】 本品为豆科植物美丽崖豆藤 *Millettia speciosa* Champ. 的干燥块根。全年可采，干燥。

【性状】 本品为长结节块状，有的略弯曲，长短不一，圆柱形或椭圆柱形，直径可达 5cm。表面灰黄色至土黄色，有不规则的纵向粗皱纹和横向细线纹，偶有须根痕，外皮粗厚。体重，质硬，不易折断，断面不平，黄白色至类白色，有裂隙。气微，味甘。

【炮制】 除去杂质，洗净，润透，切片，干燥。

【性味与归经】中医 甘,平。归肝、肺经。

壮医 甜,平。

【功能与主治】中医 舒筋活络,补虚润肺。用于腰腿痛,风湿痛,慢性肝炎,肺结核。

壮医 调龙路火路,通气道水道,除热毒,补虚。用于埃病(咳嗽),核尹(腰痛),慢性肝炎,遗精,隆白呆(带下),肺结核。

【用法与用量】内服:煎汤,15～30g。

【附方】

(1)治病后体虚,肺虚咳嗽 牛大力30g,水煎服。

(2)治风湿性关节炎 牛大力30g,南五加皮20g,宽筋藤15g,海风藤15g,牛膝15g,榕树气根15g,山胡椒根10g,水煎服。

【古今研究】

1. 本草摘要

《生草药性备要》:"壮筋骨,解热毒,理内伤,治跌打,浸酒滋肾。"《陆川本草》"味苦,性寒。清肺,止咳,止衄,清凉解毒。主治痢疾,咳血,温病身热口渴,头昏脑胀。"

2. 现代研究

本品主要含有高丽槐素、紫檀素、异甘草素等黄酮类成分,此外还含有生物碱、苯丙素类、植物甾醇、多糖类等化学成分,具有保肝、抗炎镇痛、免疫调节、抗氧化、抗疲劳、抗抑郁等作用。

牛奶木 Niunaimu

【别名】牛奶树,牛奶子、多糯树、稔水冬瓜。

【壮文名】美得,Meizdw。

【来源与采集】本品为桑科植物对叶榕 Ficus hispida Linn. 的干燥根及茎。全年可采挖,除去泥沙,切段,干燥。

【性状】本品类圆柱形,稍弯曲,有小分枝,直径1～10cm。表面灰褐色,具纵皱纹及横向皮孔。质硬。切断面皮部厚1～2mm,浅棕褐色,显纤维性,木部断面浅黄棕色,具细的环纹。气微,味淡微涩。

【炮制】除去杂质,洗净,润透,切片,干燥。

【性味与归经】中医　甘、微苦,凉。归肺、脾经。

壮医　甜,平。

【功能与主治】中医　疏风清热,消积化痰,健脾除湿,行气散瘀。用于感冒发热,结膜炎,支气管炎,消化不良,痢疾,脾虚带下,乳汁不通,跌打肿痛,风湿痹痛。

壮医　通气道谷道水道,祛风毒,清热毒,通龙路。用于东郎(食滞),阿意咪(痢疾),鹿(呕吐),白冻(泄泻),林得叮相(跌打损伤),发旺(风湿骨痛),隆白呆(带下)。

【用法与用量】内服:煎汤,15~30g。外用:适量,煎水洗;或研末调敷。

【附方】

(1) 治痧病　牛奶木 15g,山芝麻 10g,路边青 10g,水煎服。

(2) 治阿意咪(痢疾)　牛奶木、地桃花、凤尾草各 15g,水煎服。

(3) 治风湿痹痛　牛奶木 20g,九龙藤、九节风各 15g,水煎服。

【古今研究】

1. 本草摘要

《岭南采药录》:"治腋疮,捣其子及叶敷之。"广州部队《常用中草药手册》:"治斑疹发热。"

2. 现代研究

本品所含化学成分类型多样,主要含有生物碱、黄酮类、苯丙素类、三萜类、倍半萜类、甾体类及脂肪链烃类等。现代药理研究表明,本品具有抗肿瘤、降血糖、抗氧化、镇痛、抗炎、抗菌等药理作用。

牛尾菜 Niuweicai

【别名】马尾伸根,老龙须,大伸筋草,草菝葜,金刚豆藤,软叶菝葜。

【壮文名】枰当抹,Caekdakmox。

【来源与采集】本品为百合科植物牛尾菜 Smilax riparia A.DC. 的干燥根及根茎。夏、秋季采挖,除去藤茎及泥沙,干燥。

【性状】根茎呈密结节状,弯曲,有分枝,长 4~15cm,直径 4~8mm。表面灰棕色，粗糙。每节有一凹陷的茎痕，有时可见残留的藤茎。根细长弯曲，密生于节上，长15～40cm，直径1～3mm，表面灰黄色或灰棕色，有纵皱纹及细小稀疏侧根。质坚韧，不易折断，断面皮部黄白色，木部黄色。气微，味微甘、微辛。

【炮制】除去杂质，洗净，润透，切段，干燥。

【性味与归经】中医　甘、苦，平。归肝、肺经。

壮医　甘，平。

【功能与主治】中医　舒筋通络，补气活血，祛痰止咳。用于筋骨疼痛，气虚浮肿，跌打损伤，咳嗽吐血。

壮医　调龙路火路，通气道水道，调气补虚，祛痰止咳。用于笨浮（水肿），发旺（风湿骨痛），埃病（咳嗽），陆裂（咯血）。

【用法与用量】内服：煎汤，15～30g；大量可用至30～60g；浸酒或炖肉。外用：适量，捣敷。

【附方】

（1）治气虚浮肿　牛尾菜、毛蜡烛、地洋参各10g，水高粱根5g，葵花秆心3g，绿豆10g，瘦猪肉100g，炖服。

（2）治肾虚咳嗽　牛尾菜、饿蚂蟥根、大火草根、土枸杞根各10g，扑地棕根3g，鸡肉100g，炖服。

【古今研究】

1. 本草摘要

《江西草药》："祛风散瘀，治风湿痹痛，跌打损伤。"《贵州草药》："清热止咳，补虚益损。"《陕西中草药》："祛风湿，活血通络，消炎镇痛，治风湿性关节炎，筋骨疼痛，高血压所致之偏瘫，骨髓炎，骨结核。"《常用中草药单方验方选编》："治白带过多，淋巴结炎。"《湖南药物志》："舒筋活血，补气通络。"

2. 现代研究

甾体皂苷为牛尾菜中重要化学成分，其苷元主要有螺甾烷醇型、异螺甾烷醇型和呋甾烷醇型三种类型。此外，还含有黄酮及其苷类、苯丙素类、萜类、木脂素类等化学成分。牛尾菜及其多种单体化合物在抗炎、镇痛、抗肿瘤、降血糖、抗氧化、降尿酸等方面均具有较好的药理作用。

白背叶 Baibeiye

【别名】白鹤叶、白面戟、白面风、白桃叶。

【壮文名】棵懂豪，Godungzhau。

【来源与采集】本品为大戟科植物白背叶 Mallotus apelta (Lour.) Muell.Arg. 的干燥叶。全年可采，除去杂质，干燥。

【性状】本品皱缩，边缘多内卷，完整叶片展平后呈阔卵形，长7～17cm，宽为5～14cm。上表面绿色或黄绿色，下表面灰白色或白色。顶端渐尖，基部近截平或略呈心形，全缘或顶部微3裂，有钝齿，上表面近无毛，下表面被星状毛，基出脉5条，叶脉于下表面隆起。叶柄长4～20cm，质脆。气微香，味微苦、辛。

【炮制】除去杂质，洗净，稍润，切碎，干燥。

【性味与归经】中医　苦、涩，平。归胃、肝、肾经。

壮医　微苦、涩，平。

【功能与主治】中医　清热解毒，利湿，止痛，止血。用于淋浊，胃痛，口疮，痔疮，溃疡，跌打损伤，蛇咬伤，外伤出血。

壮医　通龙路，利水道，清热毒，祛湿毒，止血止痛。用于鹿勒（吐血），阿意勒（便血），中耳炎，鹅口疮，仲嘿喯尹（痔疮），湿疹，林得叮相（跌打损伤），外伤出血，皮肤溃疡，额哈（毒蛇咬伤）。

【用法与用量】内服：煎汤，5～10g。外用：适量，研末撒或煎水洗患处；或鲜品适量，煎水洗患处。

【附方】

（1）治鹅口疮　白背叶适量煮水，用消毒棉卷蘸水拭抹患处，一日三次，连抹两天。

（2）治外伤出血，溃疡　白背叶晒干，擦成棉绒样收贮，出血时取适量贴上，外加绷带固定。

（3）治皮肤湿痒　白背叶煎水洗。

（4）治产后风　白背叶30g，艾叶10g，酒煎服。

（5）治溃疡　白背叶鲜叶捣烂，麻油或菜油调敷。

（6）治跌打扭伤　鲜白背叶适量，捣敷。

【古今研究】

1. 本草摘要

《贵州草药》:"止血,生肌,排石。"《贵州药用植物名录》:"顺气宽中,消食止痛。"

2. 现代研究

本品主要含有黄酮类、苯并吡喃类及其衍生物、香豆素类、萜类及挥发性成分。在抗炎、抗病毒、抑菌、驱虫、抗肿瘤、保肝等方面具有一定的药理活性。

地龙 Dilong

【别名】蚯蚓、蛐蟮、曲虫、土蟺、赤虫。

【壮文名】堵黏,Duzndwen。

【来源与采集】本品为钜蚓科动物参环毛蚓 Pheretima aspergillum（E.Perrier）、通俗环毛蚓 Pheretima vulgaris Chen、威廉环毛蚓 Pheretima guillelmi（Michaelsen）或栉盲环毛蚓 Pheretima pectinifera Michaelsen 的干燥体。前一种习称"广地龙",后三种习称"沪地龙"。广地龙春季至秋季捕捉,沪地龙夏季捕捉,及时剖开腹部,除去内脏和泥沙,洗净,晒干或低温干燥。

【性状】广地龙　呈长条状薄片。弯曲,边缘略卷,长15～20cm,宽1～2cm。全体具环节,背部棕褐色至紫灰色,腹部浅黄棕色;第14～16环节为生殖带,习称"白颈",较光亮。体前端稍尖,尾端钝圆,刚毛圈粗糙而硬,色稍浅。雄生殖孔在第18环节腹侧刚毛圈一小孔突上,外缘有数环绕的浅皮褶,内侧刚毛圈隆起,前面两边有横排（1排或2排）小乳突,每边10～20个不等。受精囊孔2对,位于7/8至8/9环节间一椭圆形突起上。约占节周5/11。体轻,略呈革质,不易折断。气腥,味微咸。

沪地龙　长8～15cm,宽0.5～1.5cm。全体具环节,背部棕褐色至黄褐色,腹部浅黄棕色;第14～16环节为生殖带,较光亮。第18环节有一对雄生殖孔。通俗环毛蚓的雄交配腔能全部翻出,呈花菜状或阴茎状;威廉环毛蚓的雄交配腔孔呈纵向裂缝状;栉盲环毛蚓的雄生殖孔内侧有1个或多个小乳突。受精囊孔3对,在6/7至8/9环节间。

【炮制】除去杂质,洗净,切段,干燥。

【性味与归经】中医　咸,寒。归肝、脾、膀胱经。

壮医　咸、寒。

【功能与主治】中医　清热定惊，通络，平喘，利尿。用于高热神昏，惊痫抽搐，关节痹痛，肢体麻木，半身不遂，肺热喘咳，水肿尿少。

壮医　通调两路，清热毒，调气道。用于发得（发热），狠风（小儿惊风抽搐），邦印（痛症），麻邦（半身不遂），埃病（咳嗽），笨浮（水肿）。

【用法与用量】内服：煎汤，5～10g；或研末，每次1～2g；或入丸、散；或鲜品拌糖或盐化水服。外用：适量，鲜品捣烂敷或取汁涂敷；研末撒或调涂。

【附方】

（1）癫痫　干地龙3～6g，水煎服，每日1次。

（2）三叉神经痛　地龙30g、黄芪30g、当归30g、细辛15g、川芎30g，研末炼蜜为丸，每丸含生药6g，每次1丸，每日3次，温开水送服。

（3）带状疱疹　鲜地龙20g，鲜韭菜根30g，捣烂加少量香油和匀，每日外涂患处2次。

（4）湿疹　鲜蚯蚓60g、白糖30g，浸液内服、外擦治疗本病，每日外搽4～5次，内服1～2次。

【古今研究】

1. 本草摘要

《本草纲目》："蚯蚓，性寒……下行，性寒故能解诸热疾，下行故能利小便、治足疾而通经络也。"《本草经疏》："蚯蚓，大寒能祛热邪，除大热，故疗伤寒伏热狂谬。咸主下走，利小便，故治大腹、黄疸。"

2. 现代研究

地龙所含化学成分众多，包括蛋白质及多肽类、酶类、氨基酸及二肽类、核苷类、脂肪酸类、甾体化合物、溶血磷脂酰胆碱、无机元素等。传统认为广地龙蚓激酶、次黄嘌呤和琥珀酸为其主要药效成分。现代药理研究表明，地龙对心血管系统（抗血栓、心脏保护、改善代谢综合征）、呼吸系统、神经系统、皮肤系统等具有较好的药理作用。

当归藤 Dangguiteng

【别名】大力王、筛其薹、虎尾草、千里香、土当归、保妇薹、走马胎、土丹桂、小箭赶风、米筛藤。

【壮文名】勾当归，Gaeudanghgveih。

【来源与采集】本品为紫金牛科植物当归藤 Embelia parviflora Wall.ex A.DC. 的干燥地上部分。全年可采，切段，干燥。

【性状】本品茎圆柱形，长短不一，直径3～10mm，表面灰褐色，上有白色皮孔。质硬，折断面不平坦，黄白色。嫩枝密被锈色柔毛。叶片多皱缩，或破碎，完整者展开后卵形，长10～15mm，宽5～7mm，全缘，上表面褐色，无毛，中脉下陷，下表面棕褐色，密被小凹点，中脉突起，被短柔毛。伞形或聚伞花序，腋生。果球形，暗红色，无毛，宿存萼反卷。气香，味微苦涩。

【炮制】除去杂质，洗净，稍润，切段，干燥。

【性味与归经】中医　苦、涩，平。归心、肝、脾经。

壮医　苦、涩，平。

【功能与主治】中医　补血调经，强腰膝。用于贫血，闭经，月经不调，带下，腰腿痛。

壮医　补血益精，通谷道水道，祛湿毒。用于发旺（风湿骨痛），勒内（血虚），月经不调，京瑟（闭经），隆白呆（带下），心头痛（胃痛），白冻（泄泻），胸胁痛，夺扼（骨折），林得叮相（跌打损伤）。

【用法与用量】内服：煎汤，15～30g。外用：适量；腰腿痛可取鲜品适量，捣烂敷患处。

【附方】用于3种中成药：痛肿灵（酊剂），桂龙药膏，桂龙药酒。

【古今研究】

1. 本草摘要

《全国中草药汇编》："补血调经，强腰膝。主治贫血，闭经，月经不调，白带，腰腿痛。"

2. 现代研究

本品化学成分复杂，结构多样，主要含有黄酮类、多酚类、三萜类、甾体类、有机酸、糖类、苷类和挥发性成分，具有抗炎、镇痛、抗凝血、抗氧化等作用。

朱砂根 Zhushagen

【别名】砵砂根，小罗伞，紫金牛，铁凉伞，散血丹，大凉伞，凉伞遮金珠。

【壮文名】美色根，Meizcaekgaen。

【来源与采集】本品为紫金牛科植物朱砂根 *Ardisia crenata* Sims 的干燥根。秋、冬季采挖，洗净，干燥。

【性状】本品根簇生于略膨大的根茎上，呈圆柱形，略弯曲，长 5～30cm，直径 0.2～1cm。表面灰棕色或棕褐色，可见多数纵皱纹，有横向或环状断裂痕，皮部与木部易分离。质硬而脆，易折断，断面不平坦，皮部厚，占断面的 1/3～1/2，类白色或粉红色，外侧有紫红色斑点散在，习称"朱砂点"；木部黄白色，不平坦。气微，味微苦，有刺舌感。

【炮制】除去杂质，洗净，润透，切段，干燥。

【性味与归经】中医 微苦、辛，平。归肺、肝经。

壮医 微苦、辣，平。

【功能与主治】中医 解毒消肿，活血止痛，祛风除湿。用于咽喉肿痛，风湿痹痛，跌打损伤。

壮医 调龙路火路，清热毒，祛风毒，除湿毒，消肿止痛。用于发旺（风湿骨痛），林得叮相（跌打损伤），京尹（痛经），吐血，心头痛（胃痛），头痛，货烟妈（咽痛），兵霜火豪（白喉），丹毒。

【用法与用量】内服：煎汤，3～9g，或捣汁饮。外用：适量，捣烂敷患处，或煎水洗。

【附方】

（1）治吐血 朱砂根 10g，同猪肺炖服。

（2）治病白带（带下病），痛经，风湿痹痛 朱砂根 10g，水煎或冲黄酒服。

【用法与用量】3～9g。

【古今研究】

1. 本草摘要

《本草纲目》："主治咽喉肿痹，磨水或醋咽之，甚良。"《生草药性备要》："治痰火，跌打，去瘀生新，宽筋续骨。"《岭南采药录》："治小儿干（疳）痔。"《广西中药志》："治风湿骨痛，鹤膝风。"《湖南药物志》："治劳伤吐血，血崩，心胃气痛，腹胀腹痛。"《浙江民间常用草药》："清热解毒。"

2. 现代研究

朱砂根含有香豆素类、皂苷类、黄酮类、挥发油，以及酚类、醌类、强心苷类、有机酸、鞣质、氨基酸、糖类等化学成分,其中主要活性成分为香豆素类和皂苷类等。《中国药典》规定:含岩白菜素($C_{14}H_{16}O_9$)不得少于1.5%。本品具有抗炎、抗菌、抗病毒、抗肿瘤、抗氧化、降血糖、保肝、镇咳、神经保护等药理作用。

红药 Hongyao

【别名】红接骨草,矮脚甘松,石上莲。

【壮文名】雅拟,Yazndiengx。

【来源与采集】本品为苦苣苔科植物红药 *Chirita longgangensis* W.T.Wang var. *hongyao* S.Z.Huang 的干燥全株。夏、秋季采收,切段,干燥。

【性状】本品根状茎圆柱形或扁圆柱形,有明显纵皱纹,顶部有明显叶痕,粗4～7mm。分枝长8～15cm,被贴伏短柔毛,节间长0.4～2cm,表面灰黄色至棕红色。断面不平坦,棕红色至棕黑色。叶在根状茎顶部密生,均为3枚轮生。叶片多皱缩或破碎,完整者展开后长圆状条形,无柄,长3～6cm,宽0.5～1cm,顶端微钝,基部渐狭,边缘全缘,两面密被贴伏短柔毛,上表面棕褐色,下表面棕红色。聚伞花序约与叶片等长,花序梗长3～5cm,密被柔毛。蒴果条形,长3.5～6cm,宽2mm,密被腺毛和短柔毛。气无,味微涩。

【炮制】除去杂质,洗净,稍润,切段,干燥。

【性味与归经】中医 甘、涩,平。归肝、心经。

壮医 微甜、涩,平。

【功能与主治】中医 养血。用于血虚头晕,贫血。

壮医 调火路龙路,温补养血。用于勒内(血虚),发旺(风湿骨痛),心头痛(胃痛),林得叮相(跌打损伤),夺扼(骨折),埃病(咳嗽)。

【用法与用量】内服:煎汤,10～15g。外用:适量,捣敷;或浸酒擦。

【附方】

(1)治咳嗽 红药30g,水煎服。

(2)治跌打损伤,骨折 红药适量,捣烂酒炒敷患处。

(3)治痈疮 红药适量,捣烂外敷患处。

(4)治眩晕 红药、黄花倒水莲各15g,当归藤、土党参、冬稔子、土黄芪各10g,水煎服。

【古今研究】

1. 本草摘要

《全国中草药汇编》："凉血散瘀，消肿止痛。治跌打损伤，骨折，痈疮疖肿，劳伤咳嗽。"《中华本草》："散瘀消肿止痛。主跌打损伤，痈疮疖肿。"

2. 现代研究

本品含有苯乙醇苷、黄酮类、三萜羧酸类、木脂素类、蒽醌类、芳香羧酸类、甾醇类、α-dunnione 类等化学成分，在抗炎、镇痛、抗氧化、抗贫血等方面具有一定的药理作用。

岗梅 Gangmei

【别名】秤星树，土甘草，秤杆根，盆包银，点秤根，天星根，七星蔃。

【壮文名】楞曾，Laekcaengh。

【来源与采集】本品为冬青科植物岗梅 Ilex asprella（Hook.et Arn.）Champ.ex Benth. 的干燥根。全年均可采挖，洗净，切片、段或劈成小块，干燥。

【性状】本品为近圆形片、段或类长方形块，直径 1.5～5cm。外皮浅棕褐色或浅棕红色，稍粗糙，有细纵皱纹、细根痕及皮孔。外皮薄，不易剥落，剥去外皮处显灰白色至灰黄色，可见较密的点状或短条状突起。质坚硬，不易折断，断面有微细的放射状纹理。气微，味苦而后甘。

【炮制】除去杂质，洗净，润透，切片，干燥。

【性味与归经】中医　苦、微甘，凉。归肺、胃经。

壮医　苦、甜，寒。

【功能与主治】中医　清热解毒，生津，利咽，散瘀止痛。用于感冒发热口渴，咽喉肿痛，外伤瘀血肿痛。

壮医　解热毒，通龙路。用于贫痧（感冒），货烟妈（咽痛），心头痛（胃痛），发旺（风湿骨痛），阿意咪（痢疾），埃病（咳嗽），肺痈，疥疮，林得叮相（跌打损伤），幽勒（尿血）。

【用法与用量】内服：煎汤，15～30g。外用：适量，捣敷。

【使用注意】脾胃虚寒者慎用；孕妇慎用。

【附方】

（1）治感冒发热　岗梅 10g，南蛇苗 10g，三叉苦 10g，青蒿 10g，水煎服。

（2）治咽喉炎　岗梅、山豆根各15g，水煎当茶饮。

（3）治眩晕　岗梅30g，臭牡丹根30g，水煎服。

（4）治百日咳　岗梅、白茅根各30g，水煎服。

（5）治痧病　岗梅、地胆草各10g，积雪草15g，水煎服。

【古今研究】

1. 本草摘要

《生草药性备要》："杀蟛，理跌打损伤。"《岭南采药录》："清热毒。煎凉茶多用之。又治疥虫。"《陆川本草》："清凉解毒，生津止泻。治热病口燥渴，热泻，一般喉疾。"《南宁市药物志》："清热解毒，润肺止渴。治喉痛口渴，咳血，痧气。"《实用中草药》："治急性扁桃体炎，咽喉炎，肺脓肿，感冒。"

2. 现代研究

本品含有多种化学成分，包括三萜类、酚酸类、多糖、挥发油、甾体类等，其中三萜类和酚酸类成分被认为是其主要的药效物质基础。其传统功效与其抗炎、抗病原微生物、解热镇痛、调节免疫等药理作用相关。同时，现代研究表明，岗梅还有抗肿瘤、抗补体、抗溃疡、抗阿尔茨海默病、抗氧化、降血脂等多种药理作用。

宽筋藤 Kuanjinteng

【别名】 松根藤、大接筋藤、舒筋藤、牛挣藤、大松身。

【壮文名】 勾丛，Ganeusongx。

【来源与采集】 本品为防己科植物中华青牛胆 *Tinospora sinensis*（Lour.）Merr. 的干燥藤茎。全年可采，切段或厚片，干燥。

【性状】 本品多为长圆柱形的段或片，长1～2.5cm，直径0.5～3cm。表面具明显纵皱纹，皮孔稀疏，白色，类圆形突起，栓皮薄，纸质，棕黄色或灰棕色，多破裂向外卷曲，易脱落露出黄色皮部。切面有菊花纹。质坚，不易折断，断面不平坦，黄白色，有较多针孔（导管）。气微，味微苦。

【炮制】 除去杂质，洗净，润透，切厚片，干燥，筛去灰屑。

【性味与归经】 中医　微苦，凉。归肝、肾经。

壮医　微苦，寒。

【功能与主治】中医　舒筋活络，祛风止痛。用于风湿痹痛，腰肌劳损，坐骨神经痛，跌打损伤。

壮医　通龙路火路，祛风毒，除湿毒，舒筋活血。用于发旺（风湿骨痛），麻邦（半身不遂），林得叮相（跌打损伤），水蛊（肝硬化腹水）。

【用法与用量】内服：煎汤，9～15g。外用：鲜品适量，捣敷。

【附方】

（1）治腰酸背痛　宽筋藤适量，水煎外洗患处。

（2）治半身麻痹　宽筋藤 30g，全蝎 3g，蜈蚣 1 条，水煎冲酒服。

【古今研究】

1. 本草摘要

《粤北草药》："宽筋藤药用部位为藤。味苦涩，性平。宽筋活络，去湿热。"《海南岛常用中药手册》："宽筋藤为中华青牛胆藤茎。味苦，性凉。舒筋活络，清热祛湿。"《广西中草药》："宽筋藤，茎入药，味微苦，性凉。祛风除湿，舒筋活络。"《全国中草药汇编》："宽筋藤，味微苦，性凉。具有舒筋活络，祛风止痛的功效，用于风湿痹痛，坐骨神经痛，腰肌劳损，跌打损伤。"《广东中药志》："宽筋藤，中华青牛胆干燥藤茎，微苦、微寒。祛湿，舒筋络。用于风湿痹痛，筋脉拘挛，屈伸不利。"

2. 现代研究

本品化学成分复杂，目前从中分离得到的化合物主要是萜类及其苷类，其中二萜类化合物为其主要活性成分。此外，还含有木脂素类、苯丙素类、黄酮类、甾体类、生物碱类、酰胺类、苯酚类等。现代药理研究表明，本品具有抗炎、镇痛、保肝、抗阿尔茨海默病、抑制 α-葡萄糖苷酶和 α-淀粉酶、抗利什曼虫等药理活性。

余甘子 Yuganzi

【别名】余甘、庵摩勒、庵摩落迦果、土橄榄、望果、油甘子、牛甘子、橄榄子、喉甘子、鱼木果、滇橄榄、橄榄。

【壮文名】芒音，Makyid。

【来源与采集】本品为大戟科植物余甘子 *Phyllanthus emblica* L. 的干燥成熟果

实。冬季至次春果实成熟时采收，除去杂质，干燥。

【性状】本品呈球形或扁球形，直径1.2～2cm。果梗长约1mm。表面棕褐色至墨绿色，有浅黄色颗粒状突起，具皱纹及不明显的6棱。外果皮厚1～4mm，质硬而脆。内果皮黄白色，硬核样，表面略具6棱，背缝线的偏上部有数条筋脉纹，干后可裂成6瓣，种子6，近三棱形，棕色。气微，味酸涩，回甜。

【炮制】壮医　余甘子　除去杂质。

蒸余甘子　取余甘子，隔水蒸至灰黄色或黑色，取出，晾干。

【性味与归经】中医　甘、酸、涩，凉。归肺、胃经。

壮医　苦、甜、涩，微寒。

【功能与主治】中医　清热解毒，消食健胃，生津，止咳。用于咽喉肿痛，口干口渴，消化不良，腹胀，咳嗽。

壮医　通火路，调气道谷道，解毒生津，止咳化痰。用于贫痧（感冒），口干烦渴，风火牙痛，兵霜火豪（白喉），埃病（咳嗽），心头痛（胃痛），能蚌（黄疸），火眼。

【用法与用量】内服：煎汤，3～9g。鲜品或蒸制品20～50g。

【附方】

（1）治感冒发热，咳嗽，咽喉痛，口干烦渴，维生素C缺乏症（坏血病）　每用余甘子鲜果10～30个，水煎服。

（2）治白喉　（滇）橄榄500g，玄参、甘草各30g。冷开水泡至起霜花，取霜用棉纸铺开晒干后，加马尾龙胆粉6g、冰片1.5g、炒白果仁粉15g，吹喉用。

（3）治哮喘　（滇）橄榄21个，先煮猪心肺，去浮沫再加橄榄煮熟连汤吃。

（4）治食积呕吐，腹痛，泄泻　余甘子果5～10枚或盐渍果5～8枚嚼食；或盐渍果液1汤匙，开水冲服。

（5）治高血压病　用余甘子鲜果5～8枚生食，日服2次。

【古今研究】

1. 本草摘要

《唐本草》："主风虚热气。"《本草拾遗》："主补益，强气力。取子压取汁和油涂头生发，去风痒，初涂发脱，后生如漆。"《海药本草》："主上气咳嗽。"《南宁市药物志》："清凉解毒，治喉痹。"广州部队《常用中草药手册》："润肺化痰，生津止渴。"

2. 现代研究

本品有多种化学成分，主要包括多酚（包括鞣质）、蛋白质、维生素、多糖、还原糖、有机酸、黄酮及微量元素等多种成分。其中以维生素、多糖、黄酮及鞣质的含量为最高。本品具有保护血管和抗动脉粥样硬化，消食、止泻和健胃，以及治疗急慢性咽喉炎等作用，还具有抗氧化、抗菌及抗病毒、抗炎、抗肿瘤、保肝、降糖等药理作用。

青天葵 Qingtiankui

【别名】独叶莲，独脚莲，珍珠叶，坠千斤，铁帽子，山米子，青莲。

【壮文名】棵盟朵，Go'mbawdog。

【来源与采集】本品为兰科植物毛唇芋兰 *Nervilia fordii*（Hance）Schltr. 的干燥地上部分。夏、秋二季采挖，洗净，晒干。

【性状】本品叶片卷缩，完整叶片展开后呈阔卵形，长2～9cm，宽3～14cm。灰绿色、黄绿色或微带紫色。先端短尖，基部心形，全缘或略呈波状。叶脉明显，16～33条，自叶基向叶缘伸出，在叶片两面交替排列，侧脉纵横交错成网状。叶柄稍扁，长2～16cm，具纵向条纹，基部有时残留管状叶鞘。气微香，味微甘。

【炮制】除去杂质，切碎。

【性味与归经】中医　甘，凉。归心、肺、肝经。

壮医　甜，凉。

【功能与主治】中医　润肺止咳，清热凉血，散瘀止痛。用于肺痨咯血，肺热咳嗽，口舌生疮，咽喉肿痛，瘰疬，疮疡肿毒，跌打损伤。

壮医　清热毒，散瘀肿，调气道，调龙路。用于陆裂（咯血），发得（发热），渗裂（过敏性紫癜），呗农（痈疮），呗叮（疔疮）。

【用法与用量】内服：煎汤，9～15g。外用：适量，捣敷。

【附方】

（1）治咳嗽　青天葵10g，水煎加雪梨汁服。

（2）治口疮　青天葵鲜全草适量，生嚼含服。

（3）治肺结核　青天葵10g，不出林10g，金不换（地不容）10g，桑寄生15g，石油菜20g，松木寄生15g，地骨皮5g，鳖甲15g，水煎服。

（4）治小儿疳积　青天葵10g，炖瘦猪肉或鸡蛋吃。

【古今研究】

1. 本草摘要

《岭南采药录》:"治瘰疬,和肉煎汤服或炒食;理痰火咳血,消火疮,水煎服;浸酒治内伤。"《陆川本草》:"止血,去瘀,治跌打损伤。"《南宁市药物志》:"润肺止咳,解热清心。治肺痨,并解煤毒。"《广西中药志》:"捣烂外涂,可解疮毒。"《云南思茅中草药选》:"散瘀消肿,镇静止痛。治精神病,跌打损伤,结肿瘀痛。"

2. 现代研究

本品主要特征成分为黄酮及其苷类化合物,此外还含有四环三萜类、甾体类、氨基酸类及挥发性成分,具有抗病毒、抗肿瘤、调节免疫、抗炎镇痛、抗氧化、抑菌等药理作用。

罗汉果 Luohanguo

【别名】拉汗果、假苦瓜、光果木鳖、金不换、罗汉表、裸龟巴。

【壮文名】芒裸寒,Maklozhan。

【来源与采集】本品为葫芦科植物罗汉果 *Momordica grosvenori* Swingle 的干燥果实。秋季果实由嫩绿变深绿色时采收,晾数天后,低温干燥。

【性状】本品呈卵形、椭圆形或球形,长4.5～8.5cm,直径3.5～6cm。表面褐色、黄褐色或绿褐色,有深色斑块及黄色柔毛,有的具6～11条纵纹。顶端有花柱残痕,基部有果梗痕。体轻,质脆,果皮薄,易破。果瓤(中、内果皮)海绵状,浅棕色。种子扁圆形,多数,长约1.5cm,宽约1.2cm;浅红色至棕红色,两面中间微凹陷,四周有放射状沟纹,边缘有槽。气微,味甜。

【性味与归经】中医 甘,凉。归肺经、大肠经。

壮医 甜,寒。

【功能与主治】中医 清热润肺,滑肠通便。用于肺火燥咳,咽痛失音,肠燥便秘。

壮医 通气道谷道,清热毒,止咳化痰,生津润肠。用于货烟妈(咽痛),声音嘶哑,唉百银(百日咳),埃病(咳嗽),陆裂(咯血),心头痛(胃痛),阿意囊(便秘),阿意勒(便血)。

【用法与用量】内服:煎汤,9～15g;或炖肉;或开水泡。

【附方】

（1）治小儿咳嗽　罗汉果1个，柿饼15g，水煎服。

（2）治肺痨咳嗽　罗汉果20g，猪肺100g，炖服。

（3）治肠燥便秘　罗汉果30g，开水浸泡，温服。

【古今研究】

1. 本草摘要

《岭南采药录》："理痰火咳嗽，和猪精肉煎汤服之。"《广西中药志》："止咳清热，凉血润肠。治咳嗽，血燥胃热便秘等。"

2. 现代研究

罗汉果主要特征成分为葫芦烷型四环三萜类，其中罗汉果苷Ⅳ、Ⅴ及赛门苷Ⅰ甜度较高，分别相当于蔗糖的392倍、425倍和563倍。此外，还含有黄酮类、多糖类、蛋白质及氨基酸类、油脂类等化学成分。现代药理研究表明，本品具有降血糖、调血脂、保肝、抗氧化、抗肿瘤、抑菌、抗炎、抗疲劳等药理作用。

侧柏叶 Cebaiye

【别名】扁柏叶、柏叶、丛柏叶、香柏、柏子树。

【壮文名】柏变，Bekbenj。

【来源与采集】本品为柏科植物侧柏 *PLatycladus orientalis*（L.）Franco 的干燥枝梢和叶。多在夏、秋二季采收，阴干。

【性状】本品多分枝，小枝扁平。叶细小鳞片状，交互对生，贴伏于枝上，深绿色或黄绿色。质脆，易折断。气清香，味苦涩、微辛。

【炮制】除去杂质，洗净，切段，晒干。

【性味与归经】中医　苦、涩，寒。归肺、肝、脾经。

壮医　苦、寒。

【功能与主治】中医　凉血止血，化痰止咳，生发乌发。用于吐血，衄血，咯血，便血，崩漏下血，肺热咳嗽，血热脱发，须发早白。

壮医　清热毒，生乌发，凉热血，调龙路。陆裂（咯血），阿意勒（便血），兵淋勒（崩漏），埃病（咳嗽）。

【用法与用量】煎服，10～15g。外用适量。止血多炒炭用，化痰止咳宜生用。

【附方】

（1）治腮腺炎　鲜侧柏叶200～300g，洗净捣烂，去掉木质纤维，加入鸡蛋清适量和匀，摊在布上，敷患处，每日换药7～9次。

（2）治百日咳　鲜侧柏叶20～100g，日服6次。

（3）治溃疡并发出血　侧柏叶15g，加水300mL，煎成150mL，为1次量，日服3次。

（4）治斑秃　鲜侧柏叶25～35g，切碎，浸泡于60%～75%乙醇100mL中，7天后过滤备用。

（5）治脂溢性脱发　鲜侧柏叶40g，何首乌10g，白鲜皮10g，骨碎补10g。

【古今研究】

1. 本草摘要

《名医别录》："主吐血、衄血、痢血、崩中赤白。轻身益气，令人耐风寒，去湿痹，止饥。"《药性论》："止尿血，能治冷风历节疼痛。"《日华子本草》："炙罯冻疮。"《本草图经》："杀五藏虫。"《本草正》："善清血凉血……去湿热湿痹，骨节疼痛。捣烂可敷火丹，散痄腮肿痛热毒。"《生草药性备要》："散血敷疮，同片糖捣敷。亦治跌打。"《医林纂要》："泄肺逆，泻心火，平肝热，清血分之热。"《岭南采药录》："凉血行气，祛风，利小便，散瘀。"

2. 现代研究

黄酮类及双黄酮类是本品特征性成分，包括槲皮苷、杨梅苷、芦丁、山奈酚、穗花杉双黄酮等。还含有挥发油（单萜、倍半萜及脂肪烃类）、鞣质、有机酸、多糖类等化学成分。侧柏叶及其提取物具有抗菌、抗炎、抗肿瘤、止血、促毛发生长、抗炎等多种药理作用。

金线草 Jinxiancao

【别名】毛蓼、山蓼、一串红、铁拳头、红花铁菱角、蓼子七、鸡心七、九龙盘。

【壮文名】棵社慢，Goseqmanh。

【来源与采集】蓼科金线草属植物金线草 *Antenoron filiforme*（Thunb.）Rob. et Vau. 以根或全草入药。夏、秋季采全草，割下茎叶，分别晒干备用。

【性状】本品茎呈圆柱形，不分枝或上部分枝，节膨大，有长糙伏毛。叶多卷曲或破碎，托叶鞘膜质，筒状，叶的两面及托叶鞘均被长糙伏毛。气微，味涩、微苦。

【炮制】除去杂质，洗净，切段，干燥。

【性味与归经】中医　苦、辛，微寒。归肺、肝、脾、肾经。

壮医　苦、辣，微寒。

【功能与主治】中医　凉血止血，散瘀止痛，清热解毒。用于咳嗽，咯血，吐血，崩漏，月经不调，痛经，泄泻，痢疾，跌打损伤，风湿痹痛，痈疽肿毒，烫火伤，毒蛇咬伤。

壮医　通气道、谷道，调龙路，清热毒，散瘀止痛。用于埃病（咳嗽），阿意咪（痢疾），白冻（泄泻），陆裂（咯血），兵淋勒（崩漏），约经乱（月经不调），京尹（痛经），呗农（痈疮），额哈（毒蛇咬伤），发旺（痹病），林得叮相（跌打损伤）。

【用法与用量】内服：煎汤，15～30g。外用：适量，煎水洗或捣敷。

【附方】

（1）治痢疾　鲜金线草、龙芽草各30g。水煎服。

（2）治风湿骨痛　金线草、白花九里明各适量。煎水洗浴。

（3）治经期腹痛，产后瘀血腹痛　金线草30g，甜酒50mL。加水同煎，红糖冲服。

（4）治肺结核咯血　金线草30g，千日红15g，筋骨草9g，苎麻根15g。水煎，加白糖15g，冲服。

【古今研究】

1. 本草摘要

《广西中药志》："祛风止痛，健脾燥湿，散瘀消肿。治霍乱吐泻，风湿痛，痈肿瘰疬。"江西《草药手册》："散瘀止血，解毒利气。治吐血，咳血，下血，血崩。"《陕西草药》："收敛，止血，止痛。治跌打损伤。"

2. 现代研究

黄酮类化合物为本品主要化学成分。此外，还含有酚酸类、蒽醌类、萜类、甾体类、香豆素类等化学成分。本品及其提取物具有抗炎、镇痛、抗氧化、抗肿瘤、抗菌（细菌、真菌）、抗动脉粥样硬化、促骨折愈合等药理作用。

金盏菊 Jinzhanju

【别名】 金盏花、黄金盏。

【壮文名】 Vajsamcimj。

【来源与采集】 本品为菊科植物金盏菊 Calendula officinalis L. 的全草。

【性状】 本品植株长 33～48cm，全株有短毛。茎有纵棱。叶互生，长 2.2～7.8cm，质细嫩，长倒卵形，淡绿色，无叶柄。头状花序，直径 3.3～7.8cm；花异性，放射状；缘花舌状，1～2 列，黄色或橙色，盘花不实；总苞阔，苞片 1～2 列。瘦果秃净，无冠毛。

【炮制】 秋季或第 2 年春采花及根，鲜用或晒干备用。

【性味与归经】 中医　苦，寒。归肝、心经。

　　壮医　苦，寒。

【功能与主治】 中医　清热解毒，活血调经。用于中耳炎，月经不调。

　　壮医　调龙路火路，清热毒，活血止痛。用于中耳炎，约经乱（月经不调）。

【用法与用量】 15～30g，鲜品量加倍。

【附方】

（1）治胃痛　金盏菊 30g，两面针 10g，水煎服。

（2）治阿意咪（痢疾）　金盏菊 15g，苦参 15g，车前草 15g，水煎服。

（3）治疝气　金盏菊鲜根 100～200g，酒、水煎服。

（4）治肠风便血　金盏菊鲜花 10 朵，酌加冰糖。水煎服。

【古今研究】

1. 本草摘要

《云南中草药》："清热解毒，活血调经。"

2. 现代研究

全草含三萜苷；calendasaponins A、calendasaponins B、calendasaponins C、calendasaponins D；又含黄酮苷、倍半萜苷等。花含 calendasaponins A、calendasaponins B、calendasaponins C、calendasaponins D 及 officinosides A、officinosides B、officinosides C、officinosides D 等。根含有：金盏菊苷 A、金盏菊苷 D、金盏菊苷 E、金盏菊苷 F、金盏菊苷 G、金盏菊苷 H、半日花三醇 B0、半日花三醇 B1、半日花三醇 B2、半日花三醇 A（Ⅰ～Ⅳ），马尼拉二醇，龙吉苷元，齐墩果酸，齐墩果酸 -3-*O*-*β*-D- 葡萄糖苷。

金樱根 Jinyinggen

【别名】刺榆子，刺梨子。

【壮文名】壤棵旺，Raggovengj。

【来源与采集】本品为蔷薇科植物金樱子 Rosa laevigata Michx. 的干燥根。秋、冬季采挖，洗净，切厚片，干燥。

【性状】本品为斜切片，厚 8～15mm，直径 10～25mm。外皮表面有数层鳞片状木栓层，最外层灰褐色至紫黑色，里面数层棕红色，易脱落，脱落处有纵纹。质坚硬，体重，断面皮部棕红色，木部棕黄色，占大部分，呈明显的放射状。气微，味涩。

【炮制】除去杂质，洗净，润透，切厚片，干燥。

【性味与归经】中医　酸、涩，平。归肾、肝、大肠经。

壮医　酸、涩，平。

【功能与主治】中医　固精涩肠。用于滑精，遗尿，痢疾，泄泻，崩漏带下，子宫脱垂，痔疮。

壮医　通调龙路，补血，止血，固精涩肠。用于滑精，遗尿，阿意咪（痢疾），兵淋勒（崩漏），隆白呆（带下），夺寸（子宫下垂），笨浮（水肿），仲嘿喯尹（痔疮），渗裆相（烧烫伤）。

【用法与用量】内服：煎汤，15～60g。外用：适量。

【附方】

（1）治遗精　金樱根 30g，五味子 10g，瘦猪肉 50g，炖服。

（2）治小儿遗尿，脱肛　金樱根 15g，鸡蛋 1 个，煮服。

（3）治阿意咪（痢疾），屙泻（泄泻）　金樱根 30g，水煎服。

（4）治崩漏　金樱根 30g，益母草 15g，瘦猪肉 50g，炖服。

（5）治子宫脱垂　金樱根 30g，枳壳 10g，黄芪 50g，水煎，临睡前加甜酒调服。

（6）治胃病，纳差　金樱根 30g，苦楝根皮 10g，茯苓 30g，研末，每次 10g，温开水冲服。

（7）治腰背酸痛　金樱根 30g，猪蹄 100g 或猪脊髓 2 条，炖服。

（8）治慢性肾盂肾炎　金樱根 30g，金线风、海金沙各 15g，葫芦茶 10g，水煎服。

（9）治乳糜尿　金樱根 15g，黄花倒水莲 30g，贯众、车前草各 10g，水煎服。

【古今研究】

1. 本草摘要

《日华子本草》："治寸白虫，金樱根，锉，二两，入糯米三十粒。水二升，煎五合，空心服，须臾泻下；又，金樱根皮，炒，止泻血及崩中带下。"《本草纲目》："止滑痢，煎醋服化骨鲠。"《生草药性备要》："旺血，理痰火，洗痔疗，痔疮。"《分类草药性》："治一切红崩白带，月经不调，并治遗精。"《岭南采药录》："内伤吐血，和猪精肉煎服。止牙痛可含漱少许。"《陆川本草》："治烫伤，风湿骨痛，子宫下垂，敷疮疖。"《江西民间草药验方》："涩精气，敛喘咳。"

2. 现代研究

本品主要含有三萜皂苷类、黄酮类、鞣质、多糖类等化学成分，其中以三萜皂苷类和鞣质为主要化学成分。本品及提取物具有抗炎、抗菌、抗氧化、抗肿瘤、提高机体免疫力等多种药理活性。

肿节风 Zhongjiefeng

【别名】 接骨金粟兰、九节茶、九节花、九节风、竹节茶、接骨莲。

【壮文名】 卡隆，Galoemq。

【来源与采集】 本品为金粟兰科植物草珊瑚 *Sarcandra glabra*（Thunb.）Nakai 的干燥全株。夏、秋季采收，除去杂质，干燥。

【性状】 本品长 50～120cm。根茎较粗大，密生细根。茎圆柱形，多分枝，直径 0.3～1.3cm；表面暗绿色至暗褐色，有明显细纵纹，散有纵向皮孔，节膨大；质脆，易折断，断面有髓或中空。叶对生，近革质。叶片卵状披针形至卵状椭圆形，长 5～15cm，宽 3～6cm；表面绿色、绿褐色至棕褐色或棕红色，光滑；边缘有粗锯齿，齿尖腺体黑褐色，叶柄长约 1cm。穗状花序顶生，常分枝。气微香，味微辛。

【炮制】 除去杂质，洗净，润透，切段，干燥。

【性味与归经】 中医　苦、辛，平。归心、肝经。

壮医　苦、辣，平。

【功能与主治】 中医　清热凉血，活血消斑，祛风通络。用于血热紫斑、紫癥，风湿痹痛，跌打损伤。

壮医　通龙路火路，祛风毒，除湿毒，清热毒，止痛。用于发旺（风湿骨痛），林得叮相（跌打损伤），夺扼（骨折），核尹（腰痛），埃病（咳嗽），急性阑尾炎，东郎（食滞），胰腺炎，能蚌（黄疸），渗裆相（烧烫伤），心头痛（胃痛）。

【用法与用量】内服：煎汤，9～30g。外用：适量，碾末调茶油涂抹患处；或鲜品捣烂敷患处。

【附方】

（1）治跌打损伤，骨折　鲜肿节风捣烂，酒炒敷患处。

（2）治腰肌劳痛，腰椎间盘突出症　肿节风、四块瓦、牛膝、牛大力各15g，水煎服。

（3）治胴尹（胃痛）　肿节风15g，砂仁5g，陈皮3g，水煎服。

（4）治外伤出血，伤口溃烂　肿节风茎叶适量，水煎外洗，药渣捣烂后敷患处。

（5）治轻度烧伤　九节风干叶适量，研为极细末，调茶油适量，涂抹患处。

【古今研究】

1. 本草摘要

《生草药性备要》："煲水饮，退热。"《分类草药性》："治一切跌打损伤，风湿麻木，筋骨疼痛。"《湖南药物志》："通经。治产后腹痛。"《全国中草药汇编》："主治流行性感冒，流行性乙型脑炎，麻疹，肺炎，小儿肺炎，大叶性肺炎，细菌性痢疾，急性阑尾炎，疮疡肿毒，骨折，跌打损伤，风湿关节痛。"《福建药物志》："活血散瘀，清热解毒，消肿止痛。根治跌打损伤，风湿关节痛，疟疾，痢疾，腰腿痛，骨折，产后腰痛，月经不调。叶治烫火伤，防治中暑。"

2. 现代研究

目前从肿节风中已分离得到200多个化合物，按其结构类型分类，包括萜、香豆素、黄酮、酚酸等类化合物，还包括挥发油和一些微量金属元素等物质。其中，以倍半萜类和香豆素类为其主要活性成分。《中国药典》规定：含异嗪皮啶（$C_{11}H_{10}O_5$）不得少于0.020%，含迷迭香酸（$C_{18}H_{16}O_8$）不得少于0.020%。本品药理作用广泛，包括抗菌、抗病毒、抗炎、抗氧化、抗血小板减少、调节免疫、抗肿瘤等。

南酸枣 Nansuanzao

【别名】五眼果，四眼果，酸枣树，货郎果，广枣，山枣树，鼻涕果。

【壮文名】芒灭，Makmej。

【来源与采集】本品为漆树科植物南酸枣 *Choerospondias axillaris*（Roxb.）Burtt et Hill 的果实（鲜）或果核。鲜果：冬初采收。果核：取果实堆放发酵，使果肉腐烂，然后洗净、晒干。

【性状】果实呈椭圆形或卵圆形，长 2～3cm，直径 1.4～2cm。表面黑褐色或棕褐色，稍有光泽，具不规则的皱褶；基部有果梗痕。果肉棕褐色。核近卵形，红棕色或黄棕色，顶端有 5 个（偶有 4 或 6 个）明显的小孔。质坚硬。种子 5 颗，长圆形。无臭，味酸。以个大、肉厚、色黑褐色者为佳。

【炮制】9～10 月果熟时收，鲜用，或取果核果晒干。

【性味与归经】中医　甘、酸，平。归脾、肝经。

壮医　甜、酸，平。

【功能与主治】中医　行气活血，养心安神，消积，解毒。用于气滞血瘀，胸痛，心悸气短，神经衰弱，失眠，支气管炎，食滞腹满，腹泻，疝气，烫火伤。

壮医　调龙路，通气道水道，养心安神。用于气滞血瘀，胸痛，心跳（心悸），神经衰弱；年闹诺（失眠），渗裆相（烧烫伤）。

【用法与用量】内服：鲜果，2～3 枚，嚼食；果核，煎汤，15～24g。外用：适量，果核煅炭研末，调敷。

【附方】

（1）治外伤出血　用果核炭研粉外敷。

（2）治烧烫伤　用树皮或根皮熬成膏外涂，或用果核炭研粉调香油外涂。

【古今研究】

1. 本草摘要

《广西中草药》："鲜果，消食滞，治食滞腹痛。果核，清热毒，杀虫收敛。治汤火伤。"南川《常用中草药手册》："果核，醒酒解毒。治风毒起疙瘩成疮或疬痛。"

2. 现代研究

本品主要含有酚酸及其衍生物类、黄酮类、多糖类、甾醇类、核苷类、脂肪族类等化合物，具有抗心律失常、抗缺氧、抗心肌缺血、抗氧化、增强免疫、抗肿瘤、抗菌等药理作用。

战骨 Zhangu

【别名】斑鸠占、跌打王、神仙豆腐柴、狐臭柴、土霸王、穿云箭。

【壮文名】猛梦，Maengmbaek。

【来源与采集】本品为马鞭草科植物黄毛豆腐柴 Premna fulva Craib 的干燥茎。全年可采，除去杂质，干燥。

【性状】本品呈圆柱形，直径 1～2.5cm，表面灰黄色，有细小的不规则纵皱纹，外皮常呈片状剥落，剥落处显红棕色。质硬，断面皮部红棕色，木部黄白色，可见细孔状导管，射线呈放射状排列，断面中央有一白色柔软的髓部。气微，味微涩。

【炮制】除去杂质，洗净，润透，切片，干燥。

【性味与归经】中医　淡、微涩，平。归肝、肾经。

壮医　淡，平。

【功能与主治】中医　活血散瘀，强筋健骨，祛风止痛。用于肥大性脊椎炎，风湿性关节痛。

壮医　祛风毒，除湿毒，通龙路，散瘀止痛，强筋健骨。用于肥大性脊髓炎，发旺（风湿骨痛）。

【用法与用量】内服：煎汤，15～30g。外用：适量，水煎洗患处。

【附方】

（1）治月经推迟　战骨、鸡血藤各 10g，水煎服。

（2）治风湿性关节炎　战骨、大风藤各 60g，泡酒服。

【古今研究】

1. 本草摘要

《全国中草药汇编》："清湿热，解毒，调经。主治风湿关节痛，水肿疮毒。"

2. 现代研究

关于本品化学成分和现代药理的相关研究不多，仅有黄酮类、苯丙素类、甾体类等成分的报道，在抗炎镇痛、抗氧化等方面具有一定药理作用。

绞股蓝 Jiaogulan

【别名】七叶胆、小苦药、公罗锅底、落地生、遍地生根。

【壮文名】棵镇楣，Gocaekmbaw。

【来源与采集】本品为葫芦科植物绞股蓝 Gynostemma pentaphyllum（Thunb.）Makino 的干燥全草。夏、秋季采收，除去杂质，洗净，扎成小把，晒干。

【性状】本品卷曲成把。茎被短柔毛或近无毛，呈黄绿色或褐色，直径 1～3mm，节间长 3～12cm，具细纵棱线，质韧，不易折断。卷须二叉或不分叉，侧生于叶柄基部。叶互生，薄纸质或膜质，皱缩，易碎落，完整叶展开呈鸟足状，通常 5～7 枚小叶，上面具柔毛，小叶片卵状长圆形或长圆状披针形，中间者较长，边缘有锯齿。圆锥花序纤细；花细小，常脱落。果实球形，无毛，直径约 5mm，成熟时呈黑色；种子宽卵形，两面具乳突状突起。气微，味苦、微甘。

【炮制】除去杂质，洗净，切碎，晒干。

【性味与归经】中医　苦、微甘，寒。归肺、脾经。

壮医　苦、微甜，凉。

【功能与主治】中医　清热解毒，止咳祛痰，益气养阴，延缓衰老。用于胸膈痞闷，痰阻血瘀，心悸气短，眩晕头痛，健忘耳鸣，自汗乏力，高脂血症，单纯性肥胖症，老年咳嗽。

壮医　调火路，清热毒，补虚抗疲劳。用于心头跳（心悸），兰喯（眩晕），健忘，惹茸（耳鸣），多汗（自汗），埃病（咳嗽），高脂血症，单纯性肥胖症。

【用法与用量】内服：煎汤，6～10g。外用：适量，捣烂涂擦。

【附方】

（1）治神经衰弱，高脂血症　绞股蓝 20g，水煎服。

（2）治高血压病　绞股蓝 15g，杜仲 10g，水煎服。

（3）治肝炎　绞股蓝 15g，田基黄 15g，垂盆草 15g，水煎服。

【古今研究】

1. 本草摘要

《救荒本草》："叶：味甜。"《中草药通讯》："消炎解毒，止咳祛痰。"《全国中草药汇编》："主治慢性支气管炎，传染性肝炎，肾盂炎，胃肠炎。"

2.现代研究

绞股蓝主要含达玛烷型四环三萜类皂苷,目前分离得到200多个绞股蓝皂苷。此外,还含有黄酮类、多糖、氨基酸以及微量元素等化学成分。现代药理研究表明,绞股蓝具有抗肿瘤、调节血脂、降血糖、保护肝脏、抗衰老和提高免疫力等药理作用。

桃金娘根 Taojinnianggen

【别名】山稔根、岗稔。

【壮文名】让您,Ragnim。

【来源与采集】本品为桃金娘科植物桃金娘 *Rhodomyrtus tomentosa*(Aiton)Hasskarl 的干燥根。全年均可采收,洗净,切成短段或片、块,晒干。

【性状】本品呈不规则的片块或短段,少数呈长条形圆柱形,直径0.5~5cm;表面黑褐色、赭红色或红棕色,有粗糙的纵皱纹,外皮常脱落。质硬而致密,不易折断,断面淡棕色,中部颜色较深,老根可见同心性环纹。气微,味涩。

【炮制】除去杂质,洗净,润透,切片,晒干。

【性味与归经】中医　辛、甘,平。归肝、胃、心经。

壮医　甜、涩,平。

【功能与主治】中医　理气止痛,利湿止泻,化瘀止血,益肾养血。用于脘腹疼痛,呕吐,腹泻,痢疾,胁痛,湿热黄疸,癥瘕,痞块,崩漏,劳伤出血,跌打损伤,风湿痹痛,肾虚腰痛,尿频,白浊,浮肿,疝气,痈疮,痔疮,烫伤。

壮医　调谷道,固精气,养血,止血。用于白冻(泄泻),阿意咪(痢疾),贫血,鹿勒(呕血),阿意勒(便血),兵淋勒(崩漏),隆白呆(带下病),楞喔勒(鼻出血),遗精,核尹(腰痛),兰喷(眩晕)。

【用法与用量】6~30g。外用适量,煅存性碾末调敷患处,或鲜品捣烂敷患处。

【附方】

(1)治胃溃疡,十二指肠溃疡　桃金娘30g,石菖蒲10g,水煎服。

(2)治泄泻　桃金娘30g,樟树皮10g,水煎服。

(3)治脱肛　桃金娘30g,与猪大肠一起炖服。

（4）治产后贫血，病后体虚，神经衰弱　桃金娘30g，与鸡肉共炖服。

【古今研究】

1. 本草摘要

《生草药性备要》："治心痛。"《广西中药志》："治伤寒，热入血室。"《岭南草药志》："解久热不退。"

2. 现代研究

本品主要含有多酚类、三萜类、黄酮类、生物碱等化学成分。在抗氧化性、抗菌、抗肿瘤等方面具有一定药理作用。

益母草 Yimucao

【别名】益母蒿，益母艾，红花艾，坤草，茺蔚，三角胡麻，四楞子棵。

【壮文名】埃闷，Ngaihmwnj。

【来源与采集】本品为唇形科植物益母草 Leonurus japonicus Houtt. 的新鲜或干燥地上部分。鲜品春季幼苗期至初夏花前期采割；干品夏季茎叶茂盛、花未开或初开时采割，晒干，或切段晒干。

【性状】鲜益母草　幼苗期无茎，基生叶圆心形，5～9浅裂，每裂片有2～3钝齿。花前期茎呈方柱形，上部多分枝，四面凹下成纵沟，长30～60cm，直径0.2～0.5cm；表面青绿色；质鲜嫩，断面中部有髓。叶交互对生，有柄；叶片青绿色，质鲜嫩，揉之有汁；下部茎生叶掌状3裂，上部叶羽状深裂或浅裂成3片，裂片全缘或具少数锯齿。气微，味微苦。

干益母草　茎表面灰绿色或黄绿色；体轻，质韧，断面中部有髓。叶片灰绿色，多皱缩、破碎、易脱落。轮伞花序腋生，小花淡紫色，花萼筒状，花冠二唇形。切段者长约2cm。

【炮制】鲜益母草　除去杂质，迅速洗净。

干益母草　除去杂质，迅速洗净，略润，切段，干燥。

【性味与归经】中医　苦、辛，微寒。归肝、心包、膀胱经。

壮医　苦、辣，微寒。

【功能与主治】中医　活血调经，利尿消肿，清热解毒。用于月经不调，痛经经闭，恶露不尽，水肿尿少，疮疡肿毒。

壮医　清热毒，通龙路，利水道，调经。用于约京乱（月经不调），京尹（痛经），京瑟（闭经），兵淋勒（功能性子宫出血），产后瘀血痛，隆白呆（带下），产呱忍勒卟叮（产后恶露不尽），林得叮相（跌打损伤），肉扭（淋证），笨浮（水肿），呗农（痈疮）。

【用法与用量】 9～30g；鲜品 12～40g。

【附方】

（1）治痛经　益母草30g，香附9g。水煎，冲酒服。

（2）治产后瘀血　益母草、泽兰各30g，红番苋120g，酒120mL。水煎服。

（3）治产后血晕，心闷乱，恍惚　生益母草汁三合（根亦得），地黄汁二合，小便一合，鸡子三枚（取清）。煎三四沸，后入鸡子清，勿搅，作一服。

（4）治子烦，妊娠，因服药致胎动不安，有似虚烦不得卧者　益母二两（洗，焙）。上为细末，以枣肉为丸，如弹子大每服一丸，细嚼，煎人参汤送下。

（5）治折伤筋骨，遇天阴则痛　益母草不拘多少，用水煎膏，随病上下，食前后服，酒化下。

（6）治尿血　服益母草汁一升。

（7）治小儿痢，痔疾　益母草叶煮粥食之，取汁饮之亦妙。

（8）治赤白杂痢困重　益母草（爆干）、陈盐梅（多年者烧存性）等分。为末，每服三钱，白痢干姜汤下，赤痢甘草汤下，连服。

【古今研究】

1. 本草摘要

《唐本草》："敷疔肿，服汁使疔肿毒内消；又下子死腹中，主产后血胀闷，诸杂毒肿、丹游等肿。取汁如豆滴耳中，主聤耳；中虺蛇毒，敷之良。"《本草拾遗》："捣苗，敷乳痈恶肿痛者；又捣苗绞汁服，主浮肿，下水，兼恶毒肿。"《本草衍义补遗》："治产前产后诸疾，行血养血；难产作膏服。"《本草蒙筌》："去死胎，安生胎，行瘀血，生新血。治小儿疳痢。"《本草纲目》："活血，破血，调经，解毒。治胎漏产难，胎衣不下，血晕，血风，血痛，崩中漏下，尿血，泻血，疾，疔，痔疾，打扑内损瘀血，大便、小便不通。"《本草求原》："清热，凉血，解毒。"

2. 现代研究

益母草中化学成分种类丰富，包括生物碱、黄酮、二萜类、苯乙醇苷类和酚酸、挥发类等其他类化学成分，生物碱类和二萜类是益母草的主要药效成分。《中国药典》规定：含盐酸水苏碱（$C_7H_{13}NO_2 \cdot HCl$）不得少于0.40%；含盐酸益母草碱（$C_{14}H_{21}O_5N_3 \cdot HCl$）不得少于0.040%。本品提取物及化学成分具有抗氧化、抗凋亡、抗炎、镇痛以及调节心脑血管和子宫平滑肌的药理作用。

海螵蛸 Haipiaoxiao

【别名】乌贼骨，墨鱼骨。

【壮文名】弄么雨，Ndukmaeg'yiz。

【来源与采集】本品为乌贼科动物无针乌贼 *Sepiella maindroni* de Rochebrune 或金乌贼 *Sepia esculenta* Hoyle 的干燥内壳。收集乌贼鱼的骨状内壳，洗净，干燥。

【性状】无针乌贼　呈扁长椭圆形，中间厚，边缘薄，长9～14cm，宽2.5～3.5cm，厚约1.3cm。背面有磁白色脊状隆起，两侧略显微红色，有不甚明显的细小疣点；腹面白色，自尾端到中部有细密波状横层纹；角质缘半透明，尾部较宽平，无骨针。体轻，质松，易折断，断面粉质，显疏松层纹。气微腥，味微咸。

金乌贼　长13～23cm，宽约6.5cm。背面疣点明显，略呈层状排列；腹面的细密波状横层纹占全体大部分，中间有纵向浅槽；尾部角质缘渐宽，向腹面翘起，末端有1骨针，多已断落。

【炮制】除去杂质，浸漂数日，取出，去硬壳，干燥，砸成小块。

【性味与归经】中医　咸、涩，温。归脾、肾经。

壮医　咸、涩，热。

【功能与主治】中医　收敛止血，涩精止带，制酸，敛疮。用于胃痛吞酸，吐血衄血，崩漏便血，遗精滑精，赤白带下，溃疡病。外治损伤出血，疮多脓汁。

壮医　收涩，制酸，止漏。用于遗精，心头痛（胃痛），鹿勒（吐血），衄血，阿意勒（便血），墨病（哮喘），兵淋勒（崩漏），创伤出血，隆白呆（带下）。

【用法与用量】内服：煎汤5～9g。外用：适量，研末敷患处。

【附方】

（1）治梦遗、滑精　海螵蛸6g，黄连3g，肉桂3g，首乌藤（夜交藤）15g，水煎服。

（2）治肠道出血　海螵蛸9g，赭石15g，瓦楞子15g，三七3g，水煎服。

（3）治胃酸胃痛　海螵蛸6g，甘草6g，水煎服。

（4）治月经崩漏　海螵蛸 5g，阿胶 10g，水煎服。

（5）治外伤出血　取相同剂量的海螵蛸、山茱萸，研磨成细末，外敷患处。

【古今研究】

1. 本草摘要

《神农本草经》："主女子漏下赤白经汁，血闭，阴蚀肿痛，寒热癥瘕，无子。"《名医别录》："惊气入腹，腹痛环脐，阴中寒肿……又止疮多脓汁不燥。"《药性论》："止妇人漏血，主耳聋。"《唐本草》："主目中翳。"《食疗本草》："主小儿、大人下痢，炙令黄，去皮细研成粉，粥中调服之。"《本草拾遗》："主妇人血瘕，杀小虫。"《日华子本草》："疗血崩。"《本草纲目》："主女子血枯病，伤肝，唾血下血，治疟消瘿。研末，敷小儿疳疮，痘疮臭烂，丈夫阴疮，汤火伤，跌伤出血。烧存性……同鸡子黄涂小儿重舌、鹅口。同蒲黄末，敷舌肿，血出如泉……同银朱吹鼻治喉痹……同麝香吹耳，治聤耳有脓及耳聋。"《要药分剂》："通经络，祛寒湿。"《现代实用中药》："为制酸药，对胃酸过多、胃溃疡有效。"

2. 现代研究

本品主要含有碳酸钙（$CaCO_3$）、微量元素、氨基酸、多糖、甲壳素/壳聚糖等化学成分，在抗溃疡、止血、成骨等方面具有一定药理作用。

排钱草 Paiqiancao

【别名】双金钱，叠钱草，圆叶小槐花，排钱树，牌钱树，串钱草，龙鳞草。

【壮文名】壤等钱，Gaeumuengxbya。

【来源与采集】本品为豆科植物排钱草 *Phyllodium pulchellum*（L.）Desv. 的干燥根和根茎。全年可采挖。

【性状】本品主根呈圆柱形，直径 0.5～1.5cm。表面浅棕红色，皮孔点状，栓皮脱落处显棕红色。根茎部常分生数条根或茎，直径约 3cm。质坚硬，切面皮部棕红色，厚 1～2mm，木部淡黄色，质细密而坚实，可见细环纹。气微，味涩。

【炮制】除去杂质，洗净，润透，切片，干燥。

【性味与归经】中医　淡、涩，凉；有小毒。归肝、胆、脾经。

壮医　淡、涩，平；有小毒。

【功能与主治】中医　化瘀消癥，清热利水。用于腹中癥瘕，胁痛，黄疸，臌胀，湿热痹证，月经不调，闭经，痈疽疔疮，跌打肿痛。

壮医　通龙路火路，通谷道，利水道，清热毒，除湿毒。用于能蚌（黄疸），夺寸（子宫脱垂），肝脾肿大，贫痧（感冒），发旺（风湿骨痛），林得叮相（跌打损伤）。

【用法与用量】 内服：煎汤 15～30g，鲜品 60～120g；或浸酒。外用：适量，捣敷。

【附方】

（1）治肝炎　排钱草 30g，茵陈 10g，甘草 5g，水煎服。

（2）治肝脾肿大　排钱草 30g，水煎服。

（3）治跌打损伤　排钱草 30g，水煎调酒服。

（4）治月经不调，经卡（闭经）　排钱草 30g，老母鸡 1 只，米酒 50mL，炖服。

【古今研究】

1. 本草摘要

《生草药性备要》："消风热，浸酒去瘀生新，治小儿马牙疳，又治跌打。"《岭南采药录》："治月内锁喉病，牙痛，以之浸酒能去瘀生新，又能去湿消滞。"

2. 现代研究

关于本品化学成分及现代药理研究的相关研究不多，主要集中在生物碱类成分，在抗肝炎及抗肝纤维化方面呈现出良好的药理活性。

黄花倒水莲 Huanghuadaoshuilian

【别名】 黄花参、鸡仔树、吊吊黄、黄花吊水莲、观音串。

【壮文名】 棵华现，Govahenj。

【来源与采集】 本品为远志科植物黄花倒水莲 *Polygala fallax* Hemsl. 的干燥根。全年可采挖，洗净，除去须根，晒干。

【性状】 本品呈圆柱形，稍弯曲，直径 0.5～4cm。表面灰黄色或灰棕色，具明显的纵皱纹，有细根痕及圆点状皮孔，质坚韧，不易折断。断面皮部棕黄色，木部具环纹及放射状纹理。气微，味甘。

【炮制】 除去杂质，洗净，润透，切片，晒干。

【性味与归经】 中医　甘、微苦，平。归肝、肾、脾经。

壮医　甜、微苦，平。

【功能与主治】中医　补益，强壮，祛湿，散瘀。用于产后或病后体虚，肝炎，腰腿酸痛，子宫脱垂，脱肛，神经衰弱，月经不调，尿路感染，风湿骨痛，跌打损伤。

壮医　补气虚，通调气道、谷道、水道。用于体虚，能蚌（黄疸），蛊病，喯疳（疳积），钵痨（肺结核），唉咳（咳嗽），发旺（痹病），肉扭（淋证），笨浮（水肿），年闹诺（失眠），京尹（痛经），月经不调，夯寸（子宫脱垂）。

【用法与用量】内服：煎汤，15～30g。外用：适量，捣敷。

【附方】

（1）产后体虚、病后体弱　黄花倒水莲20g，山鸡肉200g，炖服。

（2）肝炎　黄花倒水莲、鸡骨草各20g，水煎服。

（3）风湿痹痛　黄花倒水莲、十大功劳、骨碎补各30g，浸酒500mL，每次服20mL。

（4）营养不良性水肿　黄花倒水莲30g，旋覆花根、黄精各20g，何首乌、土党参各15g，水煎服。

（5）痛经　黄花倒水莲、当归藤各30g，益母草9g，水煎服。

（6）贫血　黄花倒水莲30g，土党参30g，鸡血藤30g，水煎服。

（7）风湿骨痛　黄花倒水莲30g，十大功劳30g，骨碎补30g，续断30g，泡酒1000mL，每次服20mL。

（8）慢性肝炎　黄花倒水莲15g，鸡骨草15g，黄芪15g，水煎服。

（9）高脂血症　黄花倒水莲20g，开水泡服，有明显的降血脂作用。

（10）梅尼埃病　黄花倒水莲20g，川芎10g，防风10g，青皮鸭蛋1枚，一起蒸煮，吃蛋及喝汤。

【古今研究】

1. 本草摘要

《广西药用植物名录》："全株：舒筋活络。治黄疸，血崩，月经不调，子宫脱垂，产妇虚弱。根：祛风，去湿，止痛。"广州部队《常用中草药手册》："滋补强壮，散瘀消肿。治劳损性腰腿痛，跌打损伤，急慢性肝炎。"《广西中草药》："补气血，壮筋骨。治病后虚弱，产后血虚，脾虚水肿。"

2. 现代研究

本品主要含有皂苷类、黄酮类、寡糖酯类、酚类、多糖、有机酸等化学成分。其中，皂苷是其重要活性成分，含量约为 5.0%。本品提取物及其成分具有调节血脂、抗凝、抗衰老、抑制乙肝病毒、保肝、抗应激、增强免疫、防辐射等多种药理活性。

赪桐 Chengtong

【别名】朱桐、红顶风、红菱、雌雄树、大丹、红龙船花、状元红、荷苞花。

【壮文名】棵赪桐，Godoengzhoengz。

【来源与采集】本品为马鞭草科植物赪桐 *Clerodendrum japonicum*（Thunb.）Sweet 的干燥地上部分。全年均可采收，干燥或鲜用。

【性状】本品茎呈圆柱形，直径 0.5～2.5cm；表面灰黄色，具纵皱纹及皮孔，质硬；断面皮部极薄，木部淡黄色，具同心性环纹及不甚明显的放射状纹理和褐色小点，髓部浅黄棕色，多凹陷。叶皱缩，灰绿色至灰黄色，被灰白色茸毛，展开后呈广卵圆形，先端渐尖，基部心形，边缘有锯齿。气微，味淡。

【炮制】除去杂质，洗净，稍润，切段，干燥。

【性味与归经】中医　辛、甘，凉。归肺、肝、肾经。

壮医　甜、酸、微涩，凉。

【功能与主治】中医　清肺热，散瘀肿，凉血止血，利小便。用于偏头痛，跌打瘀肿，痈肿疮毒，肺热咳嗽，热淋，小便不利，咯血，尿血，痔疮出血，风湿骨痛。

壮医　清热毒，除湿毒，通气道、谷道，调龙路，消瘀肿。用于呗农（痈疮），呗叮（疔疮），林得叮相（跌打损伤），埃病（咳嗽），仲嘿咪尹（痔疮），阿意咪（痢疾），发旺（痹病）。

【用法与用量】内服：15～30g，鲜品 30～60g。外用：适量，捣敷或研末调敷。

【附方】

（1）劳伤咳嗽，咯血，血尿，痢疾　赪桐 20g，水煎服。

（2）治跌打损伤，失眠　赪桐的花或根研末，每次 10g，甜酒调服。

【古今研究】

1. 本草摘要

《福建民间草药》："排脓解毒，生肌敛口。"《广西民间常用草药》："治跌打损伤，无名肿毒。"

2.现代研究

本品主要含有黄酮类、酚酸类、鞣质及挥发油等成分，在抗炎、抗氧化、抗菌等方面具有一定的药理作用。

蜈蚣 Wugong

【别名】百足虫、千足虫、金头蜈蚣、百脚。

【壮文名】息挡，Sipndangj。

【来源与采集】本品为蜈蚣科动物少棘巨蜈蚣 Scolopendra subspinipes mutilans Linn.Koch 的干燥体。春、夏二季捕捉，用竹片插入头尾，绷直，干燥。

【性状】本品呈扁平长条形，长 9～15cm，宽 0.5～1cm。由头部和躯干部组成，全体共 22 个环节。头部暗红色或红褐色，略有光泽，有头板覆盖，头板近圆形，前端稍突出，两侧贴有颚肢一对，前端两侧有触角一对。躯干部第一背板与头板同色，其余 20 个背板为棕绿色或墨绿色，具光泽，自第四背板至第二十背板上常有两条纵沟线；腹部淡黄色或棕黄色，皱缩：自第二节起，每节两侧有步足一对；步足黄色或红褐色，偶有黄白色，呈弯钩形，最末一对步足尾状，故又称尾足，易脱落。质脆，断面有裂隙。气微腥，有特殊刺鼻的臭气。味辛、微咸。

【炮制】去竹片，洗净，微火焙黄，剪段。

【性味与归经】中医　辛，温；有毒。归肝经。

壮医　辣，温；有毒。

【功能与主治】中医　息风镇痉，通络止痛，攻毒散结。用于肝风内动，痉挛抽搐，小儿惊风，中风口㖞，半身不遂，破伤风，风湿顽痹，偏正头痛，疮疡，瘰疬，蛇虫咬伤。

壮医　通龙路，散瘀结，祛风毒。用于狠风（高热抽搐），发羊癫（癫痫），麻邦（中风），破伤风，发旺（痹病），邦印（头痛），额哈（毒蛇咬伤），呗农（疮疡），呗奴（颈淋巴结结核），痂怀（牛皮癣）。

【用法与用量】内服：煎汤，3～5g；研末，0.5～1g；或入丸、散。外用：适量，研末撒、油浸或研末调敷。

【使用注意】本品有毒，用量不宜过大。血虚生风者及孕妇禁服。

【附方】

（1）惊风　蜈蚣 3g，蝉蜕 5g，碾末，开水送服。

（2）癫痫　蜈蚣 3g，全蝎 3g，碾末，开水送服。

（3）头痛　蜈蚣 3g，全蝎 6g，白芷 10g，川芎 10g，柴胡 10g，藁本 10g，水煎服。

（4）风湿顽痹　蜈蚣 5g，千年健 20g，鸡血藤 15g，当归 10g，血风藤 10g，防己 10g，水煎服。

【古今研究】

1. 本草摘要

《神农本草经》："啖诸蛇、虫、鱼毒……温疟，去三虫。"《名医别录》："主治心腹寒热结聚，堕胎，去恶血。"《日华子本草》："治癥癖。蛇毒。"《本草纲目》："治小儿惊痫风搐，脐风口噤，丹毒，秃疮，瘰疬，便毒，痔漏，蛇瘕、蛇瘴、蛇伤。"

2. 现代研究

本品主要成分为蜈蚣毒、小分子成分（喹啉、胺类和羧酸等）、气味成分（萜类和醛酮类等）及营养成分（氨基酸、脂肪酸、微量元素和核苷化合物等），具抗肿瘤、抗凝血、抗心肌缺血、镇痛、抗炎和抗菌等多种药理作用。

鹰不扑 Yingbupu

【别名】小郎伞，鸟不宿，广东楤木，打散根，百鸟不落、雷公木。

【壮文名】棵洞伞，Godungjcanz。

【来源与采集】本品为五加科植物虎刺楤木 *Aralia armata*（Wall.）Seem. 或黄花楤木 *Aralia decaisneana* Hance 的干燥根、根皮、枝叶。全年可采挖，洗净泥沙，干燥。

【性状】本品呈圆柱形，常分枝，弯曲，长 30～45cm，直径 0.5～2cm，表面土黄色或灰黄色。栓皮易脱落，脱落处呈暗褐色或灰褐色，常皱缩显纵纹，具横向凸起的皮孔和圆形凸起的侧根痕。质硬，易折断，粉性大。断面皮部暗灰色，木部灰黄色或灰白色，导管孔众多。气微，味微苦、辛。

【炮制】除去杂质，洗净，切段，干燥。

【性味与归经】中医 苦、辛,平。归肝、胃经。

壮医 苦、辣,平。

【功能与主治】中医 祛风利湿,散瘀解毒。用于风湿痹痛、跌打损伤、湿热黄疸、水肿、淋浊、痢疾、白带异常、头痛、咽喉肿痛、胃脘痛、乳痈、无名肿毒、瘰疬等。

壮医 通火路,调谷道,祛风毒,除湿毒,消肿痛。用于发旺(风湿骨痛)、林得叮相(跌打损伤)、笨浮(水肿)、阿意咪(痢疾)、白带、巧尹(头痛)、货咽妈(咽喉肿痛)、胴尹(胃痛)、呗(无名肿毒)等。

【用法与用量】内服:煎汤,9～15g。外用:适量,捣敷;或捣烂拌酒炒热敷;或煎汤熏洗。

【使用注意】孕妇慎服。

【附方】

(1)治跌打肿痛 鹰不扑250g,用好酒1500mL浸7天。外搽患处。每日服药酒3次,每次15～30g。或取鹰不扑鲜根适量,捣烂,酒炒,敷患处。

(2)治风湿骨痛 鹰不扑枝叶、红龙船花叶、鸡爪风叶、爬山虎各适量。水煎,洗患处。

(3)治鼻渊 鹰不扑根15g。同鸡蛋煲服。

(4)治急性肾炎,前列腺炎,咽炎 鹰不扑根3～9g。水煎服。

(5)治乳腺炎,疮疖,无名肿毒 鲜鹰不扑叶捣烂外敷。

【古今研究】

1. 本草摘要

《广西中草药》:"散瘀消肿,祛风湿。治跌打,风湿疼痛。"《广西实用中草药新选》:"散瘀消肿,抗菌止痛。治跌打损伤,痈,疖,肝炎,肾炎,前列腺炎,急性关节炎,胃痛,腹泻,痢疾,白带。"

2. 现代研究

关于本品化学成分和现代药理方面的研究报道不多,主要含有三萜皂苷类和黄酮类化合物,并在抗炎、抗氧化、保护血管、缓解肾损伤等方面表现出一定的药理作用。

野牡丹 Yemudan

【别名】爆牙狼、红爆牙狼、猪古稔、大金香炉、豹牙郎木。

【壮文名】棵芒难，Gomaknat。

【来源与采集】本品为野牡丹科植物野牡丹 *Melastoma candidum* D.Don 的全株。秋季采挖全株，洗净，切碎，晒干。

【性味】中医　酸、涩；凉。归脾、胃、肺、肝经。

壮医　酸、涩，平。

【功能与主治】中医　清热解毒、消积利湿、活血止血。主治肝炎、食积、泄痢、咯血、便血、白带异常、月经过多、崩漏、产后腹痛、肠痈、疮肿、跌打肿痛、外伤出血、毒蛇咬伤等。

壮医　通水道谷道，清热毒，除湿毒，止血。主治肝炎、东郎（食积）、阿意咪（痢疾）、阿意勒（便血）、隆白呆（带下）、兵淋勒（崩漏）、产胱胴尹（产后腹痛）、呗叮（疔疮）、林得叮相（跌打肿痛）、叮相噢嘞（外伤出血）、额哈（毒蛇咬伤）等。

【用法与用量】内服：煎汤，9～15g，鲜品 30～90g。外用：适量，捣敷患处。

【附方】

（1）治消化不良，肠炎腹泻，痢疾，便血，月经不调，白带多　用野牡丹根 15～30g，或用叶 12～25g，水煎服。

（2）治膝盖肿痛　野牡丹 25g，忍冬藤 10g，水煎服，日两次。

（3）治跌打损伤　野牡丹 30g，金樱子根 15g，和猪瘦肉酌加红酒炖服。

（4）治耳痈　野牡丹 30g，猪耳一个，水煎服。

（5）治蛇头疔　野牡丹 18g，和猪肉炖服。

（6）治乳汁不通　野牡丹 30g，猪瘦肉 120g，酌加酒水炖服。

（7）治痈肿　鲜野牡丹叶 30～60g，水煎服，捣烂外敷。

（8）治跌打损伤，外伤出血　用野牡丹鲜叶适量，捣烂外敷。

（9）治牙痛　用野牡丹根 60g，水煎含漱。

【古今研究】

1. 本草摘要

《福建民间草药》："除热解毒，逐湿祛风。治痈肿疔毒，跌打损伤。"《陆川本草》："叶，治刀伤，止血。"《四川中药志》："行气，活血，清热。治月瘕病，癥瘕吐血,跌打损伤及肠痈。"《中国药用植物图鉴》:"治血丝虫病。"

2. 现代研究

有关本品化学成分及现代药理的研究报道较少。野牡丹属植物主要含有黄酮类、鞣酸类、甾体类和萜类等化学成分,其中以黄酮和可水解鞣酸类成分为本属植物特征性成分;药理活性研究大多是针对总黄酮部位,具有降血糖、抗炎镇痛、抑菌、抗高血压、抗肿瘤、清除自由基和抗氧化等作用。

第七章
龙路病的外治法

壮医龙路与龙路病

第一节　壮医药线点灸疗法
第二节　壮医针刺疗法
第三节　壮医莲花针拔罐逐瘀疗法
第四节　壮医刮痧疗法
第五节　壮医烫熨疗法
第六节　壮医药物竹罐疗法
第七节　壮医刺血疗法
第八节　壮医火针疗法
第九节　壮医针挑疗法
第十节　壮医水蛭疗法

第一节 壮医药线点灸疗法

壮医药线点灸疗法是用壮药泡制的苎麻线点燃后,直接灼灸患者体表的一定穴位或部位,以治疗疾病的一种方法。

1. 主要功效

祛风、湿、痧、瘴、寒、痰等毒,通调三道两路,调节气血平衡,补虚强体等。

2. 适应证

内科、外科、妇科、儿科、五官科、皮肤科等常见病、多发病均可使用本疗法治疗,常见适应证有唭呗啷(带状疱疹、带状疱疹后遗神经痛)、能啥能累(瘙痒、湿疹)、发得(发热)、贫痧(感冒、上呼吸道感染)、唭佛(肿块)、唭尹(疼痛)、发旺(痹病)、麻抹(手足麻木)、巧尹(头痛)等。

3. 禁忌证

(1)严重心脑血管疾病患者、血糖控制不佳者、精神病患者、身体极度消瘦虚弱患者等禁用。

(2)眼球、男性外生殖器龟头部和女性小阴唇部禁灸。

(3)黑痣慎用。

(4)过度疲劳、过度饥饿、过度饱或精神高度紧张的患者禁用。

(5)孕妇禁用。

4. 操作前准备

(1)环境要求 治疗室内清洁、安静,光线明亮,温度适宜,避免吹风受凉。

(2)用物准备

① 药线(苎麻线,大号直径约1mm,中号直径约0.7mm,小号直径约0.25mm)。

② 生理盐水、消毒棉签、一次性无菌手套、酒精灯、打火机、镊子、剪刀。

(3)操作前护理 核对患者信息及治疗方案等,向患者说明治疗的意义和注意事项,取得患者同意;对患者进行精神安慰与鼓励,消除患者的紧张、恐惧情绪,使患者能积极主动配合操作。

5. 操作步骤

（1）体位选择　根据病情确定体位，常取坐位、俯卧位、仰卧位、侧卧位等，以患者舒适及便于施术者操作为宜，避免用强迫体位。

（2）定穴　根据病证选取对应的治疗部位。取穴原则："寒手热背肿在梅，痿肌痛沿麻络央，唯有痒疾抓长子，各疾施灸不离乡。""寒手"指畏寒发冷症状重者，取手部穴位为主；"热背"指全身发热，体温升高者，以背部穴位为主；"肿在梅"，即对肿块或皮损类疾病，沿肿块、皮损边缘及中心取一组穴位，五穴组成梅花形；"痿肌"指凡是肌肉萎缩者，在萎缩肌肉上选取主要穴位；"麻络央"指凡是麻木不仁者，选取该部位龙路、火路网络的中央点为主要穴位；"抓长子"指凡是皮疹类疾病引起瘙痒者，选取最先出现的疹子或最大的疹子作为主要穴位。仅此数条还不够，每一种疾病还需根据实际需要，循龙路、火路取穴，以提高治疗效果。

（3）洗手，戴医用外科口罩、医用帽子，非常规手法施术者需戴一次性无菌手套。

（4）清洁　用生理盐水清洁要施灸的皮肤。

（5）施术流程

① 取线。用镊子从药液中取出药线。

② 整线。将松散的药线搓紧、拉直。

③ 持线。

a. 常规手法：右手食指和拇指指尖相对，持药线的一端，露出线头 1～2cm；药线另一端卷入掌心。

b. 非常规手法：像针刺持针一样的方法持药线的一端，露出线头 2～5cm；药线另一端卷入掌心。

④ 点火。将露出的线端在酒精灯火上点燃，使线头有圆珠状炭火星。

⑤ 施灸。

a. 常规手法：将药线的炭火星线端对准穴位或者治疗部位，顺应手腕和拇指的屈曲动作，拇指指腹迅速地将带有珠火的线头直接点按在预先选好的穴位或者治疗部位上。一按火珠灭即起为 1 壮。

b. 非常规手法：将线端圆珠状炭火星直接刺灸在预先选好的穴位或者治疗部位上，无拇指点按动作。一火珠灭即起为 1 壮。

（6）整理患者衣物及操作物品。

（7）交代患者治疗后注意事项等。

（8）洗手并记录治疗情况。

6. 疗程

一般每穴（莲花、葵花穴等除外）点灸1～3壮。急性病疗程较短，一般每天灸1次，5～7天为1个疗程。慢性病则疗程较长，可每隔2～3天灸1次，15～20天为1个疗程。

7. 注意事项

（1）患者过度疲劳、过度饥饿、过饱或精神高度紧张时不能操作。暴露治疗部位时，应注意保护患者隐私及保暖。

（2）一般情况下应用常规手法进行点灸治疗，但点灸口腔部位，局部有破溃、渗液，或传染性皮肤病患者，施术医者必须戴一次性无菌手套，使用非常规操作手法，不可直接接触患处，避免交叉感染。

（3）注意手法轻重。施灸时，珠火接触穴位时间短，点灸壮数少者为轻手法，适用于面部穴位及未成年人。珠火接触穴位或治疗部位时间较长，点灸壮数较多者为重手法，适用于癣类疾病、足底穴位或急救时。珠火接触穴位的时间及点灸的壮数介于轻手法和重手法之间为中手法，适用于一般疾病。

（4）点火时，如有火苗应轻柔抖灭，不可用嘴吹灭。

（5）药线点燃以后，只有珠火适用，以线端火星最旺时为点灸良机，以在点灸部位留下药线白色炭灰效果最佳。

（6）点灸外眼区及面部靠近眼睛的穴位时，嘱患者闭目，避免火花飘入眼内引起烧伤。

（7）施灸过程中随时观察局部皮肤及病情，随时询问患者对点灸的耐受程度。

（8）操作后交代患者，局部会出现浅表的灼伤痕迹，停止点灸1～2周可自行消失。若施灸部位有瘙痒或轻度灼伤，属正常治疗反应。避免用手抓破，以免引起感染；若不小心抓破，注意保持清洁，或用碘伏消毒。

（9）治疗后在饮食上应注意忌口（如皮肤病，在点灸治疗期间忌食牛肉、公鸡肉、鲤鱼等发物），以清淡饮食为主。

8. 意外情况及处理

（1）晕灸　如患者在点灸过程中出现气短、面色苍白、出冷汗等晕灸现象，应立即停止操作，让患者头低位平卧并服少量糖水。

（2）烫伤、起水疱　如烫伤，用生理盐水清洁创面及浸润无菌纱布湿敷创面，直至疼痛明显减轻或者消失后，外涂烧伤膏。如起小水疱，皮肤可自行吸收，保持局部干燥及水疱皮肤的完整性即可。

⊃【附注】

壮医药线备制

（1）材料制作　将苎麻浸水润湿，搓成大、中、小三种规格的苎麻线，大号直径约 1mm、中号直径约 0.7mm、小号直径约 0.25mm。将搓好的苎麻线泡在火灰水中 10 天进行脱脂处理，也可以用纯碱代替火灰。如果急用，可用 5% 纯碱水煮苎麻线 1 小时即可达到脱脂的目的。取出用清水洗净晒干。

（2）药液制作（参考）　先将当归藤（勾当归）50g、肿节风（卡隆）50g、飞龙掌血 50g、过江龙 50g 等壮药，加入 45 度米酒共浸泡于瓶内，再将苎麻线浸入以上药液中，瓶密封浸泡。

第二节　壮医针刺疗法

壮医针刺疗法是以壮医理论和壮医临床思维方法为指导，在人体一定的穴位或部位上运用针具针刺，以疏通三道两路、调节气血平衡、恢复脏腑功能而治疗疾病的一种方法。

1. 主要功效

祛风、湿、痧、瘴、寒、热、痰等毒，散结，通痹，消肿，活血，通络，止痛，通调三道两路、调节气血平衡，促进人体自愈。

2. 适应证

内科、外科、妇产科、男科、儿科、皮肤科、五官科等临床常见病、多发病及疑难杂症均可使用本疗法治疗，常见适应证有发旺（痹病、风湿病、关节痛）、年闹诺（失眠）、核嘎尹（腰腿痛）、活邀尹（颈椎病）、邦巴尹（肩周炎）、麻邦（中风）、甭裆呷（半身不遂）、麻抹（麻木）、兰奔（头晕）、巧尹（头痛）、喯呗啷（带状疱疹、带状疱疹后遗神经痛）、腊胴尹（腹痛）、京尹（痛经）、约京乱

（月经不调）、卟很裆（不孕）、楞涩（鼻炎）、奔鹿（呕吐）、能啥能累（瘙痒、湿疹）等。

3. 禁忌证

（1）孕妇慎用，妊娠期亦禁刺手十甲穴等一些具有通龙路、火路作用的穴位。

（2）小儿囟门未闭合时，头顶部的穴位不宜针刺。

（3）皮肤有感染、溃疡、瘢痕或肿瘤的部位，凝血功能障碍者禁用。

（4）过度疲劳、过度饥饿、过度饱胀或精神高度紧张的患者禁用。

4. 操作前准备

（1）环境要求　治疗室内清洁、安静，光线明亮，温度适宜，避免吹风受凉。

（2）用物准备　治疗盘，内盛各种型号的一次性毫针（管针）、复合碘皮肤消毒液、棉签、弯盘、大浴巾、脉枕、一次性利器盒。

注意，选择针具应根据患者的性别、年龄、胖瘦、体质、病情、病灶选穴位，选取长短、粗细适宜的针具。《灵枢·官针》指出："九针之宜，各有所为，长短大小，各有所施也。"男性及体壮、形胖且病位较深者，可选取稍粗、稍长的毫针，如直径超过0.3mm、长2~3寸的针具；女性及体弱、形瘦而病位较浅者，则应选用较短、较细的针具，如直径0.2~0.25mm、长1~2寸的针具。

（3）操作前护理　核对患者信息及治疗方案等，向患者说明治疗的意义和注意事项，取得患者同意；对患者进行精神安慰与鼓励，消除患者的紧张、恐惧情绪，使患者能积极主动配合操作。

5. 操作步骤

（1）体位选择　根据病情确定体位，常取坐位、俯卧位、仰卧位、侧卧位等，以患者舒适及便于施术者操作为宜，避免用强迫体位。

（2）部位选择　经过壮医望、询、闻、按、探五诊合参后根据患者病情轻重缓急和症状确定施针穴位。

（3）洗手，戴医用外科口罩、医用帽子。

（4）消毒

① 部位消毒。用复合碘皮肤消毒液消毒皮肤（由内向外螺旋式消毒，直径大于5cm）。

② 施术者消毒。施针前先用酒精棉球或棉签消毒持针的手指。

（5）施术流程　壮医针刺疗法根据患者的体质、症状和体征分为补法、泻法和平补平泻法。此外，还有壮医特定穴针法——脐环穴针法。

① 补法

a. 进针。（a）根据腧穴深浅和患者体型选择合适的毫针。（b）嘱患者做腹式呼吸运动。（c）执针，将毫针对准穴位，并趁患者吐气时将针刺入穴位至适宜深度。

具体的进针深度除根据穴位部位特点来决定外，临床上还需灵活掌握。如形体瘦弱者宜浅刺，形体肥胖者、青壮年、身体强壮者宜深刺；年老者、体弱者、小儿宜浅刺；阳证、初病者宜浅刺，阴证、久病者宜深刺；头面部、胸背部及肌肉薄处宜浅刺，四肢、臀部、腹部及肌肉丰厚处宜深刺；手指足趾、掌跖部宜浅刺，肘臂、腿膝处宜深刺等。针刺的角度和深度有关，一般来说，深刺多用直刺，浅刺多用斜刺和平刺。对颈项后正中、大动脉附近、眼区、胸背部的穴位，尤其要掌握斜刺深度、方向和角度，以免损伤。注：泻法、平补平泻法进针深度原则同补法。

b. 留针候气。进针完毕后，可留针候气，待"气至"后再行运针吐纳补法治疗手法。壮医以三道两路为传导和调节系统，判定"气至"与否，不以酸、麻、胀为标准，而是以针体是否自行摆动、针感下坠、针口皮肤高起或陷落（或红晕）为标准，只要出现其中一项即可视为"气至"，可以进行吐纳补泻治疗手法。一般情况，留针20～40分钟以候气。

c. 运针吐纳施补。按三气同步理论，施术者将针提起少许，迅速插下，连续9次（奇数，由施术者灵活掌握），然后嘱患者做腹式吐纳运动，连续3次（奇数，由施术者灵活掌握）。上述过程即为给该穴位施补1次。每位患者需要在哪些穴位进行施补，每个穴位施补几次，视病情而定。若行提插时患者诉疼痛，立即改轻微捻转替代提插。施补的目的是调节三气同步，针感并不是首要，必须尽量避免疼痛。

d. 出针。嘱患者做腹式吐纳运动，趁患者纳气时将针缓慢拔出。出针后立即用消毒棉签按压针孔，并轻轻揉按几次，防止气血外泄及出血。

② 泻法

a. 进针。（a）根据腧穴深浅和患者体型选择合适的毫针。（b）嘱患者做腹式吐纳运动。（c）执针，将毫针对准穴位，并趁患者吐气时将针刺入穴位至适宜深度。具体进针深度原则同补法的。

b. 留针候气。进针完毕后，待"气至"后再行运针吐纳泻法治疗手法。一般情况，留针时间为20分钟，还可以依据病情需要，延长留针至30～50分钟。

c. 运针吐纳施泻。按三气同步理论，施术者将针提起少许后迅速插下，连续 6 次（偶数，由施术者灵活掌握），然后嘱患者做腹式吐纳运动，连续 4 次（偶数，由施术者灵活掌握），上述过程即为给该穴位施泻 1 次。每位患者需要在哪些穴位进行施泻，每穴施泻几次，视病情而定。若行提插时患者诉疼痛，立即改轻微捻转替代提插。施泻的目的是调节三气同步，针感并不是首要，必须尽量避免疼痛。

d. 出针。嘱患者做腹式吐纳运动，趁患者吐气时将针缓慢拔出。出针后立即用消毒棉签按压针孔，并轻轻揉按几次，防止气血外泄及出血。

③ 平补平泻法

a. 进针。（a）根据腧穴深浅和患者体型选择合适的毫针。（b）嘱患者做腹式呼吸运动。（c）执针，将毫针对准穴位，并趁患者吐气时将针刺入穴位至适宜深度。具体进针深度原则同补法。

b. 留针候气。进针完毕后，一般情况，留针时间为 20 分钟，还可以依据病情需要，延长留针至 30~50 分钟，中间无需提插或捻转。

c. 出针。嘱患者做腹式吐纳运动，趁患者吐气或纳气时将针缓慢拔出。出针后立即用消毒棉签按压针孔，并轻轻揉按几次，防止气血外泄及出血。

④ 壮医特定穴针法——脐环穴针法

a. 选针。使用 0.25mm×25mm 的一次性无菌毫针（1 寸管针）。

b. 取穴。以脐窝的外侧缘旁开 0.2 寸做一圆环，环线上均为穴位。将脐内环看成一个钟表，以脐中央（神阙穴）为钟表的中心，根据脏腑归属分别在 12 点时位、1 点 30 分时位、3 点时位、4 点 30 分时位、6 点时位、7 点 30 分时位、9 点时位、10 点 30 分时位 8 个点上取穴。

c. 进针。进针前，嘱患者先做腹式吐纳运动，调整好呼吸，平稳情绪，消除紧张感，然后采用管针无痛进针。以脐为中心，向外呈 10°角放射状平刺，进针深度约为 0.8 寸。

d. 调气。进针后嘱患者继续做腹式吐纳运动 3~5 分钟，直至感觉脐部出现温暖感。其间，如果患者身体的某个部位出现疼痛或其他不适，则提示该处三道两路受阻，需在痛点加刺 1 针。

e. 出针。嘱患者做腹式吐纳运动，趁患者吐气时，将针缓慢拔出。出针后立即用消毒棉签按压针孔，并轻轻揉压几次，防止气血外泄及出血。

（6）施术后处理　检查针数量以防遗漏，用过的针具置于利器盒中销毁处理。

（7）整理患者衣物及操作物品。

（8）交代患者治疗后注意事项等。

（9）洗手并记录治疗情况。

6. 疗程

一般情况下留针时间为30分钟，还可以依据患者情况进行灵活调整，延长留针时间至30～50分钟。视各类疾病不同，壮医针刺治疗疗程不同，急性病一般疗程短，通常每天针刺治疗1次，5～7天为1个疗程；慢性病则疗程较长，可每天针刺治疗1次或隔天治疗1次，15～20天为1个疗程。

7. 注意事项

（1）向患者耐心解释，说明壮医针灸主张无痛及在享受中治疗，以消除患者的紧张心理，放松心情，配合治疗。

（2）严格执行无菌操作。

（3）不宜取站立位治疗，以防晕针。

（4）准确取穴，正确运用进针方法，掌握好进针的角度和深度。

（5）针刺中应观察患者面色、神情，询问有无不适反应，了解患者心理、生理感受，如发现病情变化，应立即对症处理。

（6）起针时要核对穴位和针数，以免毫针遗留在患者身上。

8. 意外情况及处理

（1）晕针

① 症状。轻度晕针，表现为精神疲倦、头晕目眩、恶心欲吐；重度晕针，表现为心慌气短、面色苍白、出冷汗、脉象细弱，甚则神志昏迷、唇甲青紫、血压下降、二便失禁、脉微欲绝。

② 处理。立即停止针刺，取出所有留置针，立即停止操作，让患者头低位平卧，亦可加服少量糖水；若严重昏迷不醒者，立即行急救处理。

（2）滞针

① 症状。针刺入穴位内因局部肌肉强烈收缩，或因行针时捻转角度过大、过快或持续单向捻转等，而致肌纤维缠绕针，运针时捻转不动，提插、出针均感困难。若勉强捻转、提插，则患者感到疼痛。

② 处理。嘱患者消除紧张，使局部肌肉放松，延长留针时间，用循、捏、按、弹等手法，或在滞针附近加刺针，以缓解局部肌肉紧张。如因单向捻针而致者，需反向将针捻回。

(3) 弯针

① 症状。针柄改变了进针时刺入的方向和角度，使提插、捻转和出针均感困难，患者感到针处疼痛。

② 处理。不能再行手法，如针身轻度弯曲，可慢慢将针退出；若弯曲角度过大，应顺着弯曲方向将针退出。因患者体位改变所致者，应嘱患者慢慢恢复原来体位，使局部肌肉放松后再慢慢退针。遇弯针时，切忌强拔针、猛退针。

(4) 断针

① 症状。针身折断，残端留于患者体内。

② 处理。嘱患者不要紧张、乱动，以防断针陷入深层。如残端显露，可用手指或镊子取出。若断端与皮肤相平，可用手指挤压针孔两旁，使断针暴露体外，再用镊子取出。如断针完全没入皮内、肌肉内，应在 X 线下定位，通过手术取出。

(5) 创伤性气胸

① 症状。患者突感胸闷、胸痛、气短、心悸，严重者呼吸困难、发绀、冷汗、烦躁、恐惧，甚则血压下降、出现休克等危急现象。检查时，肋间隙变宽、外胀，叩诊呈鼓音，听诊肺呼吸音减弱或消失。X 线胸透可见肺组织被压缩现象，气管可向健侧移位。有的针刺创伤性轻度气胸者，起针后并不出现症状，而是过了一定时间才慢慢感到胸闷、胸痛、呼吸困难等症状。

② 处理。一旦发生气胸，应立即起针，并让患者采取半卧位休息，嘱患者不要紧张，切勿恐惧而翻转体位。一般漏气量少者，可自然吸收。医者要密切观察，随时对症处理，对严重患者须及时组织抢救。

第三节　壮医莲花针拔罐逐瘀疗法

壮医莲花针拔罐逐瘀疗法是在壮医独特理论的指导下，莲花针叩刺与拔罐结合使用，以治疗疾病的一种方法，属于壮医针刺法的一种。

1. 主要功效

祛风、湿、痧、瘴、热、痰、瘀等毒，活血，消肿，散结，通痹，止痛，通调三道两路、调节气血平衡。

2.适应证

内科、外科、妇科、儿科、五官科、皮肤科等常见病、多发病、疑难病均可使用本疗法治疗，常见适应证有贫痧（痧病）、发旺（痹病）、核嘎尹（腰腿痛）、活邀尹（颈椎病）、邦巴尹（肩周炎）、骆芡（骨性关节炎）、隆芡（痛风）、麻抹（麻木）、甭裆呷（半身不遂）、林得叮相（跌打损伤）、年闹诺（失眠）、巧尹（头痛）、㾁呗啷（带状疱疹、带状疱疹后遗神经痛）、能啥能累（瘙痒、湿疹）、叻仇（痤疮）、泵栾（脱发）等。

3.禁忌证

（1）自发出血性疾病、凝血功能障碍者禁用。

（2）严重心脑血管疾病患者、血糖控制不佳者、精神病患者、身体极度消瘦虚弱患者等禁用。

（3）局部皮肤有破溃、瘢痕、高度水肿及浅表大血管处禁用。

（4）过度疲劳、过度饥饿、过度饱胀或精神高度紧张的患者禁用。

（5）孕妇禁用。

4.操作前准备

（1）环境要求　治疗室内清洁、安静，光线明亮，温度适宜，避免吹风受凉。

（2）用物准备　一次性莲花针（单头或双头皮肤针）、消毒真空抽气罐、复合碘皮肤消毒液、医用棉签、无菌纱布、镊子、一次性无菌手套、大毛巾、治疗车等。

（3）操作前护理　核对患者信息及治疗方案等，说明治疗的意义和注意事项，取得患者同意；对患者进行精神安慰与鼓励，消除患者的紧张、恐惧情绪，使患者能积极主动配合操作。

5.操作步骤

（1）体位选择　根据病情确定体位，常取坐位、俯卧位、仰卧位、侧卧位等，以患者舒适及便于施术者操作为宜，避免用强迫体位。

（2）部位选择　常分为三类：循路，如叩刺依龙路、火路循行路线叩打；循点，如叩刺根据龙路、火路网结穴位的主治病症进行叩刺，常用于各种特定穴、反应点等；局部，如叩刺取局部病变部位进行围刺、散刺，常用于局部瘀肿疼痛、瘙痒、顽癣等。注意避开浅表大血管。

(3）洗手，戴医用外科口罩、医用帽子和一次性无菌手套。

（4）消毒

① 针具消毒。选择一次性莲花针。

② 部位消毒。常规消毒施术部位皮肤，消毒范围直径大于施术部位5cm。

（5）施术流程

① 叩刺。右手握莲花针针柄尾部，食指在下，拇指在上，针尖对准叩刺部位，用腕力借助针柄弹性将针尖垂直叩打在皮肤上，反复进行，叩刺至皮肤微微渗血。

② 施罐

a. 拔罐。叩刺完毕，左手将真空抽气罐扣压在叩刺部位，右手持真空抽气枪连接真空罐气嘴进行抽气，使罐内形成负压。抽气次数以患者耐受为度，然后撤枪，盖上大毛巾，留罐10～15分钟。

b. 起罐。将气罐活塞拔起，然后把罐向一侧倾斜，让空气进入罐内，同时让瘀血流入罐内，慢慢将罐提起，用无菌纱布擦拭所拔部位的瘀血，常规消毒治疗部位的皮肤。

（6）施术后处理　莲花针一人一针，用后丢入利器盒。冲洗抽气罐内瘀血后放入含氯消毒液中浸泡后送消毒供应中心统一消毒，防止交叉感染。

（7）整理患者衣物及操作物品。

（8）交代患者治疗后注意事项等。

（9）洗手并记录治疗情况。

6. 疗程

隔天1次，10次为1个疗程。

7. 注意事项

（1）患者过度疲劳、过度饥饿、过度饱或精神高度紧张时不能操作。暴露治疗部位时，应注意保护患者隐私及保暖。

（2）注意检查莲花针针尖，应平齐，无钩、无锈蚀和无缺损。

（3）叩打时，针尖应垂直，避免勾挑，叩刺范围应小于所选的罐号罐口。

（4）根据患者的病情及施术部位选择相应规格的皮肤针。叩刺手法分为轻手法、重手法和中手法三种。轻手法为轻腕力叩刺，以局部皮肤潮红为宜，适用于老弱者、头面部等肌肉浅薄处；重手法以较重腕力敲打叩刺，至局部皮肤隐隐出血为宜，用于壮者、实证及肌肉丰厚处；中手法介于轻手法与重手法之间，以局部皮肤潮红、局部无渗血为宜，适用于一般疾病及多数患者。

（5）治疗过程中随时观察局部皮肤及病情，随时询问患者对叩刺及施罐的耐受程度，防止晕针、晕罐。

（6）治疗过程中应遵守无菌操作规则，防止感染。

（7）治疗后避免患者立即起身离开，安排其处于舒适的体位，并嘱休息5～10分钟后方可活动。

（8）施术后交代患者，若施术部位有瘙痒，属正常的治疗反应，避免用手抓破，以免引起感染；保持施术部位皮肤清洁干燥，6小时内不宜淋浴。

（9）治疗后在饮食上应注意忌口，以清淡饮食为主。

8.意外情况及处理

（1）晕针、晕罐　如患者治疗过程中出现气短、面色苍白、出冷汗等晕针现象，立即让患者头低位平卧，亦可加服少量糖水；若严重昏迷不醒者，立即行急救处理。

（2）烫伤、起水疱　如有烫伤，用生理盐水清洁创面及浸润无菌纱布湿敷创面直至疼痛明显减轻或者消失后，外涂烧伤膏。如起小水疱，皮肤可自行吸收，保持局部干燥及水疱皮肤的完整性即可；如水疱较大，可用无菌针头将水疱戳破，放出疱内渗液，每日用碘伏消毒，外涂烧伤膏，保持局部干燥及清洁，预防感染。

第四节　壮医刮痧疗法

壮医刮痧疗法是采用边缘光滑的牛角片、羊角片、嫩竹板、瓷片、动物骨、药材等工具，以刮痧油、药酒或凡士林等为介质，在体表部位进行反复刮拭，从而对机体产生良性刺激，以治疗和预防疾病的一种方法。

1.主要功效

祛风、湿、痧、瘴、热、痰、瘀等毒，消肿，散结，通痹，通调三道两路、调节气血平衡。

2.适应证

内科、外科、儿科、皮肤科、五官科等常见病、多发病均可使用本疗法治疗，常见适应证有贫痧（痧病）、发得（发热）、奔唉（咳嗽）、发旺（痹病）、甭巧尹（偏头痛）、巧尹（头痛）、活邀尹（颈椎病）、邦巴尹（肩周炎）、核嘎尹（腰腿痛）、麻抹（麻木）、甭裆呷（半身不遂）、年闹诺（失眠）、林得叮相（跌打损伤）、牙痛、肥胖症等。

3. 禁忌证

（1）自发出血性疾病患者、凝血功能障碍者禁用。

（2）严重心脑血管疾病患者、血糖控制不佳者、精神病患者、身体极度消瘦虚弱患者等禁用。

（3）刮治部位的皮肤有损伤及病变处禁用。

（4）急性扭伤、创伤的疼痛部位或骨折部位禁用。

（5）孕妇的腹部、腰骶部，妇女的乳头禁用。

（6）大病初愈、重病、气血亏虚及体型过于消瘦者禁用。

（7）过度疲劳、过度饥饿、过度饱、精神高度紧张、饮酒后以及对刮痧有恐惧者禁用。

4. 操作前准备

（1）环境要求　治疗室内清洁、安静，光线明亮，温度适宜，避免吹风受凉。

（2）用物准备　刮痧板、刮痧油（或药酒、凡士林等）、治疗盘、治疗碗、75%酒精、生理盐水、棉球、方纱、治疗巾、一次性无菌手套。

（3）操作前护理　核对患者信息及治疗方案等，说明治疗的意义和注意事项，取得患者同意后对患者进行精神安慰与鼓励，消除患者的紧张、恐惧情绪，使患者能积极主动配合操作。

5. 操作步骤

（1）体位选择　常取坐位、俯卧位、仰卧位、侧卧位等，根据病情确定体位，以患者舒适及便于施术者操作为宜，避免用强迫体位。

（2）部位选择　根据病证选取适当的治疗部位。

（3）洗手，戴医用外科口罩、医用帽子和一次性无菌手套。

（4）消毒

① 刮具消毒。用75%乙醇消毒刮痧板。

② 部位消毒。用生理盐水蘸棉球或方纱清洁将要刮治部位的皮肤。

(5)施术流程

① 涂擦。将刮痧油（或药酒、凡士林等）倒入治疗碗内，用棉球或方纱蘸刮痧油（或药酒、凡士林等）涂擦刮痧部位。

② 刮痧。施术者手拿刮痧板，刮板厚的一面对手掌，用另一面在患者体表治疗部位反复刮动。整个身躯刮拭原则：从上到下，从前到后，先中间后两边。刮拭要领：急者先喉，缓者顺受，肌肉骨节，近自远收。刮拭顺序为颈→背→腰→腹→上肢→下肢，从上向下刮拭，胸背部从内向外刮拭。刮板与刮拭方向一般保持45°～90°角，刮时要沿同一方向刮，力量要均匀，采用腕力。一般每个部位刮10～20次，时间3～5分钟，最长不超过20分钟，以皮肤出现紫色痧点为宜。

(6)施术后处理　用纱布清洁皮肤（根据病情需要可在刮治部位涂擦药酒），洗净刮痧板，用75%乙醇消毒刮痧板。

(7)整理患者衣物及操作物品。

(8)交代患者治疗后注意事项等。

(9)洗手并记录治疗情况。

6.疗程

根据病情，急性病证，1～2天1次，慢性病证，3～5天1次，5次为1个疗程。

7.注意事项

(1)患者过度疲劳、过度饥饿、过度饱、精神高度紧张、饮酒后以及对刮痧有恐惧时不能操作。暴露治疗部位时，应注意保护患者隐私及保暖。

(2)不能干刮，刮痧板必须边缘光滑、没有破损，以免刮伤皮肤。

(3)对于部分不出痧或痧点的患者，不可强求出痧或痧点，以患者感到舒适为宜。

(4)年轻、体壮、新病、急病的实证患者用重刮，即刮拭按压力大、速度快。正常人保健或虚实兼见证患者用平补平泻法，即刮拭按压力中等、速度适中。刮拭部位要正确，只有根据不同的病证选取相应的穴位刮痧，效果才会显著。

(5)前一次刮痧部位的痧斑未退之前，不宜在原处再次进行刮痧。再次刮痧时间需间隔3～6天，以皮肤痧退为准。

(6)治疗过程中随时观察局部皮肤及病情，随时询问患者的耐受程度，防止晕刮。

（7）治疗后避免患者立即起身离开，安排其处于舒适的体位，给患者饮一杯温开水，并嘱其休息15～20分钟后方可活动。

（8）告知患者，刮痧部位会有疼痛、灼热感，属于正常现象；刮痧部位出现红紫色痧点或瘀斑，数日后方可消失，不必害怕；刮痧后4小时内忌洗澡，刮痧部位注意保暖，避免吹风受寒。

（9）治疗后在饮食上注意忌口，以清淡饮食为主。

8. 意外情况及处理

（1）晕刮　如患者治疗过程中出现气短、面色苍白、出冷汗等现象，立即让患者头低位平卧，亦可加服少量糖水；若严重昏迷不醒者，立即行急救处理。

（2）刮伤、起水疱　如有刮伤，用生理盐水清洁创面及浸润无菌纱布湿敷创面直至疼痛明显减轻或者消失后，外涂烧伤膏。如局部皮肤若起小水疱，皮肤可自行吸收，保持局部干燥及水疱皮肤的完整性即可，预防感染。

第五节　壮医烫熨疗法

壮医烫熨疗法是将壮药装入纱布袋放入煮沸的水中蒸热，趁热将药包直接熨于患处，加以手法反复烫熨，利用其药力、热力，以治疗疾病的一种方法。

1. 主要功效

祛风、湿、瘴、寒、痰、瘀等毒，消肿，散结，通痹，止痛，通调三道两路、调节气血平衡。

2. 适应证

内科、外科、妇科、儿科、皮肤科等常见病、多发病均可使用本疗法治疗，常见适应证有核嘎尹（腰腿痛）、活邀尹（颈椎病）、邦巴尹（肩周炎）、麻抹（麻木）、林得叮相（跌打损伤）、发旺（风湿病、痹病）、隆芡（痛风）、啧佛（肿块）、啧尹（疼痛）、啧呗啷（带状疱疹、带状疱疹后遗神经痛）、腊胴尹（腹痛）、京尹（痛经）、约京乱（月经不调）、卟很裆（不孕）、盆腔炎、屙细（泄泻）、北嘻（乳腺炎）等。

3. 禁忌证

（1）辨证为阳证患者禁用。

（2）发热（体温≥37.3℃）、脉搏≥90次/分患者禁用。

（3）开放性创口或感染性病灶者禁用。

（4）过度疲劳、过度饥饿、过度饱胀或精神高度紧张的患者禁用。

（5）严重心脑血管疾病患者、血糖控制不佳者、精神病患者、身体极度消瘦虚弱患者等禁用。

（6）孕妇禁用。

4. 操作前准备

（1）环境要求　治疗室内清洁、安静，光线明亮，温度适宜，避免吹风受凉。

（2）用物准备

① 一次性无菌手套、纱布袋、防烫厚胶手套、消毒毛巾、一次性治疗巾。

② 药物。根据病情选择相应已用特制药酒浸泡过的壮药装入纱布袋，然后加入煮沸的水中蒸热30分钟。

（3）操作前护理　核对患者信息及治疗方案等，说明治疗的意义和注意事项，并取得患者同意；对患者进行精神安慰与鼓励，消除患者的紧张、恐惧情绪，使患者能积极主动配合操作。

5. 操作步骤

（1）体位选择　根据病情确定体位，常取坐位、俯卧位、仰卧位、侧卧位等，以患者舒适及便于施术者操作为宜，避免用强迫体位。

（2）部位选择　根据病证选取适当的治疗部位。

（3）洗手，戴医用外科口罩、医用帽子和一次性无菌手套，最外层戴防烫厚胶手套。

（4）施术流程

① 悬熨。将药熨包悬在治疗部位上方快速环形移动。

② 点熨。将药熨包由内向外快速垂直点烫治疗部位。

③ 按熨。将药熨包按压于治疗部位使皮肤接触面积增大。

④ 揉熨。持药熨包用力揉按治疗部位，速度稍慢，力度加大。

⑤ 敷熨。将还有余温的药熨包敷在治疗部位，盖上防水垫巾及一次性治疗巾，使药力进一步渗透，保持10～15分钟。

⑥ 熨毕。用纱布轻拭治疗部位水迹，立即给患者覆盖被子以保暖。

（5）整理患者衣物及操作物品。

（6）交代患者治疗后注意事项。

（7）洗手并记录治疗情况。

6. 疗程

每次每个部位 20～30 分钟，根据病情确定。一般每天 1 次，5～15 天为 1 个疗程。

7. 注意事项

（1）患者在过度疲劳、过度饥饿、过度饱胀或精神高度紧张时不能操作。暴露治疗部位时，应注意保护患者隐私及保暖。

（2）治疗过程中随时观察局部皮肤及病情，随时询问患者耐受程度。

（3）皮肤轻微发红为正常现象，如有疼痛、起水疱要及时告知医护人员予以处理。

（4）烫熨后 4～6 小时内不得洗澡，不吹冷风，注意保暖；忌食寒性、热性、酸辣刺激之品。

8. 意外情况及处理

如有烫伤，用生理盐水清洁创面及浸润无菌纱布湿敷创面直至疼痛明显减轻或者消失后，外涂"烧伤膏"。如起小水疱，皮肤可自行吸收，保持局部干燥及水疱皮肤的完整性即可；如水疱较大，可用无菌针头将水疱戳破，放出疱内渗液，每日用碘伏消毒，外涂烧伤膏，保持局部干燥及清洁，预防感染。

➲【附注】

烫熨壮医方（参考）

将柑果叶 100g、大罗伞 100g、两面针 50g、五色花 50g、土荆芥 50g、柚子叶 50g 等壮药用 45°米酒浸泡，放在缸内密封泡制。

第六节　壮医药物竹罐疗法

壮医药物竹罐疗法是将特制的竹罐放入煮沸的壮药药液中加热，再将竹罐趁热吸附于治疗部位上，以治疗疾病的一种方法。

1. 主要功效

祛风、湿、痧、瘴、寒、痰、瘀等毒，消肿，散结，通痹，止痛，通调三道两路，调节气血平衡。

2. 适应证

各科疾病均可使用本疗法治疗，主要用于寒毒、瘀毒所致的病证，常见适应证有发旺（风湿病、痹病）、贫痧（痧病）、核尹（腰痛）、活邀尹（颈椎病）、麻抹（麻木）、麻邦（半身不遂）、夺扼（骨折）愈后瘀积、林得叮相（跌打损伤）、巧尹（头痛）、啧呗啷（带状疱疹、带状疱疹后遗神经痛）等。

3. 禁忌证

（1）自发出血性疾病、有出血倾向或凝血功能障碍者禁用。

（2）严重心脑血管疾病患者、血糖控制不佳者、精神病患者、身体极度虚弱、消瘦、皮肤没有弹性者禁用。

（3）过度疲劳、过度饥饿、过度饱胀或精神高度紧张的患者禁用。

（4）局部皮肤有破溃、瘢痕、高度水肿及体表大血管处禁用。

（5）孕妇禁用。

4. 操作前准备

（1）环境要求　治疗室内清洁、安静，光线明亮，温度适宜，避免吹风受凉。

（2）用物准备

① 竹罐、电磁炉、不锈钢锅或其他锅具、消毒毛巾、长镊子、一次性注射针头、一次性无菌手套、复合碘皮肤消毒液、医用棉签、无菌纱布、医用干棉球。

② 药物。根据病证选择相应的壮药。

③ 药液。将药物装入布袋，加水浸泡至少 30 分钟，然后放入锅具内加热煮沸用于浸煮竹罐。

（3）操作前护理　核对患者信息及治疗方案等，说明治疗的意义和注意事项，取得患者同意；对患者进行精神安慰与鼓励，消除患者的紧张、恐惧情绪，使患者能积极主动配合操作。

5. 操作步骤

（1）体位选择　根据病情确定体位，常取坐位、俯卧位、仰卧位、侧卧位等，以患者舒适及便于施术者操作为宜，避免用强迫体位。

（2）部位选择　根据病证选取适当的治疗部位或穴位，常选局部阿是穴为主，可配合邻近部位取穴。每次治疗部位不超过4个。

（3）洗手，戴医用外科口罩、医用帽子和一次性无菌手套。

（4）施术流程

① 煮罐。将竹罐投入药液中，煮沸5分钟备用。

② 拔罐。根据拔罐部位选定大小合适的竹罐，夹出竹罐，用折叠的消毒毛巾捂一下罐口，以便吸去罐内的药液，降低罐口的温度和保持罐内的热气，迅速扣拔于选定的部位或穴位上。根据病情及部位确定拔罐数量，5～10分钟后，按压罐边使空气进入取下竹罐。

③ 竹罐热熨。从锅中夹出竹罐，用折叠的消毒毛巾捂一下罐口，以便吸去罐内的药液，待热度合适后滚动热熨于治疗部位。热熨约5分钟。

一般拔罐过程到此即可结束。但如为急性病、慢性病患者体质较好，拔罐部位瘀血较重者，暂不宜做热熨，可继续做壮医刺血和再次拔罐，具体如下。

④ 刺血。根据病情选择相应罐印部位或穴位做壮医刺血，常规消毒皮肤，用一次性注射针头在罐印部位皮肤上迅速浅刺1～3针，以局部少量渗血为度。

⑤ 再次拔罐。另取煮热的竹罐在刺血部位再次拔罐，5～10分钟后取下竹罐，用消毒干棉球擦净针刺部位的血迹，常规消毒皮肤。

（5）整理患者衣物及操作物品。

（6）交代患者治疗后注意事项等。

（7）洗手并记录治疗情况。

6. 疗程

每次治疗40～50分钟，每2～3天1次，5～7次为1个疗程。

7. 注意事项

（1）患者过度疲劳、过度饥饿、过度饱或精神高度紧张时不能操作。暴露治疗部位时，应注意保护患者隐私及保暖。

（2）治疗过程中随时观察局部皮肤及病情，随时询问患者耐受程度。

（3）拔罐前尽量甩干水珠以免烫伤皮肤。

（4）拔罐过程不可随便移动体位，以免引起疼痛或竹罐脱落。

（5）选择肌肉丰厚、皮下组织松弛及毛发少的部位，多毛部位则需剃毛。

（6）取罐时动作要轻柔，按压罐边使空气进入即可取下，不能硬拉竹罐。

（7）施术后可予患者饮温开水。

（8）拔罐后当天避免接触冷水，注意保暖。

（9）使用过的竹罐、毛巾送消毒供应中心统一消毒。

8.意外情况及处理

（1）晕罐　立即停止拔罐，让患者头低位平卧，亦可加服少量糖水；若严重昏迷不醒者，立即行急救处理。

（2）烫伤、起水疱　如有烫伤用生理盐水清洁创面及浸润无菌纱布湿敷创面直至疼痛明显减轻或者消失后，外涂烧伤膏。如起小水疱，皮肤可自行吸收，保持局部干燥及水疱皮肤的完整性即可；如水疱较大，可用无菌针头将水疱戳破，放出疱内渗液，每日用碘伏消毒，外涂烧伤膏，保持局部干燥及清洁，预防感染。

○【附注】

壮医药物竹罐治疗各部位及拔罐数量

部位	拔罐数量
颈部（包括上背、颈）	12罐
背部	20罐
腰部	20罐
单侧肩关节（包括肩周、肩胛区）	16罐
单侧肘关节（包括肘、上臂、前臂）	10罐
单侧腕关节（包括腕、手背、前臂）	6罐
双侧臀部	16罐
单侧膝关节	10罐
单侧踝关节	8罐
单侧上肢	12罐
单侧下肢	16罐

第七节　壮医刺血疗法

壮医刺血疗法是用针具刺入人体的穴位、病灶、病理反应点和浅表血络，用挤压、拔罐等放出适量血液，以治疗疾病的一种方法。

1. 主要功效

祛风、湿、痧、瘴、热、痰、瘀等毒，消肿，散结，止痛，通调三道两路，调节气血平衡。

2. 适应证

内科、外科、妇科、皮肤科等常见病、多发病均可使用本疗法治疗，常见适应证有贫痧（痧病）、发旺（痹病）、核嘎尹（腰腿痛）、活邀尹（颈椎病）、邦巴尹（肩周炎）、骆芡（骨性关节炎）、麻抹（麻木）、甬裆呷（半身不遂）、林得叮相（跌打损伤）、年闹诺（失眠）、巧尹（头痛）、唪呗啷（带状疱疹、带状疱疹后遗神经痛）、能啥能累（瘙痒、湿疹）、呦仇（痤疮）等。

3. 禁忌证

（1）自发出血性疾病患者、凝血功能障碍者禁用。

（2）严重心脑血管疾病患者、血糖控制不佳者、精神病患者、身体极度消瘦虚弱患者等禁用。

（3）局部皮肤有破溃、瘢痕、高度水肿及浅表大血管处禁用。

（4）过度疲劳、过度饥饿、过度饱或精神高度紧张的患者禁用。

（5）孕妇禁用。

4. 操作前准备

（1）环境要求　治疗室内清洁、安静，光线明亮，温度适宜，避免吹风受凉。

（2）用物准备　一次性三棱针或注射器针头、一次性无菌手套、复合碘皮肤消毒液、75%乙醇、医用棉签或干棉球、无菌纱布或创可贴、胶布。

（3）操作前护理　核对患者信息及治疗方案等，说明治疗的意义和注意事项，取得患者同意；对患者进行精神安慰与鼓励，消除患者的紧张、恐惧情绪，使患者能积极主动配合操作。

5. 操作步骤

（1）体位选择　根据病情确定体位，常取坐位、俯卧位、仰卧位、侧卧位等，以患者舒适及便于施术者操作为宜，避免用强迫体位。

（2）定位　根据病证选取适当的治疗部位。

（3）洗手，戴医用外科口罩、医用帽子和一次性无菌手套。

（4）消毒

① 针具。选择一次性三棱针或注射器针头。

② 部位。常规消毒施术部位皮肤，消毒范围的直径大于施术部位 5cm。

（5）施术流程

① 持针。右手拇指、食指二指持针，中指抵住针体，露出针尖 1~2cm，左手捏住或夹持刺血部位皮肤。

② 进针。右手持针迅速浅刺治疗部位，深 0.1~0.3cm，左手挤按针孔使出血。

③ 据病情加用拔罐以增加出血量。

④ 用无菌纱布擦拭所拔部位的瘀血，常规消毒治疗部位的皮肤。

（6）施术后处理　用过的针具置于利器盒中销毁处理。

（7）整理患者衣物及操作物品。

（8）交代患者治疗后注意事项等。

（9）洗手并记录治疗情况。

6. 疗程

急性病证 1~2 天 1 次，慢性病证 3~5 天 1 次，5 次为 1 个疗程。

7. 注意事项

（1）患者过于疲劳、过于饥饿、过于饱或精神高度紧张时不能操作。暴露治疗部位时，应注意保护患者隐私及保暖。

（2）治疗过程中随时观察局部皮肤及病情，随时询问患者的耐受程度。

（3）点刺时，手法宜轻、浅、快。

（4）注意切勿刺伤深部大动脉。

（5）操作过程中应遵守无菌操作规则，防止感染。

（6）治疗后避免患者立即起身离开，安排其处于舒适体位，嘱其休息 5~10 分钟后方可活动。

（7）操作后必须交代患者，若施术部位有瘙痒，属正常的治疗反应，避免用手抓破，以免引起感染。保持施术部位皮肤清洁干燥，6 小时内不宜洗澡。

8. 意外情况及处理

（1）晕针、晕罐　如患者在治疗过程中出现气短、面色苍白、出冷汗等晕针现象，立即让患者头低位平卧 10 分钟左右，亦可加服少量糖水；若严重昏迷不醒者，立即行急救处理。

（2）血肿　用消毒干棉球按压血肿部位针孔 3~5 分钟，防止血肿变大。出血量较大的血肿加以冷敷，以促进凝血，48小时后可行热敷促进血肿吸收。

【附注】

壮医刺血治疗出血量估算

微量：出血量≤1.0mL。

少量：出血量在1.1～5.0mL。

中等量：出血量在5.1～10.0mL。

大量：出血量＞10.0mL。

第八节　壮医火针疗法

壮医火针疗法是在壮医理论指导下，将针具的针尖烧红至发白后，迅速刺入穴位或特定部位，以治疗疾病的一种方法。

1. 主要功效

祛风、湿、痧、寒、痰、瘀等毒，消肿，散结，通痹，止痛，通调三道两路、调节气血平衡。

2. 适应证

内科、外科、妇科、儿科、五官科、皮肤科等常见病、多发病均可使用本疗法治疗，常见适应证有贫痧（痧病）、发旺（痹病）、核嘎尹（腰腿痛）、活邀尹（颈椎病）、邦巴尹（肩周炎）、骆芡（骨性关节炎）、隆芡（痛风）、麻抹（麻木）、甭裆呷（半身不遂）、林得叮相（跌打损伤）、年闹诺（失眠）、巧尹（头痛）、奔呗嘟（带状疱疹、带状疱疹后遗神经痛）、能啥能累（瘙痒、湿疹）、呦仇（痤疮）等。

3. 禁忌证

（1）自发出血性疾病患者、凝血功能障碍者禁用。

（2）严重心脑血管疾病患者、血糖控制不佳者、精神病患者、身体极度消瘦虚弱患者等禁用。

（3）局部皮肤有破溃、瘢痕、高度水肿及浅表大血管处禁用。

（4）过度疲劳、过度饥饿、过度饱或精神高度紧张的患者禁用。

（5）孕妇禁用。

4.操作前准备

（1）环境要求　治疗室内清洁、安静，光线明亮，温度适宜，避免吹风受凉。

（2）用物准备　一次性针灸针（一般选用规格0.40mm×40mm，可根据病情及病位选择不同规格的针具）、一次性无菌手套、复合碘皮肤消毒液、医用棉签或棉球、打火机、酒精灯。

（3）操作前护理　核对患者信息及治疗方案等，说明治疗的意义和注意事项，取得患者同意；对患者进行精神安慰与鼓励，消除患者的紧张、恐惧情绪，使患者能积极主动配合操作。

5.操作步骤

（1）体位选择　根据病情确定体位，常取坐位、俯卧位、仰卧位、侧卧位等，以患者舒适及便于施术者操作为宜，避免用强迫体位。

（2）部位选择　根据病证选取适当的治疗穴位或特定部位。

（3）施术流程

① 经筋摸结。运用拇指的指尖、指腹及拇指与四小指的指合力或用肘尖，对经筋循行路线做浅、中、深层次，由浅至深，由轻至重，以切、循、按、摸、弹拨、推按、拨刮、拑掐、揉捏等手法行检。筋结分点、线、面等形状，触摸有粗糙样、小颗粒状、结节状、条索状、线样甚至成片状，大小不一，深浅不一，以触压疼痛异常敏感为特征。

② 火针消结

a.洗手，戴医用外科口罩、医用帽子和一次性无菌手套。

b.消毒。

（a）针具消毒。选择一次性针灸针常规消毒。

（b）部位消毒。常规消毒施术部位皮肤，消毒范围的直径大于施术部位5cm。

c.施针。施术者以左手按压固定查及的筋结点，右手持火针针具，将针尖置于酒精灯上烧红直至发白，根据筋结的大小、部位深浅迅速将针尖垂直刺入皮肤，直达筋点，疾进疾出，不留针，每个筋结点施针3~5次。

（4）施术后处理，用过的针具置于利器盒中销毁处理。

（5）整理患者衣物及操作用品。

（6）交代患者治疗后注意事项。

（7）洗手并记录治疗情况。

6. 疗程

隔天1次，7～10次为1个疗程。

7. 注意事项

（1）患者过度疲劳、过度饥饿、过度饱或精神高度紧张时不能操作。暴露治疗部位时，应注意保护患者隐私及保暖。治疗过程中随时观察局部皮肤及病情，随时询问患者的耐受程度，防止晕针。

（2）根据患者体质和病情，注意掌握刺激手法和刺激强度。

（3）操作过程中应小心、谨慎、迅速，刺入深浅适度，避免损伤龙路、火路及内脏。

（4）治疗过程中应遵守无菌操作规则，防止感染。

（5）交代患者若施术部位有瘙痒，属正常的治疗反应，避免用手抓破，以免引起感染。6小时内不宜洗澡。

（6）治疗后在饮食上应注意忌口（如各种皮肤病，在针刺治疗期间忌食发物），以清淡饮食为主。

8. 意外情况及处理

（1）晕针　如患者治疗过程中出现气短、面色苍白、出冷汗等晕针现象，立即让患者头低位平卧，亦可加服少量糖水；若严重昏迷不醒者，立即行急救处理。

（2）血肿　用消毒干棉球按压血肿部位针孔3～5分钟，防止血肿变大；出血量较大的血肿加以冷敷，以促进凝血。

第九节　壮医针挑疗法

壮医针挑疗法是使用针具通过不同挑刺手法，挑破浅表皮肤反应点，挑出皮下纤维，以通龙路、火路，调三道气机，逐瘀毒外出，以治疗疾病的一种方法。

1. 主要功效

祛风、寒、热、湿、痧、瘴、痰等毒，消肿，散结，通痹，通调三道两路，调节气血平衡。

2. 适应证

内科、外科、妇科、儿科、五官科、皮肤科等常见病、多发病均可使用本疗法治疗，常见适应证有贫痧（痧病）、唉尹（疼痛）、发旺（痹病）、活邀尹（颈椎病）、核尹（腰痛病）、巧尹（头痛）、林得叮相（跌打损伤）、麻邦（中风）、麻抹（麻木）、墨病（哮喘）、埃病（咳嗽）、胴尹（胃脘痛）、京尹（痛经）、唉呗嘟（带状疱疹、带状疱疹后遗神经痛）、能含能累（瘙痒、湿疹）、叻仇（痤疮）等。

3. 禁忌证

（1）自发出血性疾病患者、凝血功能障碍者禁用。

（2）严重心脑血管疾病患者、血糖控制不佳者、身体极度消瘦虚弱患者等禁用。

（3）精神病患者，精神高度紧张、狂躁不安、抽搐不能合作者禁用。

（4）局部皮肤有破溃、瘢痕、高度水肿及浅表大血管处禁用。

（5）过度疲劳、过度饥饿、过度饱胀、神经高度紧张或极度虚弱者禁用。

（6）孕妇禁用。

4. 操作前准备

（1）环境要求　治疗室内清洁、安静，光线明亮，温度适宜，避免吹风受凉。

（2）用物准备　一次性无菌注射器针头或三棱针、复合碘皮肤消毒液、医用棉签、无菌纱布、已消毒真空抽气罐或玻璃罐、大浴巾、一次性无菌手套等。

（3）操作前护理　核对患者信息及治疗方案等，说明治疗的意义和注意事项，取得患者同意；对患者进行精神安慰与鼓励，消除患者的紧张、恐惧情绪，使患者能积极主动配合操作。

5. 操作步骤

（1）体位选择　根据病情确定体位，常取俯卧位、仰卧位、侧卧位等，以患者舒适及便于施术者操作为宜，避免用强迫体位。

（2）部位选择　根据病证选取相应的治疗部位，避开浅表大血管。

（3）洗手，戴医用外科口罩、医用帽子和一次性无菌手套。

（4）消毒

① 针具消毒。选择一次性无菌注射器针头（7号针头：0.7mm×32mm）或三棱针常规消毒。

② 部位消毒。用复合碘皮肤消毒液常规消毒施术部位皮肤，消毒范围的直径

大于施术部位 5cm。

（5）施术流程

① 选挑点。一般选取皮肤反应点或阿是穴作为挑点。

② 持针。左手食指轻压挑点一侧以固定皮肤，右手拇、食、中三指持针身，露出针尖 1～2cm，无名指在针尾上部支持和调节运针。

③ 行针。初下针时，持针要稳定，用力要均匀，不可用力太猛。针身与皮肤成 30°角，对准挑点迅速入针，针尖挑着皮下纤维适当地用沉劲以无名指压低针身，提高针尖向上挑起，挑出或挑断皮下组织中白色纤维状物质。

④ 摆针。在挑治过程中，如纤维较粗，可先将皮下白色纤维状物质拉至针口，然后一边做前后摇摆，一边向上用力缓慢拉出纤维。反复挑尽挑点周围皮肤的皮下纤维（以挑点为中心，直径 0.5～1.0cm 范围），顺序由上往下。如挑出的纤维较多而不易挑断时，可用手术刀片割断，随挑随割。

⑤ 施罐

a. 拔罐。挑尽所有挑点的纤维，依据病情可在挑点处予以拔罐，留罐 10～15 分钟，并盖上大浴巾。

b. 起罐。将气罐活塞拔起，慢慢将罐提起，用无菌纱布擦拭所拔部位。

⑥ 术毕，常规消毒所有针挑点。

（6）施术后处理　将注射器针头或三棱针丢入利器盒。冲洗抽气罐内瘀血后放入消毒液浸泡消毒。

（7）整理患者衣物及操作物品。

（8）交代患者治疗后注意事项等。

（9）洗手并记录治疗情况。

6. 疗程

一般每次挑 8～10 个点，3～5 天 1 次，5～7 次为 1 个疗程。

7. 注意事项

（1）暴露治疗部位时，应注意保护患者隐私及保暖。

（2）患者最好取卧位，以防晕针。

（3）持针的手指不能拿在针体过前或过后的部位，以免下针时用力不均匀，影响疗效和污染针尖。

（4）施术宜轻、巧、准、疾（迅速），刺入深浅要适度，避免损伤内脏，针头切忌在皮下乱刺、乱戳。施术过程中避开浅表大血管，随时观察局部皮肤及病情，随时询问患者对针挑的耐受程度。

（5）操作后必须交代患者，局部皮肤会出现红晕或红肿，挑治后有热痛感，停止针挑1～2周可自行消失。若出现局部发痒，避免用手搔抓针挑口，以免引起感染；若不小心抓破，不必惊慌，注意保持清洁，用复合碘皮肤消毒液消毒即可。针挑后当日不宜做重活，注意休息。

（6）消毒必须严格，保持施术部位皮肤清洁干燥，24小时内不宜洗澡，以防伤口感染。

（7）治疗期间应清淡饮食，避免进食辛辣等刺激性食物。

8.意外情况及处理

（1）晕针　如患者在治疗过程中出现气短、面色苍白、出冷汗等晕针现象，立即停止操作，让患者头低位平卧，亦可加服少量糖水；若严重昏迷不醒者，立即行急救处理。

（2）针挑后，局部呈红晕或红肿未能完全消失时，保持针眼清洁，可用复合碘皮肤消毒液消毒，预防感染；极少数患者可出现针眼部位红肿情况，告知患者注意保持局部清洁，不要擦伤针口，局部涂红霉素软膏以防感染加重，必要时到医院做进一步处理。

第十节　壮医水蛭疗法

壮医水蛭疗法是利用饥饿的活体水蛭对人体体表道路网结（穴位或痛点）进行吸治，吸拔局部瘀滞的气血，同时释放水蛭素入人体，从而疏通三道两路，维持人体天、地、人三气同步，调节气血平衡，以治疗疾病的一种方法。

1.主要功效

用于风、寒、湿、痰、瘀等导致三道两路不通、机体平衡失调引起的病证。

2.适应证

内科、外科、妇科、儿科、五官科、皮肤科等常见病、多发病均可使用本疗法治疗，常见适应证有喯呗啷（带状疱疹）、能啥能累（湿疹）、痂怀（银屑病）、泵栾（脱发秃顶）、邦呷（脑梗死后遗症）、哪呷（面瘫）、巧尹（头痛）、年闹诺（失眠）、三叉神经痛、楞瑟（鼻炎）、阿闷（胸痹）、静脉曲张、脉管炎、发旺（痹病）、隆芡（痛风）、令扎（强直性脊柱炎）、能嘎累（臁疮）、旁巴尹（肩周炎）、皮下脂肪瘤、乳腺增生、手术后皮瓣静脉瘀血、呗哝（痈疮肿痛）、腊胴尹（腹痛）、奔浮（水肿）、幽堆（前列腺炎）、约京乱（月经不调）、子宫啼北（子宫肌瘤）、卟很裆（不孕不育）等。

3. 禁忌证

（1）自发出血性疾病患者、凝血功能障碍者、出血性脑血管疾病（急性期）患者禁用。

（2）急性心肌梗死、高血压危象、呼吸衰竭、严重肝病及肝功能衰竭、急慢性肾衰竭、肿瘤晚期等引起恶病质状态者禁用。

（3）经期月经量多或处于崩漏状态，妊娠期及产后（或小产后）1个月内禁用。

（4）晕针或晕血者，对痛觉高度敏感者，精神病患者，精神高度紧张、狂躁不安、抽搐不能合作者禁用。

（5）对水蛭恐惧者、糖尿病并发症者、大量饮酒者、皮肤严重过敏者、长期服用抗凝药物者慎用。

4. 操作前准备

（1）环境要求　治疗室内清洁、安静，光线明亮，温度适宜，避免吹风受凉。

（2）用物准备　经过净化并检验合格的医用水蛭、无齿镊子、无菌干棉球、医用棉签、医用纱布、无菌小方纱、一次性无菌手套、注射器针头、医用胶布、一次性换药碗、75%酒精、生理盐水、止血粉。

（3）操作前护理　核对患者信息及治疗方案等，说明治疗的意义和注意事项，取得患者同意；对患者进行精神安慰与鼓励，消除患者的紧张、恐惧情绪，使患者能积极主动配合操作。

5. 操作步骤

（1）体位选择　根据病情确定体位，常取坐位、俯卧位、仰卧位、侧卧位等，以患者舒适及便于施术者操作为宜，避免用强迫体位。

（2）部位选择　根据病证选取相应的治疗部位，部位的选择侧重在患部、疼痛点或相应穴位，避开浅表大血管。

（3）洗手，戴医用外科口罩、医用帽子和一次性无菌手套。

（4）消毒　用75%乙醇消毒施术部位，待干，再用生理盐水去除消毒部位酒精异味。

（5）施术流程

① 醒蛭　将生理盐水注入瓶管轻缓摇晃以清洗水蛭，把水蛭放在一次性换药碗内待用。

② 定位　确定水蛭吸治的部位，做好标记。

③ 吸治　用无齿镊子夹取水蛭，用无菌小方纱包住水蛭后端，引导水蛭头部吸盘对准治疗部位，稍作停留。若治疗部位的皮肤较厚或者长时间水蛭未叮咬，可在注射器针头行局部刺血后再引导水蛭头部吸盘对准治疗部位使其叮吸。待水蛭叮吸固定后摊开纱布隔离水蛭与周围皮肤，施术者全程监护。

④ 取蛭　水蛭吸血饱食后会自动脱落，用无齿镊子将其钳至一次性换药碗内。吸治时间一般为0.5~1小时，如超过1小时仍不脱落，可使用医用棉签蘸75%酒精涂抹水蛭吸盘，使水蛭自动脱落至换药碗内。

⑤ 术毕，常规消毒治疗部位。

⑥ 止血　用无菌干棉球按压吸治口15分钟，然后加无菌小方纱加压包扎后固定；若出血无法止住，可在吸口外敷止血粉后再包扎。

（6）施术后处理　直接用75%酒精浸泡令水蛭死亡后做医疗垃圾处理。吸治后的水蛭不可重复使用。

（7）整理患者衣物及操作物品。

（8）交代患者治疗后注意事项等。

（9）洗手并记录治疗情况。

6. 疗程

每周1~2次，每次水蛭吸血时间为0.5~1小时，连续治疗2周为1个疗程。

7. 注意事项

（1）首次接受治疗者水蛭用量不宜超过3条，以后重复治疗时水蛭用量不超过6条。

（2）第2个疗程开始，可根据病情的变化，重新选择施术部位。如上一个疗程吸治口尚未愈合，可在吸治口附近选取新的部位，不宜重复在同一部位吸治。

（3）治疗前应与患者交代可能会出现色素沉着或留疤风险。对颜面部治疗前，建议先在身体其他部位施术，如无瘢痕形成再治疗。

（4）静脉曲张、脉管炎等血管性疾病应注意做相关检查排除血栓形成及堵塞，并评估其风险和做好提示及告知。

（5）患者过度饥饿、过度饱或精神高度紧张时不能操作。暴露治疗部位时，应注意保护患者隐私及保暖。

（6）暴露施术部位时，应注意保护患者隐私及保暖；治疗过程中宜多饮温开水。

（7）低血压或精神紧张者需监测血压。

（8）头、面部等部位注意防止水蛭爬入口腔、鼻腔和耳朵等。

（9）高血压患者在治疗结束后应观察30分钟后方可离开。

（10）吸治口如出现血液渗出纱布，需重新加压包扎；或者在吸治口外敷止血粉后再包扎。

（11）治疗后24小时内吸治口不可沾水。

（12）所有使用过的物品应严格按照消毒隔离规范化处理。

8.意外情况及处理

（1）过敏　应立即停止吸治，症状轻微者无须特别治疗，必要时给予抗过敏药物治疗。

（2）感染　伤口如出现感染，应及时就医。

（3）瘙痒　轻者用艾条灸熏瘙痒处，必要时及时就医。

第八章
龙路疾病的预防与调摄

预防，就是采取一定的措施防止疾病的发生。为了抵御疾病，壮族先民在生产生活中逐步形成了卫生防病意识，并经过不断地探索和实践，总结了丰富且颇具特色的预防疾病的方法。包括采用药物、食用药膳、改善居住环境、隔离更衣、歌舞、体育活动等方法，从饮食、起居、环境、心理、运动等方面去预防疾病。数千年来，壮族人民在同疾病做斗争的过程中，在预防疾病方面积累了丰富的经验和知识，并且具有鲜明的地方特色和民族特色，是壮医学的重要组成部分。

一、药物预防

壮族先民在长期与疾病做斗争的生活中，掌握了利用药物进行防病保健的预防疾病方法。东晋葛洪的《肘后备急方》中有岭南人"备急"药25种，并谓"诸药，固以大要岭南使用……贮此制备，最先于衣食耳"。说明备药以防病甚至重于衣食。

（一）鼻饮预防

在壮族地区，流传着一种洗鼻及雾化吸入以防病的方法，即煎取某些草药液令患者吸入洗鼻，或者蒸煮草药化为气雾，令患者吸入以预防疾病。这种方法，古代称为"鼻饮"。宋代周去非的《岭外代答》对鼻饮的方法做了比较详细的描述："邕州溪峒及钦州村落，俗多鼻饮。鼻饮之法，以瓢盛少水，置盐及山姜汁数滴于水中。瓢则有窍，施小管如瓶嘴，插诸鼻中，导水升脑，循脑而下，入喉……饮时必口噍鱼鲊一片，然后水安流入鼻，不与气相激。既饮必噫气，以为凉脑快膈，莫若此也。"现代壮医使用洗鼻及雾化法，除了对鼻病、喉病、呼吸系统病证有较好疗效外，也可以用于龙路疾病的预防。现代壮医常使用壮药绞股蓝、参三七、当归藤、九龙藤等通调龙路之药物煎煮药液雾化用于治疗和预防龙路疾病，获得较好的疗效。

（二）佩药预防

每年春夏，壮族民间习惯将自采的草药或者上年采集的草根香药扎成药挂于门外，或放置于房中，以辟秽祛瘴。常用的药物有菖蒲叶、佩兰叶、艾叶、青蒿叶等。在瘴疫流行季节，村寨无论男女老幼，都佩戴药囊，以避邪防瘴，预防或者减少瘴疫发生。这些防瘴习俗一直沿用至今。现代壮医也采用佩药的方法用于预防龙路疾病，并且开发出壮药药枕、壮药药锤、壮药眼罩等多种形式的佩药方法。对于患有麻邦、血压嗓、阿闷、心头跳等龙路疾病的患者或者易患龙路疾病的高危人群，壮医师常用檀香、苍术、木香、三七花、半枫荷、仙鹤草、当归藤等壮药制作龙路药枕、龙路药囊或者药锤供患者和高危人群使用，对于龙路疾病的治疗、预防和康复均有一定作用。

（三）服药预防

最近的临床观察提示，在医师的指导下辨证口服"蛭血通肠溶胶囊""排毒胶囊""扶正胶囊"等壮药制剂或者龙路通脉饮、补阳壮通饮等壮医特色协定方剂，对于已经患有麻邦、血压嗓、阿闷、心头跳等龙路疾病患者的二级预防或者易患龙路疾病的高危人群的一级预防均有明确的效果。

二、饮食预防

饮食防病是壮族地区重要的养生防病方法，在古代，壮族人民在寻找食物的过程中，发现有些食物不仅能充饥，还有很好的保健防病作用，可药食两用。壮族居住地处于亚热带，终年湿润多雨，百谷皆宜，粮食品种多种多样，一年四季瓜果飘香，由于得天独厚的自然环境及壮族人民的勤劳智慧，壮族人的食物十分丰富，在长期的生活实践中，壮族人民创造了很多饮食防病的经验和方法。例如，水稻、小麦、玉米、番薯、粟、山薯、木薯、芋、大豆、饭豆、绿豆、蚕豆、扁豆、金豆、刀鞘豆等不仅是古代壮族人民充饥之食，而且是具有健脾胃、益肾气、延年益寿功效的防病食物。

由于壮族地区新鲜草药和动物药物十分丰富，因而常用鲜草药和血肉有情之品防治疾病。例如，以山羊肉、麻雀肉、鲜嫩的益母草、黑豆相配作饮食，可以防治妇女不孕；各种蛇肉汤可以防治骨关节疾病；老母鸭、水鸭、鹧鸪肉与枇杷叶、莲藕煲汤可以防治久咳、干咳。壮族人喜爱酿制和饮用药酒，如三蛇酒（用眼镜蛇、金环蛇、灰鼠蛇加米酒浸泡而成）具有祛风通路之功；蛤蚧酒（用蛤蚧、当归加米酒浸泡而成）具有通调龙路、补肾、润肺等功效。对于患有麻邦、血压嗓、阿闷、心头跳等龙路疾病的患者或者易患龙路疾病的高危人群，采用五指毛桃、鸡血藤、参三七、当归与鸡肉或者排骨肉煮汤服用是比较有效的预防和康复方法。而脉漏类龙路病患者或者高危人群，采用扶芳藤、仙鹤草、白茅根、当归与肉类煮汤服用也是有效的预防和康复方法。壮族人喜爱的药酒和壮族地区产出丰富并且喜爱食用的艾叶、火麻仁叶、橘柑、龙眼、橄榄、枸杞菜、千里香、木耳、蘑菇、葫芦等果类或者蔬菜类食物也具有一定的龙路病预防和康复作用。

三、体育保健预防

壮族先民很早就意识到通过躯体活动锻炼，可以增强体质，预防疾病。考古学家发现，早在新石器时代，壮族先民就创编了原始的舞蹈，在广西宁明花山地区的左江崖壁画上就描绘有集体祭祀舞蹈场面，人物动作是典型的舞蹈动作或者功夫动作，拟鹭舞或称已羽人舞，是壮族极富地方特色的舞蹈。壁画绘制的人像正面多为两手上举，肘部弯曲，两膝关节弯成半蹲状，侧身的人像多排列成行，两腿向后弯曲，两手向上伸张。从其所描绘的人像之形态来看，不管是正面还是侧面图，都是一种典型的舞蹈动作或者气功形象。其中蕴藏着不可忽视的直接效果——祛病强身，特别是对腰、膝、肩、肘等处肌肉的锻炼，更为明显。壮族花山气功既注重宏观功力（即天地人三气同步），又注重微观动力（即躯肢脏腑、气血体能、三道两路的同步调节），擅长养生保健、祛病和康复。

壮族自古以来就是个能歌善舞的民族，壮乡人民喜欢歌舞、喜爱体育运动。每逢圩日、农闲或者每年农历三月三（壮族的传统歌节），壮族地区常开展对山歌、抛绣球、拾天灯、赛龙舟、赛高跷、竹竿舞、板凳舞、舞狮等形式多样的歌舞和体育活动，故壮族地区人群的生活中多欢声笑语，少忧愁苦闷，这种生活方式对龙路疾病乃至其他疾病的预防都是十分有效的。广西国际壮医医院开业以后，在医院全体医护人员的共同努力下，在黄瑾明、黄汉儒等著名壮医大家的指导下，医院融合宁明花山壁画和壮族铜鼓上的动作元素以及五禽戏的动作元素，开发了"三气养生操""绣球操"等广受壮医医护人员和患者喜爱的疾病预防保健操。对于已经患有麻邦、血压嗓、阿闷、心头跳等龙路疾病的患者或者易患龙路疾病的高危人群，采用三气养生操、绣球操、八段锦、五禽戏进行锻炼，对龙路疾病的预防和康复均有较好的作用。

四、合理起居与调畅情志

壮医认为有规律的生活能保持身体的健康,正气的充盈。也就是说,生活要适应人体的生理和自然环境的变化,对饮食要有节制,起居要有规律,劳逸要适当,这样才能精力充沛,身体健康,延年益寿。

第九章 龙路病临床验案举隅

壮医龙路与龙路病

肩意勒病案举隅
麻邦病案举隅（一）
麻邦病案举隅（二）
麻邦病案举隅（三）
血压嗓病案举隅
嘎脉勒叮塞病案举隅
楞喔嘞病案举隅

壮醫

厢意勒病案举隅

【基本情况】黄某某，男，61岁。主诉：反复腹胀7年余，解血便21天。患者7年前出现腹胀，因便血于2024年4月28日外院住院治疗。诊断为：（1）消化道出血（食管胃底静脉曲张？直乙交界肿瘤出血？）；（2）原发性肝癌（CNLC Ⅲ A期，肝功能Child-Pugh C级，门脉癌栓形成）；（3）乙状结肠恶性肿瘤（cT_3N_2Mx，腺癌，pMMR）；（4）酒精性肝硬化失代偿：① 酒精性肝硬化伴食管胃底静脉曲张破裂出血；② 自发性腹膜炎；③ 肝性脑病；④ 低蛋白血症；⑤ 脾功能亢进；⑥ 腹水；（5）重度贫血；（6）凝血功能异常；（7）电解质代谢紊乱，治疗上予护胃、止血、输血、退黄、护肝、抗感染等。至我院就诊时仍有解暗红色血便约1次/天，量50~100g，质稀，伴腹胀、腹部隐痛、恶心欲吐，目前神清，精神差，纳寐欠佳。既往有"糖尿病""胆囊结石""酒精性肝硬化失代偿、门静脉高压、胃底静脉曲张破裂出血、脾大"等病史。

查体：慢性病容，全身皮肤黄染，前胸壁可见蜘蛛痣，蛙状腹，腹壁静脉无显露，未见肠形及蠕动波，未见异常搏动；腹壁柔软，上腹及左下腹部压痛及反跳痛，移动性浊音（+），液波震颤（+），肝上界位于右锁骨中线上平第4肋间，肝区叩击痛（−）。

壮医望、闻、按、探诊：巧坞亏，面色黄，舌淡，苔白，舌下脉络细长；脉细长无力。白睛右眼2点，左眼10点肝脏反应区见血脉弯曲少，弯度小，散乱不规则，血脉向瞳孔方向延伸，末端可见黑色瘀点，局部浑浊。甲色淡白无光泽。腹部按诊疼痛。

辅助检查：全血细胞计数+五分类：白细胞3.24×10^9/L↓，中性粒细胞百分比75.10%↑，淋巴细胞计数0.41×10^9/L↓，淋巴细胞百分比13.30%↓，红细胞1.96×10^{12}/L↓，血红蛋白59g/L↓，血小板56×10^9/L↓。

【诊断】厢意勒（Okaexlwed）——阴证（嘘勒不固型）。

【治则治法】补嘘勒，调谷道，止血。

【方药】归脾汤加减：

黄芪30g，龙眼肉（诺芒俺）10g，茯苓15g，党参15g，白术15g，当归10g，酸枣仁10g，远志10g，木香6g，白及（棵白及）12g，三七（棵点镇）3g，海螵蛸（乌贼骨）（弄么雨）15g，大枣10g，炙甘草10g。煎服400mL，日1剂，共7剂，早晚分服。

【附目诊】

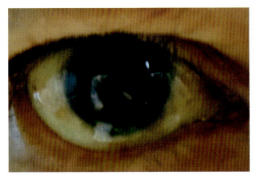 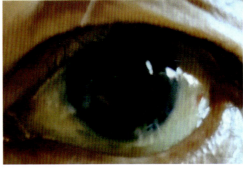

左眼　　　　　　　　　　　　　　　右眼

【附甲诊】

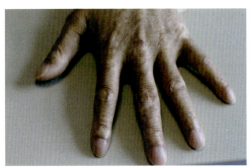 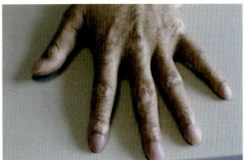

【附舌诊】

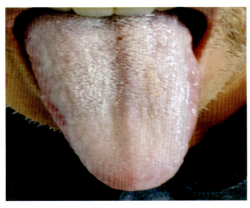 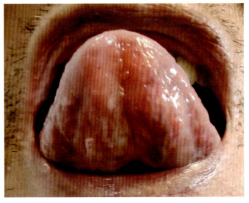

【后续治疗】患者治疗14周后，大便隐血阴性。头晕、肢体乏力症状缓解。服药期间无特殊不适，嘱患者门诊复诊。

【按语】本病属于屙意勒病范畴，本病为壮医谷道病、龙路病，病位在谷道（咪胴、咪虽），当治以补嘘勒，调谷道，止血。患者体虚久病，统血无权，导致脏腑功能失调，血不循经而致出血。或因平时饮食不规律，伤及脾胃，脾胃虚弱，邪气侵犯谷道，谷道气机阻滞，天地人三气不能同步，邪毒与肠内气血相搏，以致龙路在谷道中的脉络损伤，血溢脉外，积于肠中，气血邪毒夹杂而下故发为本病。明·赵献可著《医贯·论血症》重视气血的关系，明确提出"血脱必先益气"的主张，治血必先理气，血脱必先益气，"有形之血，不能速生，无形之气，所当急固"。唐容川《血证论》提出的止血、消瘀、宁血、补虚仍是当今治血应当遵循的四原则。唐氏认为血证治血："惟以止血为第一要法。血止之后，其离经而未吐出者，是为瘀血。既与好血不相合，反与好血不相能……必亟为消除，以免后来诸患，故以消瘀为第二治法。"方中黄芪甘微温，补脾益气；龙眼肉甘温，既补脾气，又养心血，二者共为主药。党参、白术皆为补脾益气之要药，与黄芪相伍，补脾益气之功益著；当归补血活血，酸枣仁养肝宁心安神，佐以茯苓养心安神，诸药与龙眼肉相伍，补心血，安神志之力更强；远志宁神益智，更用理气醒脾之木香，与诸补气养血药相伍，可使其补而不滞；三七化瘀止血，活血定痛；白及收敛止血，消肿生肌；海螵蛸（乌贼骨）咸涩，收敛止血，制酸止痛；加以大枣调和脾胃，以资生化，以上诸药均为帮药。炙甘草调和诸药，为带药。诸药配伍，心脾得补，气血得养，诸症自除。

麻邦病案举隅（一）

【基本情况】何某某，男，73岁。主诉：言语不能、头晕17小时余。患者女儿代诉患者于17小时前无明显诱因下出现失语，表现为不能言语，不能理解他人语言，头晕，肢体乏力，行走不能，饮水呛咳，寐欠佳，二便正常。既往有"高血压病3级（极高危），心房颤动，主动脉、冠状动脉硬化，高脂血症"，规律服降压药及利伐沙班片治疗。

壮医望、闻、按、探诊：巧坞亏，未闻及异常气味，"勒答"上脉络浅淡，脉络集中，弯曲少，弯度小，脉络少，色暗红；甲象苍白，呈软薄甲。舌质暗淡，舌苔白腻，脉细弦。按诊无特殊。

辅助检查：头颅 CT 检查未见明显出血病灶。

【诊断】麻邦——阴证（瘀毒型）。

【治则治法】调嘘勒，通两路，祛瘀毒。

【方药】补阳壮通饮：

扶芳藤（勾咬）20g，黄芪 20g，参三七 10g，黄花倒水莲 15g，地龙（堵黏）10g，大血藤 10g，走马胎 10g，大叶千斤拔 10g，水菖蒲 10g。水煎服 400mL，每日 1 剂，早晚温服。

【附目诊】

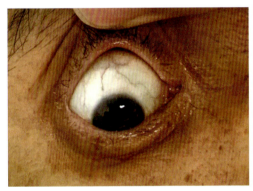 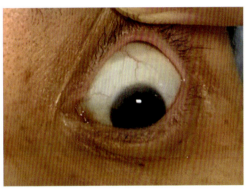

左眼　　　　　　　　　　　　　右眼

【附甲诊】

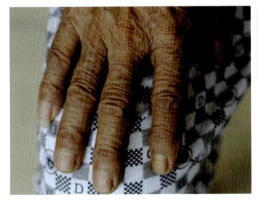 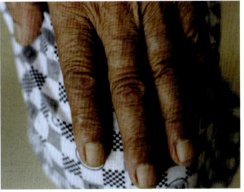

【附舌诊】

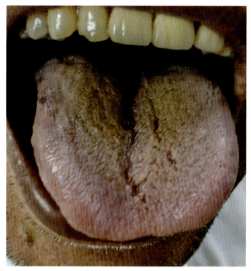 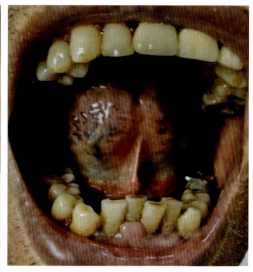

【后续治疗】患者治疗 1 周后，诉头晕、肢体乏力症状明显缓解，言语功能稍好转，搀扶下行走，饮水呛咳好转，纳寐可，二便正常。服药期间无特殊不适，嘱患者门诊复诊。

【按语】本病属壮医"麻邦（中风恢复期）"范畴，本病为龙路病，病位在巧坞。多因中风病后，正气耗伤，气虚血滞，以致龙路脉络瘀阻，筋脉肌肉失去濡养，故见半身不遂、口眼㖞斜；气虚血瘀，舌本失养，故语言謇涩；气虚失于固摄，故口角流涎、遗尿失禁等；本案治以补气为主，活血通路为辅。《灵枢·刺节真邪》云："虚邪偏客于身半，其入深，内居营卫，营卫稍衰，则真气去，邪气独留，发为偏枯。"《医学衷中参西录》云："气血虚者，其经络多瘀滞……以化其经络之瘀滞，则偏枯痿废者，自愈也。"指出瘀血阻滞经络多由气虚所致。用药应以大补元气以生血，即化其瘀滞之法。方中扶芳藤（勾咬）微苦，热，通龙路，益气血，活血消瘀；黄芪味甘，性微温，长于补气助血行，调巧坞，两者合为补气之要药，使气旺则血行，瘀去则络通，共奏调补嘘勒，活血化瘀，通两路之功，合为主药、公药。黄花倒水莲性平，味甜，补气血，壮筋骨，通龙路；参三七性温，味甘、微苦，可除瘀血、通龙路、消瘀肿、止疼痛；大血藤性平，味苦，善于活血祛瘀；三药合用以助主药补气行血之力，活血通络而不伤血，共为帮药。地龙性寒，味咸，通龙路，调气道；走马胎性热，味辣，通龙路，祛瘀止痛；大叶千斤拔性平，味甜，通龙路火路，补虚壮筋骨；水菖蒲性温，味苦，调巧坞，通火路。辅加地龙（堵黏）、走马胎、大叶千斤拔、水菖蒲为带药，四药长于通龙路，调巧坞，祛瘀活络，力专善走，周行全身。全方补气药与活血药合用，使气旺血行以治本，祛瘀通络以治标，标本兼顾；且补气而不壅滞，活血又不伤正，合而用之，则气旺、瘀消、络通，则诸症向愈。

麻邦病案举隅（二）

【基本情况】 莫某某，男，65岁。主诉：左侧肢体麻木乏力半天。

患者诉于早上晨起活动后突然左侧肢体麻木乏力。左手持物不稳，行走拖步，头晕，言语含糊，寐欠佳，二便正常。既往高血压病史3年，未规律服用厄贝沙坦片降压。糖尿病病史2年，未规律服用阿卡波糖、二甲双胍降糖。

壮医望、闻、按、探诊：巧坞亏，未闻及异常气味，"勒答"上白睛脉络红，脉络弯曲多，弯度小，脉络多；甲象紫暗。舌质暗红，舌苔黄腻，舌下脉络粗大，迂曲，色暗红。

辅助检查：头颅CT：（1）左侧放射冠腔隙灶，脑白质病变，脑萎缩，建议完善MRI+DWI检查；（2）两侧颈内动脉虹吸段、椎动脉颅内段多发钙化斑块；（3）两侧筛窦轻度炎症。入院心电图：（1）窦性心动过缓；（2）T波低平；（3）室上嵴图形。入院随机血糖：血糖11.0mmol/L。规律服降压药及利伐沙班片治疗。

【诊断】 麻邦——阳证（痰毒型）。

【治则治法】 化痰毒，通两路。

【方药】 壮药双路通脑汤：

扶芳藤20g，桂枝尖15g，苍术15g，法半夏20g，茯苓15g，南山楂20g，田七15g，陈皮15g，黄花倒水莲15g，肉苁蓉15g，火麻仁15g，生姜15g，炙甘草5g。水煎服400mL，每日1剂，早晚温服。共7剂。

【附头颅 MRI】

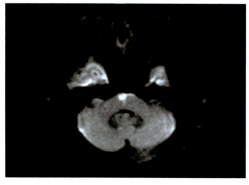
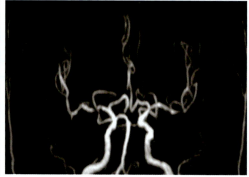

【附目诊】

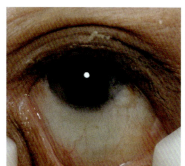
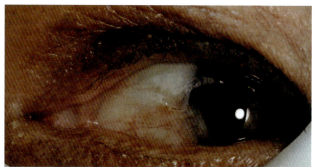

【附甲诊】

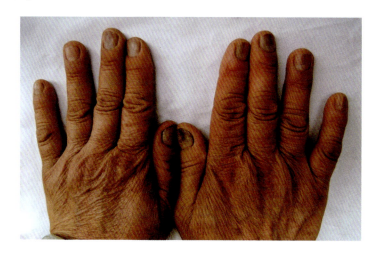

【附舌诊】

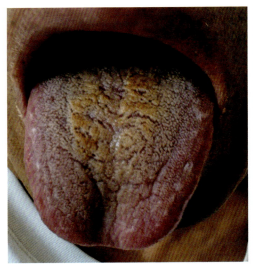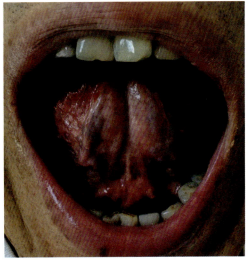

【后续治疗】患者治疗1周后，诉肢体乏力症状明显缓解，但仍有肢体麻木，纳寐可，二便正常。服药期间无特殊不适，嘱患者门诊复诊。

【按语】本病属壮医"麻邦（中风急性期）"范畴，本病为龙路病，病位在巧坞。《丹溪心法·中风》所谓"湿土生痰，痰生热，热生风也"。隋·巢元方《诸病源候论》所云："诸痰者，此由血脉壅塞，饮水结聚而不消散，故能痰也。"故治瘀勿忘治痰，治痰以消瘀，痰去血自行；治瘀要治血，治瘀以消痰，血活则痰自化"。本病当治以化痰毒，通两路。患者长期处于气候炎热、多雨潮湿之壮族地区，中土主长夏，天暑下迫，地湿上蒸，湿热氤氲，谷道易损，痰毒湿毒互结，上冲巧坞（大脑），故头晕目眩；痰浊阻遏，升降失常，痰瘀互结，阻滞经络，故见半身不遂、口眼㖞斜。扶芳藤、田七为主药，以通龙路、活血，使药直达巧坞；以苍术、茯苓、法半夏为公药，利水渗湿、调理脾胃；火麻仁、肉苁蓉润肠通便以通调"谷道"；桂枝尖、南山楂、黄花倒水莲为母药，沟通表里阴阳，引邪外出，通调"水道"；陈皮为帮药，行气和中；生姜、炙甘草调和诸药。诸药合用共奏调理谷道水道，疏通龙路火路之功。

麻邦病案举隅（三）

【基本情况】奚某某，女，78岁。主诉：反复头晕3年，加重伴呕吐1周。患者本人诉3年前因感染新冠后反复出现头晕头痛，头晕呈阵发性昏沉感，头痛呈阵发性巅顶部胀痛，休息约半小时后均能缓解，未系统治疗，1周前不洁饮食后出现头晕头痛，伴恶心呕吐，呕吐3次，均为胃内容物，非喷射状，腹痛腹泻，腹痛为阵发性胀痛，腹泻每天5～6次，多数解黄色水样便，解白色豆腐渣样便2次，全身乏力，咳嗽咳痰，痰白黏稠，难咳出，自行服用蒙脱石散，症状未见明显好转，现为求进一步诊治，遂至我院急诊就诊。症见：头晕头痛，性质同前，休息后无缓解，全身乏力，腰酸腿软，咳嗽咳痰，痰白黏稠，难咳出，纳寐差，近2天大便5～6次/天，小便调。既往有慢性肾脏病5期，肾性贫血，高血压病3级（极高危）；腔隙性脑梗死，规律服药治疗。

壮医望、闻、按、探诊：巧坞亏，未闻及异常气味，巧坞常。目诊："勒答"上白睛脉络弯曲多，弯度大，脉络多，散乱。甲象青紫，月痕暴露过多，手指肢体强直；舌质红，裂纹，无苔，舌下脉络粗胀，青紫；脉弦数。

辅助检查：头颅MRI：（1）新见右侧内囊膝部腔隙性脑梗死（亚急性期）；（2）右侧基底节区腔隙性脑梗死（慢性期），余大致同前；（3）两侧基底节区、放射冠腔隙灶（慢性期）；（4）脑白质病变（fazekas 2级），脑萎缩；（5）两侧筛窦、蝶窦及左侧乳突炎症。头颅MRA：① 脑动脉硬化并双侧大脑中动脉M1段、右侧大脑中动脉M2段、左侧大脑后动脉P2段管腔轻度狭窄，左侧大脑中动脉M2段多发管腔轻-中度狭窄；② 右侧大脑后动脉P1段细小，右侧后交通动脉开放，大脑后动脉管腔纤细；③ 左侧颈内动脉C6段动脉瘤。

【诊断】麻邦——阴证（叠芒虚型）。

【治则治法】滋叠勒，补芒虚，熄风毒。

【方药】龟甲（不奎）15g，宽筋藤10g，麦冬（甲细）20g，墨旱莲（黑么草）10g，生龙骨15g，生牡蛎15g，黄花倒水莲15g，赭石10g，白芍12g，天冬10g，玄参12g，怀牛膝10g，川楝子6g，茵陈6g，麦芽6g，甘草6g。水煎服，日1剂，共7剂，早晚分服。

【附目诊】

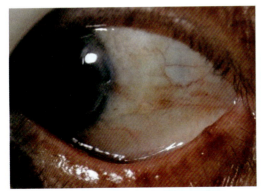
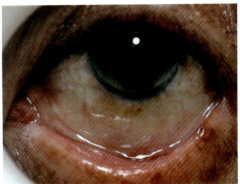
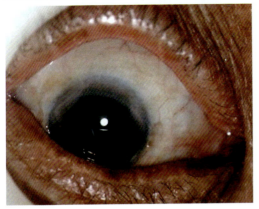

【附甲诊】

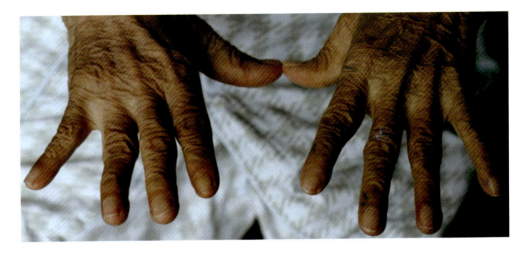

【附舌诊】

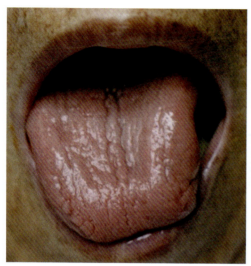 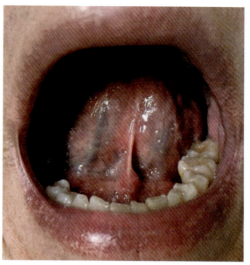

【后续治疗】患者治疗1周后，诉头晕头痛、肢体乏力症状明显缓解，无行走不稳，纳寐可，二便正常。服药期间无特殊不适，嘱患者门诊复诊。

【按语】本病属壮医"麻邦（中风恢复期）"范畴，本病为龙路病，病位在巧坞。多因中风病后，正气耗伤，气血两虚，肝肾不足，阴虚风动，故见目眩；气血不足，不能运化谷道，痰湿内停，故见反复咳痰。本方治当滋叠勒，补芒虚，熄风毒。《灵枢·口问》曰："故上气不足，脑为之不满，耳为之苦鸣，头为之苦倾，目为之眩。"方解：龟甲（不奎）咸、甜，微寒，调龙路，补阴虚；天冬味甘、苦，性寒，养阴润燥；麦冬（甲细）甘、微苦、微寒，调气道，利水道，补阴虚；三药共奏滋阴养肝肾，祛风毒之功，合为主药。墨旱莲（黑么草）甜、酸，寒，补阴虚；生龙骨甘涩，平，养阴固精；生牡蛎（甲虫）咸，寒，通调龙路火路，固精；赭石味苦，性寒，平肝潜阳；白芍味苦、酸，性微寒，敛阴柔肝，平抑肝阳；玄参甘、苦、咸，微寒，清热滋阴；川楝子（美楝）苦，寒，有小毒，入肝经，调谷道；茵陈味苦、辛，性微寒，养肝阴；麦芽甘，平，行气健脾；黄花倒水莲（棵华现）甘、微苦，平，通调气道、谷道、水道；宽筋藤（勾丛）微苦，寒，通龙路火路，祛风毒；上药合为帮药，帮助主药达到祛风毒，滋阴降火，通调道路功效。怀牛膝苦、酸，平，补肝肾，引药下行；甘草味甘，性平，调和药味；两药合用共为带药。全方共奏滋叠勒，补芢虚，熄风毒之功。

血压嗓病案举隅

【基本情况】黄某，男，43岁。主诉：发现血压升高3年余。患者于2021年体检时发现血压升高，当时最高血压170/110mmHg，时有头晕，当时无头痛，无四肢乏力，无胸闷心慌等不适，外院门诊心病科门诊就诊后规律服用"坦胶囊80mg qd"控制血压治疗，血压控制欠佳，自行监测血压最高180/110mmHg。遂来就诊。入院症见：头晕，时有昏沉感，偶有头部胀痛不适，自觉耳鸣，偶有一过性胸痛，休息可缓解，汗出异常，以头部、背部汗出为主，偶有口苦，平素嗜食辛辣，其余无不适。纳可，寐欠佳，难以入睡，二便正常。既往有"高脂血症、脑梗死"病史（具体不详）。

查体：神清，精神尚可，双侧瞳孔等大正圆，直径3mm，光反射正常，额纹对称、等深，示齿口角歪斜，伸舌右偏，右侧鼻唇沟变浅。双肺呼吸音清，未闻及干湿啰音。心界无扩大，未闻及病理心音。四肢肌力、肌张力正常。生理反射存在，病理反射未引出，颈无抵抗，脑膜刺激征阴性。壮医望、闻、按、探诊：巧坞常，未闻及异常气味。目诊：见双侧"勒答"白睛脉络增粗、弯曲多、弯度大且散乱、边缘模糊，可见黄斑，末梢有瘀斑。甲诊：可见甲色淡白，甲裹粗糙，按压甲尖放开后，恢复原色正常。舌质暗淡，舌根苔黄厚，舌中、舌尖苔黄腻稍厚，舌下脉络迂曲，脉弦滑。按诊无特殊。

【诊断】血压嗓——阳证（痰毒型）。

【治则治法】化痰毒，调谷道，通龙路。

【方药】黄花倒水莲、玉米须、葛根合半夏白术天麻汤：

黄花倒水莲10g，玉米须10g，葛根10g，棵半夏10g，陈皮10g，白术10g，天麻10g，甘草6g，生姜5g，大枣10g。7剂，每日一剂，水煎200mL，早中晚饭后温服。

【附目诊】

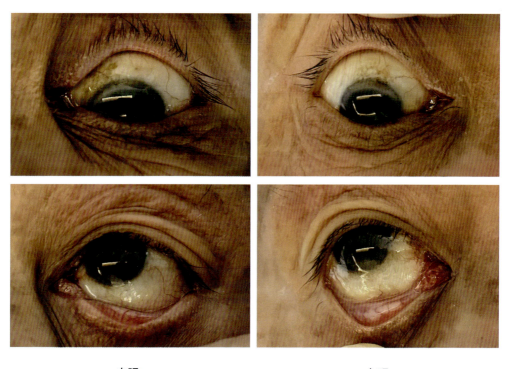

右眼　　　　　　　　　　　　　左眼

【附甲诊】

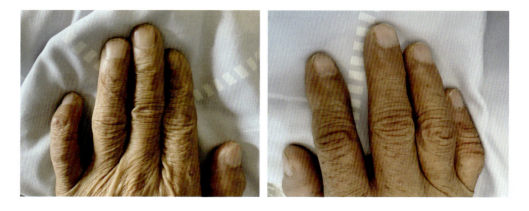

【附舌诊】

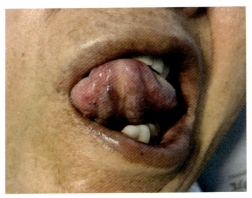 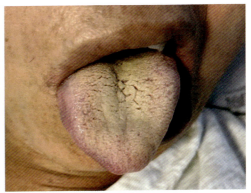

【后续治疗】患者治疗 14 天后无头痛、耳鸣再发，偶有头晕，夜寐明显改善，无异常汗出、胸闷心慌等。血压波动大致正常。服药期间无特殊不适，嘱患者门诊复诊。

【按语】本病属于"血压嗓"壮医内科病范畴，缘于患者饮食不节，起居无常，情志失调，痰毒、湿毒内生，上蒙"巧坞（大脑）"，致气血运行不畅，三道两路不通，使天地人三气不能同步，巧坞功能失调而致本病。痰毒、湿毒上蒙清窍，清阳不升，故见眩晕、耳鸣；停滞脉中，运行不畅，不能濡养咪心头致胸中闷满不适。本病属阳证、痰毒。《丹溪心法·头眩》强调"无痰不作眩"。李东垣在《脾胃论》中说："足太阴痰厥头痛，非半夏不能疗；眼黑头眩，风虚内作，非天麻不能除。"以上提出了发病机制及常用半夏、天麻配伍治疗痰毒型血压嗓。方中棵半夏燥湿化痰，降逆止呕；天麻平肝息风，而止头眩，两者合用为治风痰眩晕头痛之要药，同为主药。以白术、玉米须、葛根健脾祛湿，湿去则痰无由生，为治生痰之源，同是治病求本之意；佐以陈皮理气化痰，气顺则痰消；黄花倒水莲温阳化气行水之功著，为阳虚水停之常用配伍；煎加姜、枣调和脾胃，生姜兼制半夏之毒。以上均为帮药。以甘草和中调药，为带药。诸药合用，以达到"化痰毒，调谷道，通龙路"功效。

嘎脉勒叮塞病案举隅

【基本情况】索某某，男，53岁。主诉：右下肢水肿10天，疼痛3天。

患者于2024年7月8日因"右下肢疼痛、水肿"至外院行下肢静脉B超：右下肢股深静脉、腘静脉、胫后静脉血栓生成（完全栓塞）。下肢动脉B超未见明显异常。自病程以来，患者右下肢疼痛，疼痛沿胫后区血管走行，右膝盖以下轻度水肿，活动稍困难，行走时疼痛加重。饮食、睡眠一般，二便如常。既往有"糖尿病""精母细胞性精原细胞瘤并行右侧睾丸切除术""胆囊切除术""疝气、阑尾炎手术"等病史。

查体：四肢无畸形，右下肢轻度水肿、皮温较对侧升高，无下肢静脉曲张，双侧足背动脉搏动未见异常。壮医望、闻、按、探诊：巧坞常，表情痛苦，未闻及异常气味，口唇稍紫暗；目诊见双侧"勒答"白睛脉络弯曲多、集中、色暗红，末梢有瘀点。甲诊：双手指甲色淡暗，按压甲尖放开后恢复原色慢。舌紫暗，苔黄腻，舌下脉络迂曲粗大、色暗红，六部脉弦涩。按诊右下肢压痛。

辅助检查：（2024-7-8某县人民医院）下肢静脉B超：右下肢股深静脉、腘静脉、胫后静脉血栓生成（完全栓塞）。下肢动脉B超未见明显异常。（2024-7-9）行单下肢动静脉彩超检查提示：右下肢股总动脉、股动脉、腘动脉、胫前动脉、胫后动脉、足背动脉动脉硬化伴斑块形成。右下肢股静脉、腘静脉及局部小腿肌内静脉、小隐静脉头端血栓形成（考虑完全阻塞）。右下肢胫后、腓静脉血栓形成（考虑不全阻塞）。D-二聚体15523.94ng/mL。

【诊断】嘎脉勒叮塞——阳证（龙路瘀阻型）。

【治则治法】调嘘勒，通龙路。

【方药】龙路通脉汤加减：

地龙15g，水蛭10g，三七10g，鸡血藤15g，丹参10g，绞股蓝10g，葛根10g，五指毛桃30g，乳香9g，没药9g，莪术10g。水煎400mL，日1剂，共7剂，早晚分服。

【附目诊】

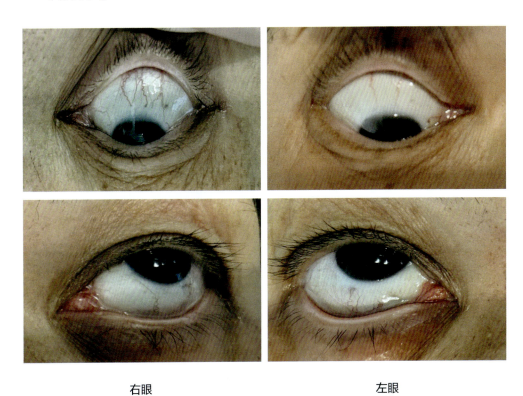

右眼　　　　　　　　　　　左眼

【附甲诊】

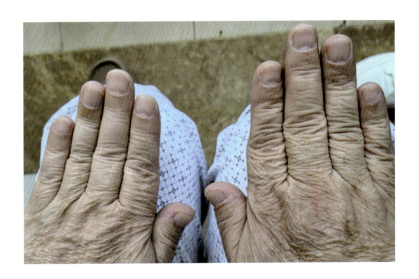

【附舌诊】

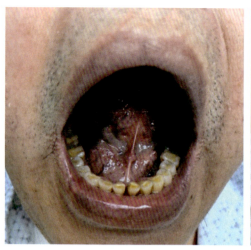 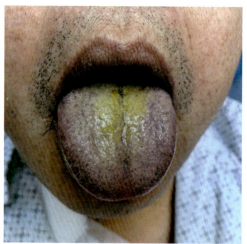

【后续治疗】患者治疗 3 周后已无右下肢肿痛，活动较前改善。服药期间无特殊不适，嘱患者门诊复诊。

【按语】本病当属壮医学"嘎脉勒叮塞"范畴，证属阳证龙路瘀阻型。缘由患者活动量少，嘘勒运行不畅，勒行不畅而形成瘀毒，邪毒积聚日久阻滞龙路，龙路瘀堵影响两路功能，导致三气不能同步，发为疼痛。本病辨为阳证，病位在龙路，病情属本虚标实。当治以调嘘勒，通龙路。壮族传统认为龙是属水的，龙路是血液的通道，其功能主要是为内脏骨肉输送营养。清·吴谦所著《医宗金鉴·外科心法要诀》曰："瘀血作肿者，瘀血久滞于经络，忽发则木硬不热微红。"较明确地指出了本病的病因和发病特点。清·唐容川在《血证论》中指出："瘀血流注，亦发肿胀，乃血变成水之证。"方中地龙味咸，性寒，长于通行经络，力专善走，用于治疗多种原因引起的经络阻滞、血脉不畅、肢节不利等症状。现代研究认为地龙能够促进血液循环，改善微循环，增加血管通透性，有助于血液在病变区域的流动，从而有助于消除瘀血；水蛭味咸、苦，性平，具有通龙路火路、化解瘀结作用，本方用其窜通之性，通瘀滞之血脉；三七长于散瘀止血、消肿定痛，为瘀阻病证常用药；以上同为主药。鸡血藤性温，行血补血，舒经活络；丹参苦，性微寒，活血凉血，祛瘀止痛；绞股蓝益气健脾，养心安神；方中配以葛根解肌生津，助主药增强行气化瘀之力；五指毛桃健脾利湿，舒经活络；利用乳香、没药辛香之气，以透窍理气，行气活血，消肿止痛；莪术行气破血、消瘀止痛，以上共为帮药。合而用之，使血活瘀化气行，则诸证可愈。

楞喔嘚病案举隅

【基本情况】袁某某,男,33 岁。主诉:反复鼻出血 2 天。患者诉 2023 年 10 月初无明显诱因下出现双侧鼻腔出血,量较多,为鲜血,难以自止,曾多次至我院急诊及我科门诊予前鼻孔填塞、止血、抗炎等对症治疗,出血情况缓解但仍反复。2023 年 10 月 3 日再次至急诊就诊,症见:左侧鼻腔填塞膨胀海绵在位,少许血性分泌物,无明显活动性出血、渗血,伴头晕,鼻子干燥,偶有恶风,其余无不适,纳寐欠佳,二便调。

查体:神清,精神一般,鼻部外观无畸形,左侧鼻腔填塞膨胀海绵在位,少许血性分泌物,无明显活动性出血、渗血,右侧鼻黏膜稍水肿,下鼻甲肥大,见较多干血痂,无新生物及出血。鼻咽部黏膜光滑,未见新生物,咽隐窝对称,双侧咽鼓管咽口通畅。壮医望、闻、按、探诊:巧坞常,目诊见白睛上脉络弯曲多,弯度大而集中,色鲜红或暗红,靠近瞳仁。甲诊见甲色暗红,按压甲尖后可较快恢复原色。舌质红,苔薄白,舌下脉络粗大、鲜红,脉浮数。按诊鼻周压痛。

辅助检查:(2024-3-4)64 排 CT 鼻窦平扫检查提示:① 左侧额窦、两侧筛窦、上颌窦、蝶窦炎症;② 左侧鼻腔、两侧上颌窦积血。血常规未见异常。

【诊断】楞喔嘚(Ndaengoklwed,鼻衄)——阳证(邪犯气道型)。

【治则治法】清热毒,祛风毒,调气道,通龙路。

【方药】白茅根、田七合桑菊饮加减:

白茅根 15g,田七 10g,桑叶 12g,菊花 6g,杏仁 6g,连翘 9g,薄荷 9g,桔梗 12g,甘草 6g,芦根 9g,墨旱莲 15g,侧柏叶 12g,麦冬 15g。煎服 400mL,每日 1 剂,早晚温服。

【附 CT 鼻部检查】

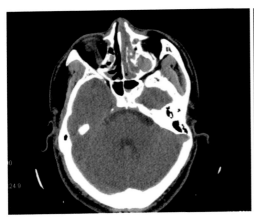
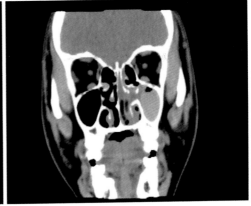

【附目诊】

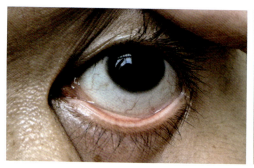
右眼

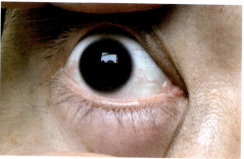
左眼

【附甲诊】

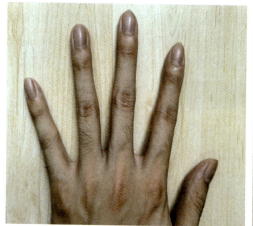

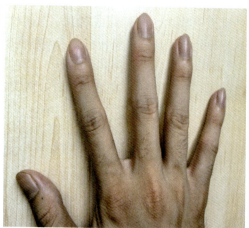

【附舌诊】

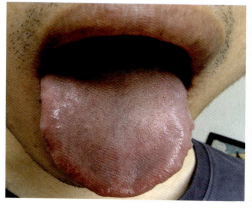

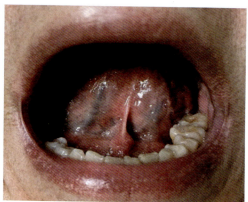

【后续治疗】患者治疗1周后，诉头晕、头痛、鼻部疼痛较前减轻，目前未见明显鼻出血，无恶心呕吐，无心慌胸闷等不适，纳寐可，二便调。服药期间无特殊不适，嘱患者门诊复诊。

【按语】本病属于壮医学"楞喔嘞"范畴，缘于患者外感热毒，壅滞气道，使局部气血妄行，三气不能同步而致本病，舌质红，苔薄黄，脉浮数，证属阳证气道热毒型，病在鼻部。《医门补要》指出："肺主气，脾统血，肺虚血不外护，脾虚血失中守，若阴络一伤，逼血上溢清道而出。"《灵枢·百病始生》："卒然多食饮，则肠满。起居不节，用力过度，则络脉伤。阳络伤则血外溢，血外溢则衄血。阴络伤则血内溢，血内溢则后血。衄血者，阳络之伤，则营血逆流，而卫气不能敛也。"《外科正宗》卷四说："鼻中出血，乃肺经火旺，迫血妄行，而从鼻窍出。"隋代《诸病源候论》："凡血与气，内荣腑脏，外循经络，相随而行于身……而气，肺之所生也。肺开窍于鼻，热乘于肺，则气亦热也。血气俱热，血随气发出于鼻，为鼻衄"。方中白茅根性味甘寒，养阴清热、凉血止血；田七功善止血，又能化瘀生新，有止血不留瘀，化瘀不伤正的特点；桑叶、菊花甘凉轻清，疏散上焦风热，且桑叶善走肺络、清泄肺热，以上共为主药。辅以薄荷助桑、菊疏散上焦之风热；杏仁、桔梗以宣肺止咳，杏仁和桔梗二药相须为用，一宣一降，以复肺脏宣降功能而止咳，是宣降肺气之常用组合；一以轻清宣散之品，疏散风热以清头目；一以苦辛宣降之品，理气肃肺以止咳嗽。连翘苦微寒清热解毒，芦根甘寒清热生津止渴；墨旱莲、侧柏叶性寒，具有凉血止血之功；麦冬养阴生津，清热除烦，均为帮药。甘草调和诸药，且有疏风清热、宣肺止咳作用，为带药。

参考文献

[1] 黄汉儒. 中国壮医学 [M]. 南宁：广西民族出版社，2018.

[2] 宋宁. 壮医道路理论初探 [J]. 中国中医基础医学杂志，2011，17（5）：490-492.

[3] 洪宗国. 壮医塞病论 [J]. 中南民族大学学报（自然科学版），2012，31（4）：45-50.

[4] 禤达科. 浅谈壮医"两路"学说与中医络脉理论的异同 [J]. 广西中医药，2012，35（3）：46-49.

[5] 庞宇舟，蒋祖玲. 广西壮医治疗龙路病用药组方规律调查研究 [J]. 中国民族医药杂志，2012（4）：46-48.

[6] 林华胜，黄瑾明，黄贵华，等. 壮医针灸理论之三道两路学说 [J]. 国医论坛，2014，29（4）：63-64.

[7] 唐汉庆，黄岑汉，赵玉峰，等. 壮医"三道两路"理论的辨析及应用 [J]. 中华中医药杂志（原中国医药学报），2015，30（12）：4236-4239.

[8] 李慧敏，刘兵，章梅芳. 壮族医学"三道两路"核心理论的建构 [J]. 武汉大学学报（人文社科版），2017，70（6）：65-71.

[9] 韦明婵. 浅析壮医"三道两路"理论核心在于"通"及其临床应用 [J]. 中国民族医药杂志，2020，26（12）：60-61.

[10] 翟阳. 通龙路火路法治疗麻邦（中风）的理论探源 [J]. 中国民间疗法，2023，31（3）：34-35.

[11] 范小婷，白露，钟江. 浅析壮医内治法治疗皮肤病的特色 [J]. 中国民族医药杂志，2015，21（12）：12-13.

[12] 蒋祖玲，庞宇舟. 壮医内治遣药组方特色概述 [J]. 广西中医药，2007，30（6）：31-32.

[13] 陈攀，林辰. 壮医外治法源流概述 [J]. 中国民族医药杂志，2015，21（12）：38-39.

[14] 钟海森，张倍，覃骊兰，等. 壮医解毒方药的应用与思考 [J]. 中华中医药杂志（原中国医药学报），2022，37（6）：3084-3086.

[15] 牙廷艺，牙莉莉. 壮医解毒法研究浅述 [J]. 云南中医中药杂志，2009，30（8）：70-71.

[16] 庞宇舟，卢汝梅，罗婕，等. 壮医解毒法考略 [J]. 中国民族医药杂志，2012，18（3）：2-4.

[17] 梁江洪. 壮医调气解毒补虚治则概说 [J]. 中国民族医药杂志，1998，4（3）：32.

[18] 林辰. 略论壮医的证治特点及其研究思路 [J]. 广西中医药，2000，23（5）：47-48.

[19] 宋宁，蒙洁琼，梁薇. 壮医补虚治则及其特色治法探究 [J]. 辽宁中医杂志，2016，43（10）：2078-2079.

[20] 庞宇舟，蒋祖玲. 壮医毒论理论概述 [J]. 中国民族医药杂志，2014，14（6）：1-3.

[21] 蒲翠琪，蓝毓营. 壮医毒虚致病学说的研究述评 [J]. 中医药导报，2023，29（5）：71-75.

[22] 蓝日春，刘智生，覃生波. 浅谈骆越文化与壮医药文化的关系 [J]. 中国民族医药杂志，2008，14（12）：1-6.

[23] 蒋祖玲，庞宇舟. 论壮医火路与神经-内分泌-免疫网络系统的相关性 [J]. 亚太传统中医药，2024，10（2）：9-10.

[24] 翟阳. 从"脑肠轴"角度诠释壮医"通龙路火路"治疗缺血性中风的理论内涵 [J]. 中医临床研究，2023，15（5）：25-30.

[25] 翟阳，郑光珊，王凯华，等. 基于中医扶阳理论探讨壮医"龙路、火路"对缺血性中风发病和治疗的研究 [J]. 中医临床研究，2023，15（1）：35-38.

[26] 王柏灿. 浅谈壮医"三道"、"二路"学说的具体运用 [J]. 中国民族医药杂志，1997，3（3）：3-4.

[27] 邓成海，刘佩. 浅析中医阴阳理论与壮医"阴阳为本""三气同步""三道两路"理论的异同 [J]. 中国民间疗法，2020，28（5）：11-12.

[28] 黄汉儒. 壮族医药的发掘整理 [J]. 广西中医药，2001，24（3）：1-2.

[29] 李溁. 壮医药发展史初探 [J]. 医学文选，2002，21（1）：80-81.

[30] 庞宇舟. 壮医药起源初探 [J]. 陕西中医，2006，27（6）：697-698.

[31] 王柏灿.壮医药的壮族传统文化特征[J].中国民族医药杂志,2007,13(4):3-5.

[32] 容小翔.古书中的壮医药[J].中国民族医药杂志,2007,13(6):65-66.

[33] 庞宇舟.壮医药文化概念和内涵初探[J].中国民族民间医药杂志,2007,89(6):322-324.

[34] 庞宇舟,王春玲,黄贵华.试论壮医药的哲学基础[J].医学与哲学(人文社会医学版),2008,29(5):23-24.

[35] 莫滚.壮族民间传统文化习俗与壮医药的关系[J].四川中医,2011,29(1):63-64.

[36] 洪宗国.壮医药思想内核与理论框架思考[J].中南民族大学学报(自然科学版),2012,31(2):45-49.

[37] 唐汉庆,黄岑汉,黄秀峰,等.壮医药理论与中医学对"毒"论说的比较浅析[J].中华中医药杂志(原中国医药学报),2013,28(4):902-904.

[38] 马丽,戴铭,陈绩锐.壮医药学派研究概述[J].中华中医药杂志(原中国医药学报),2014,29(8):2443-2445.

[39] 邓鸣鸣,郎尚德.壮医药史简述[J].广西地方志,2016(4):38-44.

[40] 马丽,戴铭.浅析壮医药学派的学术特色[J].中华中医药杂志,2016,31(12):5055-5057.

[41] 马丽,戴铭.浅析壮医药学派的形成与发展[J].中华中医药杂志,2016,31(11):4821-4823.

[42] 庞宇舟.壮族医药文化的研究[J].中南民族大学学报(自然科学版),2016,35(4):57-59.

[43] 庞宇舟,郭超峰,陈攀,等.基于数据挖掘的壮医药"因毒致病"理论研究[J].中国民族医药杂志,2018,24(2):54-56.

[44] 周祖亮,方懿林.试论壮族历史文献的医药价值[J].湖北中医药杂志,2018,40(6):38-41.

[45] 刘瑶瑶,邓环.广西壮族医药学与传统中医药学的异同[J].现代中医药,2019,39(4):29-32.

[46] 雷健茨,黄贵华,兰天莹,等.《镇安府志》中壮医药史料研究[J].中国民族医药杂志,2021,27(1):39-41.

[47] 林辰,黄汉儒,薛丽飞.论壮医学的基本特点及核心理论[J].中国中医基础医学杂志,2012,18(11):1205-1206.

[48] 王柏灿.壮医"阴阳为本"、"三气同步"的理论渊源[J].中国民族医药杂志,2004,10(4):42.

[49] 蓝毓营.试论阴阳在壮医与中医理论及应用中的异同[J].时珍国医国药,2010,21(2):462-463.

[50] 罗婕.再探壮医"阴阳"起源[J].中国民族医药杂志,2009,15(11):1-2.

[51] 韦明婵,秦祖杰,林江,等.壮医基础理论研究进展[J].中国民族民间医药,2018,27(24):56-61.